北京协和医院

急诊科疾病 病例精解

TYPICAL CASES AND ANALYSES

于学忠　赵晓东　主审

朱华栋　刘业成　主编

U0333031

科学技术文献出版社

SCIENTIFIC AND TECHNICAL DOCUMENTATION PRESS

·北京·

图书在版编目（CIP）数据

北京协和医院急诊科疾病病例精解/朱华栋，刘业成主编. —北京：科学技术文献出版
社，2020.6（2024.7 重印）
ISBN 978-7-5189-6407-9

Ⅰ.①北…　Ⅱ.①朱…②刘…　Ⅲ.①急诊—病案　Ⅳ.①R459.7

中国版本图书馆 CIP 数据核字（2020）第 017361 号

北京协和医院急诊科疾病病例精解

策划编辑：邓晓旭　　责任编辑：帅莎莎　吴　微　　责任校对：王瑞瑞　　责任出版：张志平

出　版　者	科学技术文献出版社
地　　　址	北京市复兴路 15 号　邮编 100038
编　务　部	（010）58882938，58882087（传真）
发　行　部	（010）58882868，58882870（传真）
邮　购　部	（010）58882873
官 方 网 址	www.stdp.com.cn
发　行　者	科学技术文献出版社发行　全国各地新华书店经销
印　刷　者	北京虎彩文化传播有限公司
版　　　次	2020 年 6 月第 1 版　2024 年 7 月第 5 次印刷
开　　　本	787×1092　1/16
字　　　数	199 千
印　　　张	19
书　　　号	ISBN 978-7-5189-6407-9
定　　　价	118.00 元

编 委 会

前　言

　　北京协和医院是国家疑难病症诊治中心，每天都有大量来自全国各地的患者，很多是当地省级医院、市级医院诊治困难转诊的患者，所患疾病多为罕见病、少见病、疑难病，甚至未知疾病。而其中危急重症患者常常会就诊于北京协和医院的急诊科，这些患者的特点是疑难且危重，就诊时常常不但不知是什么疾病，而且给我们诊断和处理的时间也不多，既需要尽快完善检查、做出诊断，又要想尽办法支持脏器，维持住患者的生命，为明确诊断争取时间。所以，本院急诊科的医生都被训练成特种兵，既要有深厚的重症功底，又要有快速鉴别诊断的能力，不断查阅文献、学习和探索，才能更好地帮助患者渡过难关。

　　在这里，我们把平时工作中遇到的具有参考价值的病例总结出来供大家分享，病例均来自北京协和医院的急诊科，每例病例都给过我们启示。病例中患者的主诉都是急诊常见的，从常见的主诉着手，再到急诊常见病、少见病、罕见病进行逐步思考，这最能体现出系统的临床思维。感谢那些我们治疗过的患者，每例患者都是一本书，能引导我们学习到很多新的知识；也感谢北京协和医院丰富的学习资源，特别是临床数据库 UpToDate，为我们系统地了解各种少见疾病提供了很多帮助。限于笔者水平，书中一定有许多值得商榷和提高的地方，恳请广大同行们批评斧正。

2020.3.20

1

目　录

肢体僵硬、活动不利

意识障碍、头痛

001 病毒性脑膜脑炎 1 例

📋 病历摘要

患者男性，45 岁，主诉：头痛、呕吐、发热 1 周，抽搐 1 天。患者于 2017 年 4 月 7 日无明显诱因出现头痛，以前额为主，呈持续性胀痛，NRS 8 分，伴喷射性呕吐，呕吐物为胃内容物，无视物模糊、意识障碍、肢体活动障碍，无大小便失禁、性格改变等。同时伴有发热，T_{max} 38 ℃，畏寒，无寒战、腹痛、腹泻及尿频等，就诊外院予扩血管药治疗，头痛、发热无好转。4 月 12 日突发四肢抽

笔记

搐、呼之不应、双眼上翻，无大小便失禁，无肢体活动障碍，5分钟后抽搐停止，但意识淡漠，反应较差。就诊我院，查血常规：WBC $10.13 \times 10^9/L$，NEUT $7.84 \times 10^9/L$，HGB 154 g/L，PLT $259 \times 10^9/L$。生化检查：Alb 50 g/L，K^+ 3.3 mmol/L，Na^+ 131 mmol/L，ALT 22 U/L，Cr 79 μmol/L。PCT ＜0.5 ng/mL。腰椎穿刺（lumbar puncture，LP）：脑脊液清亮透明，压力 ＞330 mmH_2O，WBC $226 \times 10^6/L$，MONO% 97.2%，CSF - Pro 1.53 g/L，CSF - Cl^- 112 mmol/L，CSF - Glu 3.0 mmol/L。考虑颅内感染明确，病毒、结核、真菌、单核细胞增多性李斯特菌均可能，加用阿昔洛韦 0.5 g q8h、美罗培南 2 g q8h 抗感染，甘露醇 125 mL q8h 降颅压，为进一步诊治收入急症综合病房。患者病程中否认发病前不洁饮食，否认长期低热、盗汗，食纳欠佳，睡眠尚可，大小便正常，近1周体重下降 3 kg。

查体： 意识淡漠，呼之有反应，GCS评分为 E3V4M6，生命体征平稳，左侧颞部可见成簇小水疱［沿皮区分布的成簇水疱可能提示水痘 - 带状疱疹病毒（varicella - zoster virus，VZV），这种病毒偶尔可引起脑炎，但皮疹阴性并不能排除对VZV的考虑，这时会增加诊断的难度］。浅表淋巴结无肿大，颈强直，颈胸距两指，双肺呼吸音低，腹部查体无特殊，双下肢不肿。腱反射存在，双侧巴氏征阴性，布氏征、克氏征阴性［脑炎患者可出现精神状态改变，其范围从细微缺陷到对刺激完全无反应。单纯性脑炎通常无脑膜刺激的症状和体征（畏光和颈强直），但脑膜脑炎常伴有这些症状和体征。脑炎时常见癫痫发作，并且可发生局灶性神经功能异常，包括轻偏瘫、颅神经麻痹、深腱反射亢进和（或）出现病理性反射。患者可能表现意识模糊、激越或意识障碍。此患者兼有脑炎和脑膜炎的表现］。

诊疗经过： 患者入院后完善相关检查。血常规：WBC $9.43 \times 10^9/L$，NEUT $5.11 \times 10^9/L$，HGB 145 g/L，PLT $272 \times 10^9/L$。尿常规、便

常规＋OB：阴性。生化检查：Alb 45 g/L，TBil 14.2 μmol/L，DBil 5.5 μmol/L，AST 18 U/L，ALT 21 U/L，Cr 72 μmol/L。凝血功能检查：PT 12.4 s，APTT 27.7 s，Fbg 3.20 g/L，D – Dimer 0.16 mg/L。hsCRP 1.63 mg/L，ESR 7 mm/h。脑脊液 NMDA 抗体阴性；脑脊液细菌涂片、药敏、墨汁、抗酸染色均为阴性。脑脊液细胞学：WBC 大量/0.5 mL，LYM% 90%。血隐球菌抗原、CMV – DNA、EBV – DNA 均为阴性，血 T – SOPT.TB：0。两次血培养均为阴性。头颅 MRV 未见异常（除外静脉窦血栓）。头颅 MRI：双侧颞叶受累，右侧为主（图 1 – 1，图 1 – 2）[颞叶受累强烈提示单纯疱疹病毒（herpes simplex virus，HSV）脑炎，然而其他疱疹病毒，如 VZV、EB 病毒、人疱疹病毒 6 型等也可引起这种临床特征；而在呼吸道病毒感染、克雅氏病、虫媒病毒和结核病引起的脑炎中，可能观察到丘脑或基底节受累]。

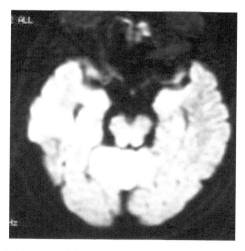

图 1 – 1　头颅 MRI 双侧颞叶受累（DWI）

入院后继续阿昔洛韦、美罗培南抗感染，甘露醇降颅压。后根据实验室结果，考虑倾向于病毒性脑膜炎，停用美罗培南。患者未再出现抽搐发作，体温逐渐正常，头痛明显改善，精神好转，眼科会诊暂无视乳头水肿表现。

笔记

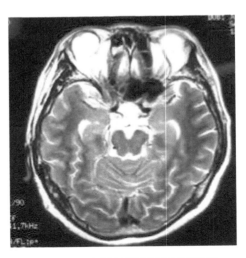

图 1-2 头颅 MRI 双侧颞叶受累

4月20日复查腰椎穿刺，脑脊液压力190 mmH$_2$O，脑脊液常规：WBC 102×10^6/L，MONO% 98.6%，NEUT% 1.4%。脑脊液生化检查：Pro 1.03 g/L，Cl$^-$ 116 mmol/L，Glu 2.5 mmol/L。4月25日脑脊液细胞学：WBC 2000/0.5 mL，LYM% 90%，RBC（+++），TC阴性。脑脊液病原学复查：TORCH-IgM、抗酸染色、墨汁染色、细菌涂片、培养均为阴性。4月27日减量甘露醇125 mL q12h，静脉输注，患者耐受可。实验室回报：脑脊液HSV-1聚合酶链反应阴性，CSF二代测序提示VZV感染。

5月3日再次复查腰椎穿刺，脑脊液压力140 mmH$_2$O。脑脊液常规：无色透明，细胞总数120×10^6/L，WBC 82×10^6/L，MONO 80×10^6/L。脑脊液生化检查：Pro 0.91 g/L，Cl$^-$ 122 mmol/L，Glu 3.2 mmol/L。脑脊液：TORCH-IgM、隐球菌抗原、抗酸染色、墨汁染色、真菌涂片、细菌涂片、免疫组化6项均为阴性。5月4日予停用甘露醇降颅压，5月5日阿昔洛韦用满3周停用。患者临床症状稳定，予以出院。

出院情况：患者精神状态好，体温正常，无明显头晕、头痛，无恶心、呕吐，大小便正常。生命体征平稳，心肺腹查体无特殊，颈软，脑膜刺激征阴性。

鉴别诊断：①细菌性脑膜炎：单核细胞增多性李斯特菌感染可导致脑脊液细胞学以单核细胞为主，通常见于免疫抑制患者、年老体弱者、不洁饮食者等，该患者脑脊液检查和该菌感染表现相似，因此同时给予美罗培南抗单核细胞增多性李斯特菌。但后续患者脑脊液细菌涂片+培养阴性，血培养反复阴性，且患者非该菌感染高危人群，不支持。②结核性脑膜炎：结核性脑膜炎可表现为单核细胞为主，氯下降，蛋白质升高，不支持点为结核性脑膜炎患者多数会有脑脊液葡萄糖含量的下降。且患者急性病程，无长期发热、盗汗等结核中毒症状，血 T–SOPT.TB：0，不支持。③免疫性脑炎：如抗 NMDAR 脑炎，患者脑脊液 NMDAR 阴性，亦不考虑。

此病例的最终诊断：病毒性脑膜脑炎；水痘–带状疱疹病毒感染。

临床讨论

中枢神经系统病毒性感染的脑脊液特征包括：①白细胞计数增加，但通常低于 $250/mm^3$。分类计数显示淋巴细胞占优势，然而早期感染可能显示中性粒细胞占优势。在后一种情况下，8 小时后重复脑脊液细胞计数一般会出现从中性粒细胞为主到淋巴细胞为主的转变。②蛋白质浓度升高，但通常低于 150 mg/dL。③葡萄糖浓度通常正常（>血葡萄糖浓度的 50%），但在 HSV、腮腺炎或一些肠道病毒感染时偶尔会出现中度下降。④通常无红细胞，在适当的临床情况下出现红细胞提示 HSV–1 感染或其他坏死性脑炎。

以上检查结果一般与细菌性脑膜炎的检查结果迥然不同，细菌

笔记

性脑膜炎脑脊液白细胞计数更高（＞2000/mm³），以中性粒细胞为主（需要注意的是，结核和单核细胞增多性李斯特菌感染可以以单核细胞为主）、蛋白质浓度更高（＞200 mg/dL），以及通常脑脊液葡萄糖含量降低。然而，仅根据单个脑脊液参数难以排除细菌性脑膜炎，因为在细菌性脑膜炎中脑脊液检查结果范围很宽泛。

多种不同病毒均可感染中枢神经系统。大多数病毒既能引起脑膜炎也能引起脑炎，但一般说来，某种特定病毒更可能引起其中一种综合征。其中包括 HSV－1、腮腺炎、麻疹、VZV、风疹和流感病毒。HSV－1 是散发性脑炎的常见原因。对于疑似病毒性脑炎的患者，一项重要的初始诊断步骤是脑脊液分析。应记录脑脊液开放压并分析脑脊液的细胞计数、葡萄糖和蛋白质。可考虑的具体诊断性检查包括针对病毒的 PCR 检测，针对细菌、真菌和分枝杆菌的培养，以及针对虫媒病毒的血清学检查。对于脑炎患者，需要排除的最重要的病毒性病因是 HSV，因为这种临床疾病如不治疗通常致命。

如果患者具有原因不明的脑炎，应该尽快开始采用阿昔洛韦（静脉给药，1 次 10 mg/kg q8h）进行 HSV－1 感染的经验性治疗。早期治疗至关重要，因为它能显著减少死亡率和并发症发病率。如果很可能是 VZV 脑炎，也应考虑使用阿昔洛韦，疗程一般为 3 周。对于颅内压升高的患者，所有降低脑脊液压力的"标准"治疗性干预措施（类固醇、甘露醇）均已被使用，但尚无措施显示出具有充分确定的益处。虽然已有证据显示，对于肺炎球菌性脑膜炎患者，地塞米松可减少脑水肿并改善神经系统预后，但关于类固醇用于病毒性脑炎目前证据不足。

🏥 病例点评

笔记

患者中年男性，急性病程，以头痛、发热起病，伴喷射性呕

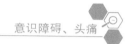

吐，并出现抽搐和意识改变，腰椎穿刺提示脑脊液压力升高，WBC
升高，以单核细胞为主，低氯、高蛋白。根据患者的发热、头痛、
颅高压、颈强直症状，考虑存在脑膜炎，根据患者的抽搐和意识改
变，考虑存在脑炎，且需要进一步评估有无定位体征。在同时存在
脑膜炎和脑炎证据时，应该把病毒感染放在首位。患者颞部的成簇
水泡对水痘－带状疱疹病毒感染有积极的提示作用。在未明确诊断
前，早期经验性地给予阿昔洛韦抗 HSV/VZV 治疗是合理的。

002　肺炎链球菌脑膜炎合并脑脓肿 1 例

病历摘要

患者男性，64 岁，主诉：发热、头痛 2 天，意识障碍 20 小时。
2016 年 6 月 20 日下午，患者长跑马拉松后吹空调，受凉后自觉发
热（体温未测）。伴头痛、乏力、寒战，否认头晕、咳嗽咳痰、胸
闷气短、腹痛腹泻等。6 月 21 日晚饭时乏力加重，行走不稳；22
时出现神志淡漠，不能言语，间断伴有四肢强直。当晚就诊于急诊，
查血常规：WBC 6.63×10^9/L，NEUT% 92.0%，NEUT 6.10×10^9/L，
RBC 4.71×10^{12}/L，HGB 144 g/L，PLT 116×10^9/L。头颅 CT：左
侧顶叶片状略低密度灶，不除外脑炎或脑梗死可能。同日予美罗培
南、甲硝唑抗感染，银杏叶提取物扩血管等治疗，无效。患者意识
障碍逐渐加重，不能对答。遂行腰椎穿刺：脑脊液压力 330 mmH$_2$O，
细胞总数 $14\,134 \times 10^6$/L，WBC $13\,032 \times 10^6$/L，NEUT% 95%。脑脊

笔记

液生化检查：Glu 1.3 mmol/L，Cl⁻ 108 mmol/L，PRO 10.20 g/L。考虑细菌性脑膜炎，给予美罗培南 + 万古霉素抗感染，同时给予地塞米松 10 mg q12h。血培养回报：需氧（7 h 报警）肺炎链球菌。

既往史： 20 年前曾有高血压，未予治疗，近期于家中自测血压约 130/90 mmHg。

个人史、家族史： 无特殊。

查体： 意识模糊，睑结膜充血，颈抵抗阳性，气管居中，双肺呼吸音粗，未闻及干湿性啰音，心律齐，腹部软，按压无痛苦表情，肠鸣音存在，双下肢无水肿，四肢肌力正常，肌张力良好，双侧巴氏征阴性，克氏征可疑阳性。

诊疗经过： 患者入院后予完善相关检查。血常规：WBC 12.12 × 10⁹/L，LYM 0.41 × 10⁹/L，NEUT 11.21 × 10⁹/L，HGB 141 g/L，PLT 63 × 10⁹/L。尿常规 + 沉渣、便常规 + OB 均为阴性。肝功能、肾功能大致正常。凝血功能检查：PT 15.9 s，APTT 48.7 s，Fbg 4.96 g/L。HbA1c 5.7%。PCT > 10 ng/mL。脑脊液：①细菌培养：肺炎链球菌，对青霉素、利奈唑胺、头孢西丁、庆大霉素等均敏感；②常规：外观，无色透明；③细胞总数 52 × 10⁶/L，WBC 30 × 10⁶/L，MONO 28 × 10⁶/L；④脑脊液生化：Pro 0.82 g/L，Cl⁻ 117 mmol/L，Glu 3.1 mmol/L；⑤隐球菌抗原、墨汁染色、奴卡氏菌涂片、抗酸染色、淋球菌涂片、真菌涂片均为阴性。头增强 MRI + DWI：左侧顶叶皮层下白质异常信号，DWI 内高信号，增强后不均匀环形强化，周围水肿明显，考虑脑脓肿可能（图 2 – 1）。

继续给予美罗培南 2 g q8h、短期地塞米松及对症降颅压治疗，患者神志逐渐好转，体温恢复正常。6 月 24 日结合病原学及药敏结果，改美罗培南为头孢曲松钠 2 g q12h，静脉注射，患者体温持续正常。分别于 6 月 28 日至 7 月 19 日及 7 月 28 日多次复查腰椎穿

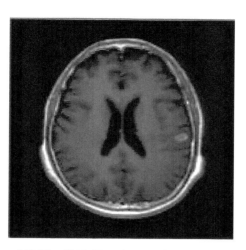

图 2-1 头增强 + DWI 提示左侧顶叶皮层下白质异常信号

刺，脑脊液压力、常规、生化等检查均较前好转。7月28日腰椎穿刺脑脊液结果：脑脊液常规外观无色透明，细胞总数 $5210 \times 10^{6}/L$，WBC $410 \times 10^{6}/L$，MONO $410 \times 10^{6}/L$。脑脊液生化：Pro 0.51 g/L，Cl^- 119 mmol/L，Glu 4.1 mmol/L。细胞学：淋巴细胞性炎症，WBC 800/0.5 mL，AL 阳性，AM 阳性，LYM% 90%，MONO% 8%，NEUT% 2%。细菌涂片 + 培养 + 药敏阴性。7月25日复查头颅增强 + DWI：与7月4日本院老片比较，左侧顶叶皮层下白质异常强化信号，较前明显吸收，余大致同前。

此外，患者血压偏高，7月12日起加用硝苯地平控释片 30 mg q12h 降压。目前血压 130/80 mmHg；考虑患者病情平稳，8月5日出院。嘱出院后继续使用抗生素，直到脑部病灶影像学消失。

此病例的最终诊断：肺炎链球菌脑膜炎；脑脓肿。

临床讨论

脑膜炎是十大最常见的感染性疾病之一，全世界每年约有 135 000 例患者因脑膜炎而死亡。幸存者常有神经系统后遗症。在发达国家中，成人社区获得性细菌性脑膜炎的主要病因为肺炎链球菌、脑膜炎奈瑟菌和单核细胞增多性李斯特菌。在各年龄段的成人脑膜炎患者中，肺炎链球菌都是最常见的细菌性病因。

各病原体所致病例比例因年龄而异：在小于 60 岁的成人中，肺炎链球菌病例约占 60%，其次是脑膜炎奈瑟菌（占 20%）、流感嗜血杆菌（占 10%）、单核细胞增多性李斯特菌（占 6%）和 B 族链球菌（占 4%）；在 60 岁及以上成人中，几乎 70% 的病例都是由肺炎链球菌引起，约 20% 由单核细胞增多性李斯特菌引起，脑膜炎奈瑟球菌、B 族链球菌和流感嗜血杆菌引起的病例各占 3%～4%。

医疗相关性细菌性脑膜炎的主要病因为葡萄球菌和需氧的革兰阴性杆菌。

急性细菌性脑膜炎的经典三联征包括发热、颈强直和精神状态改变，但相当一部分患者并不会具有所有这 3 项特点。所有疑似脑膜炎患者均应获取脑脊液。细菌性脑膜炎患者通常的脑脊液检查发现白细胞计数为 1000～5000/μL，伴中性粒细胞所占比例通常大于 80%，蛋白质为 100～500 mg/dL，葡萄糖小于 40 mg/dL（伴脑脊液葡萄糖与血清葡萄糖比值≤0.4）。

另外，50%～90% 的细菌性脑膜炎患者血培养呈阳性。若不能获得脑脊液，则血培养是有帮助的，对于所有怀疑为细菌性脑膜炎的患者，在开始抗生素治疗之前应该获取 2 套血培养。值得注意的是，脑脓肿的死亡率为 0～30%，脑脓肿患者中有 30%～60% 会出现神经系统后遗症，其中最常见的为癫痫发作。

一旦怀疑是急性细菌性脑膜炎，必须及时采血送细菌培养，同时立即做腰椎穿刺，看 CSF 检查结果是否支持临床诊断。腰椎穿刺前给予抗菌治疗，会使 CSF 细菌培养和革兰氏染色结果阳性率降低。治疗前的血培养和脑脊液检查结果（如升高的白细胞数，降低

笔记

的葡萄糖浓度，升高的蛋白质浓度）将为诊断细菌性脑膜炎提供依据。

对于临床疑似细菌性脑膜炎，但无法行腰椎穿刺明确诊断的部分患者，应先取血做细菌培养，并立即给予抗菌药物和其他辅助治疗。如果患者确实是急性细菌性脑膜炎，延误治疗会使发生后遗症和死亡的可能性增加。

怀疑或已证实细菌性脑膜炎时，抗菌药物的选择方案：万古霉素联合头孢曲松或头孢噻肟的经验治疗，常用于疑为细菌性脑膜炎的婴幼儿患者，也推荐用于成人。CSF 革兰氏染色确定出致病菌后，给予针对性抗菌治疗（表2-1，表2-2）。

表2-1　成年患者通过革兰氏染色确定可能致病菌后的推荐抗菌疗法

致病菌	推荐治疗	备选治疗
肺炎链球菌	万古霉素＋三代头孢[1][2]	美罗培南（C-Ⅲ）、氟喹诺酮类[3]（B-Ⅱ）
脑膜炎奈瑟菌	三代头孢[1]	青霉素、氨苄西林、氯霉素、氟喹诺酮类、氨曲南
单核细胞增多性李斯特菌	氨苄西林[4]或青霉素[4]	复方新诺明、美罗培南（B-Ⅲ）
无乳链球菌	氨苄西林[4]或青霉素[4]	三代头孢[1]（B-Ⅲ）
流感嗜血杆菌	三代头孢[1]（A-Ⅰ）	氯霉素、头孢吡肟（A-Ⅰ）、美罗培南（A-Ⅰ）、氟喹诺酮类
大肠杆菌	三代头孢[1]（A-Ⅱ）	头孢吡肟、美罗培南、氨曲南、氟喹诺酮类、复方新诺明

注：除特殊注明外，所有建议都是A-Ⅲ级。儿童患者当致病菌为单核细胞增多性李斯特菌时，在标准治疗方法（头孢曲松或头孢噻肟联合万古霉素）的基础上再联合氨苄西林，如果是革兰阴性杆菌感染则考虑联用氨基糖苷类。

①头孢曲松或头孢噻肟；②如果应用了地塞米松，一些专家认为应当加用利福平；③加替沙星或莫西沙星；④应考虑联合氨基糖苷类。

表2-2　不同易感因素的化脓性脑膜炎经验抗菌治疗（A－Ⅲ）

易感因素	常见致病菌	推荐抗菌治疗
年龄		
<1个月	无乳链球菌、大肠杆菌、单核细胞增多性李斯特菌、克雷伯菌属	氨苄西林联合头孢噻肟；氨苄西林联合氨基糖苷类
1～23个月	肺炎链球菌、脑膜炎奈瑟菌、无乳链球菌、嗜血流感杆菌、大肠杆菌	万古霉素联合三代头孢[①,②]
2～50岁	脑膜炎奈瑟菌、肺炎链球菌	万古霉素联合三代头孢[①,②]
>50岁	肺炎链球菌、脑膜炎奈瑟菌、单核细胞增多性李斯特菌、需氧革兰阴性杆菌	万古霉素联合氨苄西林联合三代头孢[①,②]
脑外伤		
颅底骨折	肺炎链球菌、流感嗜血杆菌、A群β溶血性链球菌	万古霉素联合三代头孢[①,②]
开放性脑外伤	金黄色葡萄球菌、凝固酶阴性葡萄球菌（尤其表皮葡萄球菌）、需氧革兰阴性杆菌（包括铜绿假单胞菌）	万古霉素联合头孢吡肟；万古霉素联合头孢他啶；万古霉素联合美罗培南
神经外科术后	需氧革兰阴性杆菌（包括铜绿假单胞菌）、金黄色葡萄球菌、凝固酶阴性葡萄球菌（尤其表皮葡萄球菌）	万古霉素联合头孢吡肟；万古霉素联合头孢他啶；万古霉素联合美罗培南
脑脊液分流术后	凝固酶阴性葡萄球菌（尤其表皮葡萄球菌）、金黄色葡萄球菌、需氧革兰阴性杆菌（包括铜绿假单胞菌）、痤疮丙酸杆菌	万古霉素联合头孢吡肟[③]；万古霉素联合头孢他啶[③]；万古霉素联合美罗培南[③]

　　注：①头孢曲松或头孢噻肟；②某些专家在应用地塞米松的同时加用利福平；③对于婴幼儿，万古霉素可以单独应用，除非革兰氏染色显示存在革兰阴性杆菌。

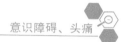

关于地塞米松应用的指征：美国感染病学会（Infectious Diseases Society of America，IDSA）指南推荐怀疑或证实有肺炎球菌脑膜炎的成年患者应使用地塞米松（0.15 mg/kg q6h，2～4 d，在抗菌药第 1 次给药前 10～20 分钟用药，或者至少同时应用）。一些专家仅推荐中、重度患者（GCS 评分≤11）使用地塞米松。当 CSF 革兰氏染色显示有革兰阳性链球菌或血，或者 CSF 的细菌培养结果为肺炎球菌时，可继续应用地塞米松。其他致病菌引起的脑膜炎是否使用地塞米松的资料尚不充分。有些权威学者建议所有成年患者均在开始治疗时使用地塞米松，原因是脑膜炎致病菌总是不能及时确定。

已接受抗菌治疗的成年患者则不必再用地塞米松，因为此时应用地塞米松未必改善预后。

细菌性脑膜炎患者重复腰椎穿刺的指征有哪些？细菌性脑膜炎患者抗菌治疗临床效果较显著时，不必常规复查 CSF 以证实是否改善。当患者经适当的抗菌治疗 48 小时后未见明显临床疗效时，应复查 CSF。尤其耐青霉素和头孢菌素的肺炎链球菌脑膜炎，且接受地塞米松治疗者更应如此。

不同致病菌抗菌治疗的疗程如何？细菌性脑膜炎患者抗菌药的疗程更多是按经验来定，而非临床试验结果。我们推荐的方法见表 2-3。需要强调的是这也并非标准方法，疗程应根据患者临床效果而个体化。抗菌治疗应静脉给药，确保药物在脑脊液中达到足够的浓度。

表 2-3　细菌性脑膜炎不同致病菌的抗菌疗程

致病菌	疗程（天）
脑膜炎奈瑟菌	7
流感嗜血杆菌	7
肺炎链球菌	10～14
无乳链球菌	14～21
需氧革兰阴性杆菌	21
单核细胞增多性李斯特菌	≥21

笔记

病例点评

　　患者中老年男性，急性起病，发热、意识障碍，头颅 CT 发现左侧顶叶片状略低密度灶，腰椎穿刺脑脊液压力升高，细胞数很高，多核细胞为主；脑脊液生化检查葡萄糖低。考虑脑膜炎诊断明确，脑脓肿可能，脑梗死不除外。血培养和脑脊液培养都发现肺炎链球菌，头颅 MRI 影像符合脑脓肿改变。故肺炎链球菌脑膜炎、脑脓肿诊断明确。此患者各项表现非常典型，治疗效果理想。需要注意的是，合并脑脓肿的脑膜炎患者抗生素使用时间更长，一般需要用到患者脑部病变影像学消失为止。

003 单核细胞增多性李斯特菌感染脑膜炎 1 例

病历摘要

　　患者女性，49 岁，主诉：头痛、呕吐 2 天。患者入院前 2 天开始出现头痛、头胀，恶心、呕吐，伴有发热，无寒战，T_{max} 38.5 ℃，在当地诊所就诊，给予退热，抗感染和止吐等药物治疗，症状逐渐加重，后就诊于当地某三级医院，行颅脑 CT 未见明显异常，血常规示白细胞增高，给予川芎嗪、甘露醇、乙酰谷酰胺和西咪替丁治疗，疗效较差，遂来本院就诊，急诊以"头痛待查"收住院。

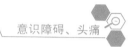

既往史、个人史、家族史：均无特殊。

查体：T 37.9 ℃，P 81 次/分，HR 17 次/分，BP 145/93 mmHg，言语清晰流利，精神差，痛苦貌，双瞳孔等大等圆，眼球运动正常，伸舌居中，鼻唇沟对称，颈部抵抗感明显，克氏征阳性，四肢肌力、肌张力正常，双侧巴氏征阴性。

诊疗经过：患者住院后完善相关检查。血常规：WBC 15.89×10^9/L，NEUT% 84.01%，LYM% 8.32%，ESR 35 mm/h。凝血系统指标检测：FICT 4.8 s，Fbg 5.83 g/L，D – Dimer 625 ng/mL。血生化检查：Glu 9.06 mmol/L，hsCRP 81.8 mg/L；肝功能、肾功能正常。腰椎穿刺见浑浊脑脊液，压力 220 mmH$_2$O，CSF 常规中 WBC 12.5×10^6/L，NEUT% 90%，MONO% 10%，潘氏试验阳性。

结合临床表现和辅助检查初步诊断细菌性脑膜炎，给予美罗培南、左氧氟沙星静脉滴注治疗 3 d，患者仍发热、头痛，颈部抵抗感，T$_{max}$ 38.5 ℃。

脑脊液细菌培养结果回报：单核细胞增多性李斯特菌，对青霉素 G 敏感，头孢菌素类耐药。追问病史，患者平时有吃剩饭菜的习惯，发病前几日曾进食不洁食物。

改变治疗方案，停用美罗培南、左氧氟沙星，改用青霉素 G 800 万 U q8h，静脉滴注，次日患者体温降至正常，头痛减轻，14 天后患者持续体温正常，无头痛，无颈部抵抗感，复查腰椎穿刺可见 CSF 变清，其中 WBC 60×10^6/L，NEUT% 40%，MONO% 60%，Glu 2.48 mmol/L，PRO 410 mg/L，Cl$^-$ 121 mmol/L，继续青霉素治疗 1 周后患者好转出院。

出院情况：出院时患者一般情况可，无发热，否认头痛、恶心、呕吐、胸闷、心慌等。血压 129/65 mmHg，呼吸 7 次/分，SpO$_2$ 99%，心、肺、腹及神经科查体未见明显异常。嘱其注意休

笔记

息，适当锻炼，均衡饮食，保持个人卫生，避免感染；感染方面，定期复查头颅 MRI，根据影像学结果决定抗生素使用时间，感染科门诊就诊；如有不适，及时门急诊随诊。

此病例的最终诊断：单核细胞增多性李斯特菌感染脑膜炎。

临床讨论

脑膜炎是包绕脑和脊髓的组织——柔脑膜（即软脑膜和蛛网膜）的炎症性疾病，由脑脊液中白细胞数量异常所定义。脑膜由 3 部分组成：软脑膜、蛛网膜及硬脑膜。细菌性脑膜炎反映的是蛛网膜、蛛网膜下腔和脑室里面脑脊液的感染。全世界每年约有 120 万例细菌性脑膜炎病例。脑膜炎是十大最常见的感染性死因之一，全世界每年约有 135 000 例死亡是由脑膜炎引起。幸存者常有神经系统后遗症。

急性细菌性脑膜炎患者多数有高热，体温通常高于 38 ℃，但一小部分患者为低体温，几乎没有患者体温是正常的。除了这些典型表现外，细菌性脑膜炎患者还可出现若干其他表现（神经系统表现和非神经系统表现），并且有些表现可能提示存在某一特定细菌感染。单核细胞增多性李斯特菌脑膜炎患者在感染病程早期出现癫痫发作和局灶性神经功能障碍（包括脑神经麻痹）的倾向增加，并且部分患者可能表现为菱脑炎（脑干脑炎）综合征，表现为共济失调、脑神经麻痹和（或）眼球震颤。

脑膜炎奈瑟菌可引起特征性的皮肤表现，如淤点和可触及性紫癜。

细菌性脑膜炎是一种医疗急症，必须立即采取措施以确定特定病因并开始有效的治疗。未治疗疾病的死亡率接近100%，而且即使采取了最佳治疗措施，失败率仍很高。经验性治疗：应在行腰椎穿刺后立即开始抗生素治疗（若有需要，同时使用地塞米松辅助治疗），如果在 LP 前要使用抗生素，则至少应先行血培养采血，之后立即开始抗生素治疗。若有需要，辅助性地塞米松应在首剂抗生素给药之前或同时给予。

单核细胞增多性李斯特菌脑膜炎常急性起病，脑脊液中氯化物不降低，血或脑脊液可以找到单核细胞增多性李斯特菌，青霉素治疗有效，这些特点可与结核性脑膜炎相鉴别。常规涂片中发现单核细胞增多性李斯特菌的阳性率很低，仅为33%，细菌培养是获得单核细胞增多性李斯特感染证据的主要方法。单核细胞增多性李斯特菌脑膜炎感染后要选择合适的抗菌药物治疗，临床上抗菌药物主要选用青霉素 G 或氨苄西林静脉注射并可联合氨基糖苷类抗生素，如庆大霉素，对青霉素过敏的患者则可以选用万古霉素、甲氧苄啶/磺胺甲基异恶唑或替考拉林治疗。单核细胞增多性李斯特菌脑膜炎治愈的标准：停用抗菌药物 1 个月后无临床症状复发、脑脊液细胞学正常且脑脊液细菌培养阴性。

🔳 病例点评

本例患者在腰椎穿刺后根据临床表现、脑脊液检查和细菌培养结果诊断单核细胞增多性李斯特菌脑膜炎成立，给予青霉素 G 治疗后很快体温降到正常，头痛症状明显减轻，半月后复查腰椎穿刺结果显示基本恢复正常，出院 1 个月后来院复诊未再有临床症状，达到临床治愈。

单核细胞增多性李斯特菌在环境中无处不在，绝大多数食品中都能找到单核细胞增多性李斯特菌，在老年人脑膜炎中的发病率更高，感染后病情重，病死率高。临床中应该对本病提高认识，保持临床警觉性，发现感染及时给予正确的治疗。

004 流行性脑脊髓膜炎 1 例

病历摘要

患者女性，30 岁，主诉：发热、头痛 1 日，意识障碍 2 小时。3 月 16 日下午 14 时患者夜班后出现颅顶持续性胀痛，伴乏力、纳差，无恶心、呕吐，无头晕、视力障碍、肢体抽搐，于当地诊所对症止痛治疗。3 月 17 日凌晨 2 时出现发热，T_{max} 39 ℃，伴畏寒、寒战，头痛较前加重，无咳嗽、咳痰，无尿频、尿急、尿痛，无腹痛、腹泻。自服退热药物。3 月 17 日晨起后头痛、乏力明显，难以行走，双下肢出现散在淤斑，逐渐增大、有触痛，伴恶心、呕吐少量胃内容物，否认喷射性呕吐。于当地医院就诊，血压 69/33 mmHg。头胸腹盆 CT：颅内组织水肿明显，双肺下叶少许条索影，双肾周渗出样改变。UCG：LVEF 74%，心脏结构及功能未见异常。予升压治疗（具体不详），患者神志清楚，3 月 17 日 20 时转至我院急诊，查 BP 70/45 mmHg，HR 140 次/分，逐渐出现意识障碍，GCS 评分为 E4V2M5。

血气分析：pH 7.45，$PaCO_2$ 26 mmHg，PaO_2 92 mmHg，HCO_3^- 18 mmol/L，Lac 3.5 mmol/L。血常规：WBC 11.40×10⁹/L，NEUT% 91.6%，HGB 101 g/L，PLT 40×10⁹/L。肝功能、肾功能：Alb 31 g/L，TBil 14.8 μmol/L，ALT 8 U/L，Cr 160 μmol/L，cTnI 0.050 μg/L，NT – proBNP 13 716 pg/mL。凝血功能检查：PT 21.3 s，APTT 43.0 s，Fbg 1.43 g/L，D – Dimer 84.76 mg/L；PCT 50.00 ng/mL。考虑"颅

内感染可能，感染性休克"，予万古霉素 1 g + 注射用美罗培南 2 g 抗感染，加用甘露醇 250 mL、地塞米松 10 mg ivgtt 减轻颅内水肿，予右股静脉置管、去甲肾上腺素 48 μg/min + 多巴胺 6 μg/（kg·min）维持血压 110/80 mmHg，气管插管保护气道，收入内科 ICU。起病以来，患者精神、饮食极差，3 月 17 日当日尿量 600 mL。

既往史、个人史、婚育史、家族史：均无特殊。

查体：T 37.8 ℃，P 140 次/分，R 18 次/分，BP 120/60 mmHg [去甲肾上腺素 48 μg/min + 多巴胺 6 μg/（kg·min）]。SpO_2 100%（简易呼吸器给氧），RASS + 2 分（咪达唑仑注射液 5 mg/h），GCS 评分为 E4VTM5。双下肢散在淤斑，最大直径 1 cm，平于皮面。颈强，双侧瞳孔等大等圆，对光反射迟钝，双肺呼吸音清，心律齐，腹软，双侧巴氏征阳性、踝阵挛阳性。双下肢不肿。

诊疗经过：入院后急查其余相关检查。血气分析：pH 7.38，$PaCO_2$ 27 mmHg，PaO_2 400 mmHg，HCO_3^- 16 mmol/L，Lac 4 mmol/L。血常规：WBC 17.41×10^9/L，NEUT% 90.1%，HGB 100 g/L，PLT 43×10^9/L。生化检查：ALT 20 U/L，TBil 24.3 μmol/L，DBil 12.5 μmol/L，Cr 172 μmol/L，CK 139 U/L，CKMB 3.0 μg/L，cTnI 1.640 μg/L。凝血功能检查：PT 21.6 s，APTT 45.6 s，Fbg 1.87 g/L，D – Dimer 72.34 mg/L，FDP 191.4 μg/mL。头颅 CT：双侧颞叶、顶叶多发片状低密度影，左侧颞叶为著。胸腹盆 CT 平扫：双侧胸腔积液，双肺下叶膨胀不全；双肺多发结节，建议抗感染治疗后复查；纵隔脂肪间隙密度增高；双侧胸膜增厚。肝脏形态饱满，胆囊壁增厚水肿，双侧肾周间隙多发渗出及积液。

腰椎穿刺提示脑脊液压力 300 mmH_2O，黄色微混。常规：WBC 251×10^6/L，NEUT% 84.8%。生化检查：PRO 5.84 g/L，Glu 0.5 mmol/L。

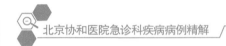

外周血需氧培养 26 h：脑膜炎奈瑟菌。

患者暴发性病程，临床表现为高热、头痛、意识障碍、双下肢淤斑、感染性休克，并出现休克所致多器官功能障碍，包括脓毒性心肌病、急性肾损伤、急性肝损伤、弥散性血管内凝血、肢端坏疽；腰椎穿刺符合脑膜炎表现，外周血培养出脑膜炎奈瑟菌，考虑暴发型流行性脑脊髓膜炎诊断明确。在予去甲肾上腺素、米力农循环支持，呼吸机有创通气、连续性肾脏替代治疗（Continuous renal replacement therapy，CRRT）、血浆输注、脱水降颅压同时，予头孢曲松 2 g q12h 抗感染。休克改善、脏器功能好转。

抗生素后来调整为青霉素 400 万 U q4h 抗感染，静脉抗生素总疗程共 3 周。患者体温热峰降至 37.5 ℃ 左右，神志持续正常，一般情况改善，下肢淤斑逐渐干涸、结痂、变瘪。4 月 10 日复查腰椎穿刺常规生化已恢复正常，头颅核磁未见异常、手足 X 线片未见骨髓炎表现。4 月 11 日改用阿莫西林 1 g tid，口服，病情平稳予出院。

出院情况：出院时患者无发热，下肢淤斑处干涸、结痂，肢端坏疽范围同前，与正常组织分界清，肢端无疼痛，下肢下垂时轻度肿痛、发青，可自行行走 2 ~ 3 分钟。精神、食欲、睡眠好，大小便正常。生命体征平稳，心、肺、腹查体无特殊，脑膜刺激征阴性，双侧巴氏征阴性。

此病例的最终诊断：流行性脑脊髓膜炎（休克型）；感染性休克；多脏器功能衰竭；脓毒性心肌病；心源性休克；弥散性血管内凝血；急性肾损伤；急性肝损伤；肢端坏疽。

临床讨论

获得性细菌性脑膜炎的主要病原为肺炎链球菌、脑膜炎奈瑟菌、单核细胞增多性李斯特菌，本例患者为脑膜炎奈瑟菌，此菌可引起特征性的皮肤表现，如淤点和可触及性紫癜。在 2 项纳入社区获得性细菌性脑膜炎患者的大型病例系列研究中，分别有 11% 和 26% 的患者出现皮疹；在这 2 项研究出现皮疹的患者中，分别有 75%、92% 与脑膜炎奈瑟菌脑膜炎有关。另一项纳入 258 例脑膜炎奈瑟菌脑膜炎成人患者的研究中，皮疹存在于 64% 的患者，并且在其中 91% 中被描述为淤点状。不过，也有部分脑膜炎球菌性脑膜炎患者表现为斑丘疹。临床发现强烈提示脑膜炎时，应立即进行脑脊液检查（包括革兰氏染色和培养）。

病例点评

流行性脑脊髓膜炎，该病常见于儿童及青年人群，多见于冬春季节，经呼吸道传播，轻症者可仅表现为上呼吸道感染症状，暴发型可在短时间内出现循环衰竭、多脏器功能衰竭及弥散性血管内凝血。

本例患者为青年女性，暴发式起病，临床表现为发热、头痛、皮肤淤斑、意识障碍，并迅速出现感染性休克及多器官功能障碍，结合脑脊液所见，符合暴发休克型流脑的典型表现。这类患者进展迅速，治疗时间窗短暂，死亡率极高。本例患者经呼吸循环支持、CRRT、输注血浆、头孢曲松钠抗感染、脱水降颅压等治疗后，生命体征转稳，热峰下降、头痛及神志好转。此患者在明确病原学为脑膜炎奈瑟菌后，调整为青霉素 400 万 U q4h，抗感染，既缩窄了抗菌谱，又加强了治疗效果，为理想的降阶梯药物。

笔记

005 抗 N – 甲基 – D – 天门冬氨酸 受体脑炎 1 例

病历摘要

患者女性，22 岁，主诉：发热伴抽搐、意识障碍 2 天。2 天前患者无明显诱因出现发热，T_{max} 39 ℃，伴抽搐，表现为双眼上翻，双上肢伸直，口角流涎，牙关紧闭，伴有意识障碍、大小便失禁。持续 2 ~ 5 分钟后自行缓解，共发作 5 次，无咳嗽、咳痰，无尿频、尿急、尿痛，无腹痛、腹泻。今日患者症状再发，性质同前，持续无缓解，就诊于我院急诊。2015 年 5 月 8 日因"发热、抽搐原因待查，低氧血症"收入抢救室治疗。发病以来精神、睡眠、饮食差，大小便如常。

查体：T 37.7 ℃，HR 121 次/分，R 16 次/分，BP 140/94 mmHg，SpO_2 86%，神志不清，E4V3M3，双肺呼吸音粗，心律齐，各瓣膜区未及杂音，腹软，神经系统查体仅部分配合，病理征、脑膜刺激征阴性。

既往史、个人史、婚育史、家族史：均无特殊。

诊疗经过：完善常规检查。血常规：WBC 7.73×10^9/L，NEUT% 75.8%，HGB 111 g/L，PLT 239×10^9/L。血气分析：pH 7.434，$PaCO_2$ 37.6 mmHg，PaO_2 58.5 mmHg，SaO_2 87.6%，HCO_3^- 25.3 mmol/L，Lac 2.3 mmol/L。肝功能、肾功能、电解质、凝血功能、头颅 CT 平扫未见明显异常。妇科超声：右卵巢强回声，畸胎瘤？头颅 MRI：右侧额叶点状异常信号，非特异改变，余未见明显异

常。腰椎穿刺示脑脊液压力 270 mmH$_2$O，常规、生化、病原学阴性，因患者意识不清、自主呼吸差，予气管插管机械通气辅助呼吸，持续镇静状态。诊断考虑病毒性脑炎不除外，给予阿昔洛韦 0.5 g q8h，抗病毒、甘露醇降颅压治疗，患者症状无缓解。5 月 10 日检验结果回报：脑脊液 NMDAR - Ab：（ + ）1∶100，血 NMDAR - Ab：（ + ）1∶100。

给予静脉注射免疫球蛋白（intravenous immunoglobulin，IVIg）20 g qd ivgtt×5 天，甲强龙 1 g qd ivgtt×5 天，停用阿昔洛韦，次日在全麻下行腹腔镜双侧卵巢囊肿剔除术，术后病理回报提示畸胎瘤。治疗 1 周后患者体温正常，意识逐步转清，拔除气管插管，复查腰椎穿刺，脑脊液压力正常，脑脊液 NMDAR - Ab：（ + ）1∶32，血 NMDAR - Ab：（ - ）。激素规律减量至甲泼尼龙片 50 mg qd po 出院。

出院情况： 出院时患者无发热、抽搐、意识障碍。查体神清，心、肺、腹无特殊，神经系统检查无异常。

此病例的最终诊断： 抗 N - 甲基 - D - 天门冬氨酸受体脑炎；双侧卵巢畸胎瘤。

临床讨论

抗 N - 甲基 - D - 天门冬氨酸受体（N - methyl - D - aspartate receptor，NMDAR）脑炎是一种与抗 NMDAR 受体抗体相关的边缘叶脑炎，通过在血清或脑脊液中检出 NMDAR 的 NR1 亚基的抗体确诊。其发病机制尚不清楚。部分患者可有前驱感染（支原体、水痘 - 带状疱疹、单纯疱疹），表现为前驱性头痛、发热或病毒样病程，随后数日发生的症状多阶段进展，包括突出的精神病学表现（焦虑、激越状态、行为怪异、幻觉、妄想、思维瓦解）；失眠；记忆缺陷；癫痫发作；意识水平降低，伴精神紧张特点的木僵；频繁

笔记

运动障碍，如口面部运动障碍、舞蹈手足徐动症样运动、肌张力障碍、僵直、角弓反张姿势；自主神经不稳定，即过热、血压波动、心动过速、心动过缓、心脏暂停和有时需要机械通气的通气不足；语言功能障碍，即语言输出减少，缄默。该临床表现的鉴别诊断包括原发性精神疾病（精神病或精神分裂症）、恶性紧张症、神经阻滞药恶性综合征、病毒性脑炎、昏睡性脑炎。抗 NMDAR 脑炎通过在血清或脑脊液中检出 NMDAR 的抗体确诊。

约 50% 的 18 岁以上女性抗 NMDAR 脑炎患者有单侧或双侧卵巢畸胎瘤，卵巢畸胎瘤常常通过腹部和盆腔 MRI、CT 及经腹或经阴道超声检查发现。罕见男性患者检出肿瘤。除卵巢畸胎瘤外的相关肿瘤包括睾丸生殖细胞肿瘤、纵隔畸胎瘤、霍奇金淋巴瘤、卵巢囊腺纤维瘤和神经母细胞瘤。对于年龄较大的患者（>45 岁），其潜在肿瘤的发病率低，但若出现肿瘤，往往更可能表现为癌而非畸胎瘤。

抗 NMDAR 脑炎的一线治疗包括肿瘤切除术、糖皮质激素、静脉注射免疫球蛋白和血浆置换，治疗上，因血浆置换在儿童、激越患者和自主神经功能不稳定患者中难以实施，因此首选同时应用静脉注射免疫球蛋白 $0.4 \text{ g/(kg} \cdot \text{d)}$，持续 5 日和甲强龙 1 g/d，持续 5 日，病情一般在 4 周内改善。如果在治疗 10 日后没有显著临床改善，可开始二线治疗，对成人采用利妥昔单抗（1 周 375 mg/m^2，持续 4 周）联合环磷酰胺（750 mg/m^2）治疗，随后 1 个月 1 次周期性给予环磷酰胺。儿童一般只接受其中的一种药物进行治疗，通常是利妥昔单抗。疗程上需持续治疗直至显著恢复，可长达 18 个月。

抗 NMDAR 脑炎患者有复发风险且可能需要较长时间的免疫抑制治疗。有 15%~24% 的抗 NMDAR 受体脑炎患者出现复发，有时在数年后复发，且通常伴有隐匿性或复发性畸胎瘤或不伴有肿瘤。为减少复发，可在停用初始免疫治疗后，继续行免疫抑制治疗（吗替麦考酚酯或硫唑嘌呤）至少 1 年。

病例点评

　　本例患者特点为青年女性，急性病程，主要表现为发热伴抽搐，既往史无特殊，辅助检查示脑脊液压力升高，血及脑脊液 NMDAR‐Ab 阳性，头部影像学无特异性表现，腹部 B 超示盆腔占位。诊断为抗 NMDAR 脑炎、畸胎瘤。治疗上，给予呼吸支持，静脉注射免疫球蛋白及激素冲击治疗，并及时进行了畸胎瘤切除术，治疗后患者神志转清，恢复自主呼吸。抗 NMDAR 脑炎临床表现多样，主要为神经系统异常的症状体征，可通过血及脑脊液 NMDAR‐Ab 阳性确诊，头部影像学无特异性表现。抗 NMDAR 脑炎常合并肿瘤，最常见的为女性患者合并畸胎瘤，本例患者即是这种情况，及时手术切除肿瘤可改善病情，需常规筛查。治疗上，首选联合应用静脉注射免疫球蛋白和激素冲击，多数患者治疗反应佳，预后可。治疗 10 天无反应，可选用二线治疗方案利妥昔单抗联合环磷酰胺。部分患者可复发，建议继续免疫治疗至少 1 年。

006 神经精神狼疮 1 例

病历摘要

　　患者女性，20 岁，主诉：皮疹、关节肿痛 1 年，精神行为异常 2 周余。患者于 2017 年 8 月无明显诱因出现右侧耳廓皮肤发红，伴脱屑，无瘙痒、疼痛，未诊治。2017 年 9 月，因使用化妆品后颜面部出现红色皮疹，就诊于某部队医院，考虑"过敏性皮炎？系统性红斑狼疮？"，予炉甘石洗剂外用治疗，皮疹无明显好转，建议使用羟氯喹，未遵嘱。于 2017 年 12 月，出现低热，双侧腕关节肿痛，伴晨僵、肌肉酸痛、反复口腔溃疡伴疼痛，伴少量脱发，无咳嗽、咳痰、胸痛等不适，于某部队医院住院，诊断为"系统性红斑狼疮"，予甲泼尼龙 40 mg ivgtt 4 天，序贯泼尼松 30 mg qd + 羟氯喹（用量不详），期间曾行环磷酰胺 0.8 g，冲击治疗 1 次，关节肿痛症状消失。2018 年 1 月，双侧指间关节处出现红色皮疹，按之不褪色，伴瘙痒，伴口腔溃疡，就诊于某部队医院，给予甲泼尼龙 60 mg，静脉滴注，逐渐加量至 120 mg（共计 10 余日，具体加量过程不详），序贯口服泼尼松 30 mg qd，期间行环磷酰胺 0.8 g，冲击治疗 1 次，曾服用羟氯喹，因可疑药物过敏，表现为皮疹范围扩大，停用羟氯喹，加用糖皮质激素软膏，皮疹消退，遗留色素沉着。2018 年 3 月，再次出现指间关节处红色皮疹伴瘙痒，伴口干，无发热、关节肿痛等不适就诊于南京某医院，诊断为"系统性红斑狼疮，干燥综合征"，给予甲强龙 80 mg qd×5 天，减量至 40 mg qd×4 天，序贯泼尼松 30 mg qd（出院后每月减 5 mg，2018 年 7 月减至 10 mg 维持），并加用沙利度胺 50 mg qn，他克莫司 3 mg qd，皮疹消退。于 2018 年 5 月他克莫司减至 2 mg qd，停用沙利度胺，于 2018 年 7—8 月曾行环磷酰胺 0.8 g 冲击治疗 4 次（每 2 周 1 次），共计 3.2 g，期间未有新发不适。2018 年 11 月 5 日，出现双腕关节肿痛，伴双侧指间关节散在红色皮疹、口腔溃疡、口眼干，于南京某医院门诊就诊，将泼尼松调整为 25 mg qd + 他克莫司 3 mg qd，患者指间皮疹消退，无色素沉着。于 2018 年 11 月 17 日出现情绪波动大，精神亢奋，夸大事实，被害妄想，觉得有同学要谋害自己，逐渐加重，伴失眠，食欲减退，无抽搐、意识障碍，于南京某医院住院，给予甲强龙 120 mg ivgtt 4 天，序贯泼尼松 30 mg qd，停用他克莫司，加用奥氮平、氯硝西泮抗焦虑，精神症状未见明显改善。于 2018 年 11 月 29 日就诊门诊，诊断为神经精神性狼疮（neuropsychiatric lupus erythematosus，NPSLE），给予甲强龙 80 mg，静滴 4 天，加用环磷酰胺 0.6 g 1 次（12 月 3 日），吗替麦考酚酯 0.75 g bid，氟康唑胶囊 100 mg qd，为进一步诊治今收住院。发病以来，精神亢奋，睡眠、食欲差，大小便正常，体重 1 个月内减轻 5 kg，有光过敏、脱发、关节肿痛、晨僵，否认雷诺综合征、猖獗齿。

既往史：对螃蟹过敏，羟氯喹可疑过敏，其余无特殊。

个人史：2017 年 9 月至 2018 年年初于长沙学习，目前居住于南京，其余无特殊。

查体：精神亢奋，烦躁不安，自主体位，贫血面容。全身皮肤可见散在片状色素沉着，主要分布于四肢、躯干部及背部，未见黄染、出血点、破溃。头发稀疏。睑结膜苍白，无充血、出血。口腔黏膜可见白斑。颈软无抵抗，双肺呼吸音清，未闻及干湿啰音及胸膜摩擦音，心率 133 次/分，心律齐，各瓣膜听诊区未闻及病理性杂音。腹软，无压痛、反跳痛，肠鸣音 3 次/分。生理反射存在，病理反射未引出。

诊疗经过：入院后完善相关检查。血常规：WBC 2.36×10^9/L，LYM% 10.1%，NEUT% 78.2%，HGB 95 g/L，PLT 166×10^9/L。凝血功能检查：Fbg 3.56 g/L，APTT 22.5 s，D – Dimer 1.07 mg/L。生化检查：GGT 510 U/L，ALP 156 U/L，TC 6.17 mmol/L，TG 2.25 mmol/L，LDL – C 3.43 mmol/L，ALT 47 U/L，TRF 1.78 g/L，TIBC 235 μg/dL，Fer 974 ng/mL。尿常规 + 流式尿沉渣分析：WBC 70 Cells/μL，BLD 80 Cells/μL，WBC 99.3/μL，CAST 4.3/μL，EC

笔记

45.8/μL，BACT 855.4/μL。24 h 尿蛋白定量：1.74 g/24 h。粪便常规＋OB：阴性。免疫方面检验如下。补体 C3 0.492 g/L，补体 C4 0.063 g/L。抗核抗体谱（18 项）检验结果：ANA（＋）H1∶640，抗 dsDNA 抗体（＋）1∶40/800 IU/mL，抗 Ro－52 阳性（＋＋）63，AHA 阳性（＋＋）48，抗 Sm（WB）弱阳性（＋）26，抗 SSA（WB）阳性（＋＋）54。抗 ENA 抗体（4 项＋7 项）检验结果：抗体 Sm（－）28/29 13.5 KD，抗 RNP（－）73 32 17.5 KD，抗 SSA（＋）1∶4/60 KD。抗磷脂抗体谱、抗人球蛋白试验、ANCA 抗体谱、类风湿关节炎相关自身抗体谱（4 项）阴性。感染方面检验结果：淋巴细胞培养＋干扰素 A＋B（血）、G 试验、GM 试验、CMV－DNA（血）＋EBV－DNA（血）、PP65 均为阴性。腰椎穿刺，压力 140 mmH$_2$O，常规、生化、细胞、病原未见异常，OB（CSF）阳性，OB（S）阳性。头增强 MRI＋DWI：硬脑膜弥漫轻度增厚伴强化，垂体饱满，静脉窦扩张，低颅压不除外；双侧筛窦炎性改变。超声心动图：微量心包积液。心电图：窦性心动过速。

患者入院后考虑患者狼疮重度活动伴神经精神狼疮，除外颅内感染后，给予甲强龙 1 g＋IVIg 20 g 治疗×3 天，序贯甲强龙 80 mg qd ivgtt×2 天，甲强龙 40 mg qd ivgtt×4 天，于 10 天后起改口服甲泼尼龙片 40 mg qd，因患者入室血常规低，球蛋白低，停用吗替麦考酚酯，复查球蛋白较前恢复，加用吗替麦考酚酯 0.5 g bid，给予环磷酰胺 0.2 g once，后因白细胞减低暂时停用。后又鞘内注射甲氨蝶呤 10 mg＋地塞米松 10 mg，2 次。

心理科会诊后给予奥氮平，早 5 mg，晚 10 mg 治疗，患者夜间睡眠质量仍差，有间断精神亢奋症状，后加用劳拉西泮 0.5 mg qn。给予倍他乐克 12.5 mg bid，控制心率。

经过积极治疗后，患者夜间睡眠较前明显改善，情绪较前稳

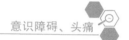

定，对答清晰。予出院，拟 2 周后复诊行第三次腰椎穿刺 + 鞘内注射治疗。

此病例的最终诊断：系统性红斑狼疮；继发干燥综合征；神经精神狼疮；狼疮肾炎；肝功能异常；轻度贫血；窦性心动过速。

临床讨论

系统性红斑狼疮（systemic lupus erythematosus，SLE）患者的治疗目标是保证长期存活，实现尽可能低的疾病活动度，预防器官损伤，最大限度地减少药物毒性，提高生存质量，并教育患者自身在疾病管理中的作用。

评估疾病活动时需考虑的 3 种一般疾病模式包括间歇性疾病加重（或复发—缓解性疾病）、慢性活动性疾病和静止性疾病。

在临床实践中，采用临床病史、体格检查、特定器官的实验室和影像学检查，以及血清学检查相结合来评估疾病活动度和严重程度。我们通常通过下列实验室检查监测 SLE 患者的疾病活动度：全血细胞计数（complete blood count，CBC）、红细胞沉降率（erythrocyte sedimentation rate，ESR）、C－反应蛋白（C－reactive protein，CRP）、随机尿蛋白与肌酐比值、血清肌酐（creatinine，Cr）、估计的肾小球滤过率（estimate glomerular filtration rate，eGFR）、抗双链脱氧核糖核酸（dsDNA）和补体水平（C3 和 C4）。

实验室检查的监测频率应因人而异。特定 SLE 相关器官受累情况的监测需要根据关注的器官系统进行额外检查。

SLE 管理中具有重要意义的几项非药物和预防性干预措施包括防晒、饮食与营养、运动、戒烟、维持适当的免疫接种、治疗并发症、避免使用某些药物，以及妊娠和避孕咨询。

SLE 的治疗方法高度个性化，以主要疾病表现为指导。但是，药物治疗的某些一般原则适用于所有患者。除有禁忌证外，我们建议任何疾病活动程度和类型的 SLE 患者均使用羟氯喹或氯喹治疗。

轻度狼疮表现（如皮肤、关节和黏膜受累）患者给予羟氯喹或氯喹治疗，使用或不使用非甾体类抗炎药（NSAIDs）和（或）短期小剂量糖皮质激素（如等效于≤7.5 mg/d 泼尼松）。

中度狼疮受累的患者定义为具有显著但无危及器官的疾病（如全身、皮肤、肌肉骨骼或血液系统的表现）。患者通常对羟氯喹或氯喹联合 5~15 mg/d 泼尼松（或与之等效的糖皮质激素）短期治疗有反应。一旦羟氯喹或氯喹见效，通常逐渐减量泼尼松。常需要使用助减糖皮质激素的免疫抑制剂（如硫唑嘌呤或甲氨蝶呤）控制症状。

继发重要器官受累（如肾和中枢神经系统）的严重或危及生命表现的患者，通常需要初始阶段的强化免疫抑制治疗（诱导治疗）来控制疾病并阻止组织损伤。常单独使用大剂量的全身性糖皮质激素短期治疗［如 1~2 mg/(kg·d) 的泼尼松或等效剂量的其他药物，或者间歇性甲泼尼龙静脉冲击疗法］，或者与其他免疫抑制剂联合使用（如吗替麦考酚酯、环磷酰胺或利妥昔单抗）。初始治疗后，给予更长期的低强度且最好毒性较少的维持治疗，从而巩固缓解并预防加重。在这一治疗阶段，应减量泼尼松或与之等效的糖皮质激素，同时监测疾病活动的临床和实验室指标。

病例点评

本例患者为青年女性，慢性病程，急性加重，临床表现上主要以低热、皮疹、关节肿痛，口腔溃疡，脱发起病，多种自身免疫抗体阳性，考虑患者诊断符合系统性红斑狼疮，激素及免疫抑制剂治疗有效。激素减量至泼尼松 10 mg qd 时口腔溃疡、关节痛、皮疹复发；近期新发精神行为异常，予甲泼尼龙 120 mg ivgtt 症状无缓解，精神异常较前加重，出现被害妄想。辅助检查示血 WBC、HGB、PLT 均下降，补体 C3、C4 下降，IgE 升高，腰椎穿刺脑脊液未见明显异常，头颅 MR 平扫示上颌窦、筛窦炎，头颅 MRA + MRV 未见异常。首先需要考虑到神经精神狼疮。

诊断方面，结合 1982 年美国风湿病学会（American college of rheumatology，ACR）分类标准：①蝶形红斑；②口腔或鼻咽部溃疡；③肾病变：尿蛋白 >0.5 g/d；④神经系统：精神行为异常；⑤血液学异常：白细胞计数减少 $<4 \times 10^9/L$；⑥免疫学异常：抗 ds – DNA(+)；⑦抗核抗体阳性。考虑患者诊断系统性红斑狼疮明确（≥4 条）。

系统受累评估方面包括：①神经精神系统方面：患者烦躁不安，情绪亢奋，妄想症状等精神症状表现符合 NPSLE 表现，头颅 MR 平扫未见明显异常，患者长期服用激素及免疫抑制剂，外院脑脊液检查结果未见异常，无颅内感染证据，考虑原发病所致可能性大；②肾脏方面：病程中患者随诊复查近期出现 24 h 尿蛋白升高，考虑原发病加重所致的反应性尿蛋白升高；③血液系统：患者病程中有白细胞、血红蛋白及血小板下降，受累明确；④心脏方面：近期急诊行心脏彩超提示二尖瓣、三尖瓣轻中度反流，但患者无双下肢水肿、端坐呼吸、呼吸困难等表现，心脏受累证据不足。

病情活动度：精神症状（8 分），脱发（2 分），黏膜溃疡（2 分），SLEDAI 评分 12 分，为严重活动。

治疗方面，在我院门诊，给予甲强龙 80 mg ivgtt 4 天，加用吗替麦考酚酯 0.75 g bid，转入本科室后完善相关检查，排除感染后，行大剂量激素冲击 + IVIg 治疗，腰椎穿刺排除颅内感染后行鞘注 DEX 10 mg + MTX 10 mg 治疗。后患者精神行为异常好转出院。

007 血栓性血小板减少性紫癜1例

病历摘要

患者女性，26 岁，主诉：宫内孕 34^{+1} 周，血小板减少 2 个月，发热咳嗽 10 天，意识障碍 8 天。患者于 2016 年 8 月 25 日（孕 24 周）常规孕检，血常规：HGB 118 g/L，PLT 79×10^9/L，无皮肤淤点、淤斑，无鼻衄、牙龈出血，无阴道异常流血，否认发热、头晕、头痛、腰痛、乏力、黄疸，尿量每日 1000 mL 以上，颜色正常，未治疗。2 周后无明显诱因出现右上肢、颈部自发出血点，可自行消退，但反复出现，未诊治。10 月 16 日无明显诱因出现发热。10 月 18 日出现意识障碍，呼之不应，无抽搐，无大小便失禁，至我院急诊，测血压 125/82 mmHg。血常规：WBC 6.75×10^9/L，HGB 59 g/L，RET% 5.55%，PLT 12×10^9/L。尿常规：PRO 1.0 g/L，BLD 200 Cells/μL。肝功能、肾功能：ALT 152 U/L→419 U/L，AST 224 U/L，ALP 147 U/L，Alb 30 g/L，TBil 33 μmol/L，DBil 20.3 μmol/L，LDH 1402 U/L，Cr 162 μmol/L，Urea 11.79 mmol/L。铁 4 项＋叶酸、Coombs' 试验均正常。凝血功能检查：PT 12.5 s，APTT 44.5 s，Fbg 3.82 g/L，D - Dimer 4.66 mg/L。心肌酶谱：cTnI 0.244 μg/L，CKMB - mass 0.8 μg/L，CK 73 U/L。NT - proBNP 1192 pg/mL。PCT：0.5～2 ng/mL。免疫指标：补体 C3 1.095 g/L，补体 C4 0.266 g/L，免疫球蛋白正常，狼疮抗凝物 1.24，抗核抗体谱、抗 ENA 抗体、ANCA、类风湿抗体谱均为阴性。血涂片可见红

笔记

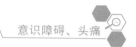

细胞大小不等，红细胞碎片。眼科会诊：未见眼底异常。血液科会诊：警惕 TTP、HELLP 可能。多科会诊：考虑 TTP 可能性大。

查体： BP 146/87 mmHg，HR 80 次/分，SpO$_2$ 99%。四肢及皮肤少量淤点，压之无褪色，双肺可闻及少量湿啰音。心律齐，各瓣膜区未闻及杂音。腹软，下腹部剖宫产切口愈合良好，无渗血渗液。肝脾肋下未触及。双下肢无水肿。阴道少量恶露。

诊疗经过： 入院后完善相关检查。血常规：WBC 9.00 × 10^9/L，NEUT 6.21 × 10^9/L，HGB 84 g/L，PLT 30 × 10^9/L → 28 × 10^9/L，RET% 13.44% → 15.94%。多次血涂片：红细胞大小不等，可见较多红细胞碎片，血小板少见。尿常规：PRO 0.3 ~ 3.0 g/L。24 h 尿蛋白定量：8.54 g/24 h。肝功能、肾功能：ALT 51 U/L，AST 37 U/L，TBil 25.7 μmol/L，DBil 8.0 μmol/L，Alb 32 g/L，Cr 105 μmol/L，K$^+$ 3.3 mmol/L。炎症指标：RF 4.5 IU/mL。LD 1034 U/L。ESR 52 mm/h。凝血功能检查：D - Dimer 9.93 mg/L，PT 12.0 s，APTT 27.7 s。狼疮抗凝物 0.99。抗磷脂抗体谱：β2GP1 26 RU/mL（<20），ACA 阴性。余免疫指标阴性。甲功：正常。BNP：310 ng/L。苏州血研所 ADAMTS13 活性检测结果：ADAMTS13 活性：0；抗体：阴性。超声心动图：左房增大，余房室内径正常；左室内可见假腱索；左室收缩功能及室壁运动未见异常；各瓣膜形态结构及启闭未见异常；微量心包积液。彩色多普勒血流显像及频谱多普勒：各瓣膜血流速度未见明显增快，二尖瓣、三尖瓣见少量反流束。骨髓细胞形态学：符合溶血性贫血。骨髓活检：（髂后）少许骨及骨髓组织，骨髓组织中造血比例与脂肪比例大致正常；造血组织中粒红比大致正常；巨核细胞易见。

于 10 月 19 日全麻下急诊行剖宫产术，术前术中共输血浆 800 mL，红细胞 6 U，血小板 2 U，出血 200 mL，术中予以人免疫球

笔记

蛋白 25 g ivgtt 1 次。予甲强龙 40 mg ivgtt qd 治疗。术后胸部 X 线片：右肺渗出改变。纤维支气管镜：较多黄色黏稠痰液。予经验性头孢曲松钠 + 莫西沙星抗感染治疗，并予补液、降压等对症支持治疗，10 月 22 日神志转清，体温降至正常。10 月 24 日转入病房。

10 月 27 日、10 月 28 日行血浆置换（2000 mL）。10 月 29—31 日予血浆 400 mL ivgtt qd，复查血小板升至正常，LDH 降至 396 U/L，但网织红细胞比例仍高；10 月 31 日停用激素并拔除颈静脉导管。肺炎控制满意，11 月 1 日停用抗生素。蛋白尿方面：考虑患者产后可有短期蛋白尿，建议继续观察，暂不行肾穿刺活检。如持续蛋白尿，择期肾穿刺活检明确诊断。

此病例的最终诊断：血栓性微血管病；血栓性血小板减少性紫癜；大量蛋白尿原因未明；TTP 相关可能性大；社区获得性肺炎；剖宫产术后。

临床讨论

血栓性微血管病（thrombotic microangiopathy，TMA）是指一种组织活检显示的病理性损伤，但通常是通过临床特征［如微血管病性溶血性贫血（microangiopathic hemolytic anemia，MAHA）、血小板减少，以及器官损伤的征象］推测出存在 TMA。

血栓性血小板减少性紫癜（thrombotic thrombocytopenic purpura，TTP）是一种血管性血友病因子（von willebrand factor，VWF）裂解酶 ADAMTS13 活性重度降低引起的血栓性微血管病。其特征为小血管内产生富血小板血栓，引起血小板减少、微血管病性溶血性贫血，有时还会引起器官损伤。TTP 是一种医疗急症，如果不立即开始适当治疗，通常可致命。如果进行适当治疗，生存率可能达到 90%。

笔记

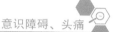

根据导致 ADAMTS13 活性下降的因素，将 TTP 分为两种类型：获得性 TTP 和遗传性 TTP。

获得性 TTP 指一种以针对 ADAMTS13 的抑制因子（自身抗体）引起的重度 ADAMTS13 缺乏（通常情况下活性小于 10%）；而遗传性 TTP 的患者存在遗传性 *ADAMTS13* 基因突变。

获得性 TTP 通常表现为既往体健的个体发生严重 MAHA 和血小板减少。存在其他自身免疫性疾病（如 SLE）的患者也可能发生获得性 TTP；这可能是因为它们有共同的人口统计学特征和（或）相似的病理生理学。典型患者为年轻成人，但其他人群（如儿童、妊娠女性和年龄较大成人）也可能受累；这些人群发生 TTP 时，其临床特征类似于非妊娠成人的临床特征。

MAHA 和血小板减少症的首发症状可能包括乏力、呼吸困难、淤点或其他出血症状。TTP 患者中的受累器官常为中枢神经系统和（或）胃肠系统。中枢神经系统症状表现为意识模糊和头痛等。还可发生短暂性局灶性神经系统表现（如言语困难或短暂麻木及无力）、抽搐及昏迷。常见的消化系统症状包括腹痛、恶心、呕吐或腹泻。肾活检可见肾脏受累，但急性肾损伤并不常见。其他器官（如心脏）也可能受累。罕见肺部受累。获得性 TTP 的急性发作期间 ADAMTS13 活性严重降低（一般 < 10%），同时检测可发现 ADAMTS13 的抑制因子（抗 ADAMTS13 的自身抗体）活性升高。

遗传性 TTP 是常染色体隐性遗传疾病。急性发作时，遗传性 TTP 患者可有与获得性 TTP 患者相似的发病症状，但遗传性 TTP 常在新生儿或儿童期发病。在成年人中，妊娠期发病较常见。实验室检查方面，ADAMTS13 检测显示为非抑制物性严重缺陷。

对于诊断为获得性 TTP 的任何患者，推荐尽早启用血浆置换治疗，且该治疗应在等待诊断性检测结果的同时进行。血浆输注可作为血浆置换做准备时的暂时性治疗措施，但不能替代血浆置换，并且也不应延迟启用血浆置换。

先天性 TTP 是一种终身疾病，其急性发作时的治疗原则是积极进行血浆输注，以补充缺乏活性的 ADAMTS13 酶。尽管在怀疑获得性 TTP 而使用血浆置换时，其可有效替换 ADAMTS13，但先天性 TTP 不需要进行血浆置换，因为先天性 TTP 患者并没有需要去除的 ADAMTS13 抑制物。患者应常规检测血小板计数，并注意可能提示正在发生微血管血栓形成的任何症状，包括头痛，尤其是头痛前有偏头痛先兆、短暂性注意力丧失、晕厥发作。

病例点评

患者青年女性，妊娠后期出现血小板下降，伴乳酸脱氢酶升高、网织红细胞比例升高，血涂片可见大量破碎红细胞，后出现意识障碍，诊断首先考虑血栓性微血管病。

具体分型方面，患者无明显高血压、尿量减少，肌酐仅轻度升高，HUS 不支持。

其他引起血栓性微血管病的疾病鉴别方面：患者妊娠期间血压不高，近期血压波动出现在结束妊娠 1 周以后，产科会诊考虑妊娠高血压可能性不大；患者补体正常，多项自身抗体均为阴性，仅分别先后出现过 1 次狼疮抗凝物和 β2GP1 阳性，APS 诊断证据不足；ADAMTS13 活性及抑制物均为 0，基因检测存在杂合突变，故诊断为先天性 TTP。经血浆输注治疗后血小板恢复正常，后延长输血间隔血小板长期正常，治疗有效。

血栓性微血管病是指一系列异常疾病状态，特点是主要累及微动脉的血栓。妊娠妇女考虑 TMAs 时，需要和一些妊娠期特发疾病相鉴别，而且鉴别过程可能十分困难。主要的鉴别诊断包括妊娠期急性脂肪肝（acute fatty liver of pregnancy，AFLP），子痫前期（preeclampsia，PET），子痫，溶血、肝酶升高、血小板减少综合征（hemolysis，elevated liver enzymes，and low platelets syndrome，HELLP），其他的鉴别诊断包括抗磷脂综合征（antiphospholipid syndrome，APS）、SLE、弥散性血管内凝血（disseminated intravascular coagulation，DIC）等，具体见表 7 – 1。

表 7 – 1　血栓性微血管病的鉴别诊断

	MAHA	血小板减少	凝血障碍	高血压	腹痛	肾损伤	神经性症状
PET	+	+	+/-	+++	+/-	+/-	++
HELLP	+	+	+/-	+	+++	+/-	+/-
TTP	++	+++	-	+/-	+	++	+++
HUS	+	++	+/-	++	+	+++	+/-
AFLP	+/-	+	++	+	++	+	+/-

妊娠是急性 TTP 的重要始动因素，妊娠合并 TTP 占女性 TTP 患者的 5%～10%。正常妊娠过程的第 2、第 3 阶段会出现 ADAMTS13 酶活性减低。妊娠期出现 TTP 的患者，分为抗体介导的获得性 TTP 和出现于妊娠期的迟发先天性 TTP。先天性 TTP 的诊断基于 ADAMTS13 酶活性 <5% 且不存在该酶的抗体、抑制物，确诊有赖于 *ADAMTS13* 基因突变分析。而对于获得性 TTP 的诊断，需要具备 ADAMTS13 抑制物，或 IgG 型抗体。

越来越多的研究提示妊娠可能会触发迟发先天性 TTP。一项研究发现妊娠是先天性 TTP 的始发而且是唯一的触发因素，故先天性 TTP 的患病率可能会被低估。迟发先天性 TTP 的一个重要特点是血小板减低的水平可能会类似于免疫性血小板减少。除此之外，血小板下降可能会非常隐匿，而且可能会伴有子痫前期的表现。

参考文献

1. THOMAS M R, ROBINSON S, SCULLY M A. How we manage thrombotic microangiopathies in pregnancy. Br J Haematol, 2016, 173 (6)：821 – 830.

008 抗磷脂综合征合并脑梗死 1 例

病历摘要

患者男性，50 岁，主诉：反复淤点、鼻衄 30 年，意识障碍 3 个月，下肢紫癜 1 周。30 年前患者无诱因出现双侧手背、足背、手腕、脚踝部鲜红色出血点，米粒样大小、不高出皮面；反复右侧鼻衄，压迫止血好转。症状反复出现，多次查 PLT（20~30）×10⁹/L，最终于 20 年前在当地医院诊断"原发性血小板减少症"，给予激素口服治疗（具体不详），发作频率减少，1 年后患者自行停用激素，未复查血小板。

3 个月前，患者右额部外伤后渗血不止，就诊外院，查 PLT 11×10⁹/L。5 月 12 日突发意识障碍，言语不利，不伴饮水呛咳及吞咽困难，急查 CT 提示左侧半卵圆中心、左侧额叶低密度，考虑缺血性改变。对症支持后神智有好转，但仍言语不利。骨穿提示巨核细胞产板不良。免疫指标：狼疮抗凝物 1.53 s，抗 β2GP1 抗体 87 RU/mL，抗核抗体阴性。予泼尼松 60 mg qd（现减量至甲泼尼龙片 32 mg qd），达那唑 0.2 g bid（8 月 15 日停用）。

2 个月前为进一步诊治就诊我院，复查 PLT 56×10^9/L。LA 1.53 s，抗 β2GP1 87 RU/mL。抗核抗体谱、补体、hsCRP、ESR、Coombs' 试验均为阴性。MRI 提示左侧额叶脑梗死。诊断抗磷脂综合征，加用阿司匹林 0.1 g qd、羟氯喹 0.2 g bid。

7 天前再次出现双下肢紫癜，于我院门诊随诊：PLT 9×10^9/L，LA 1.56 s，ACA – IgG 抗体 19 GPL U/mL，抗 β2GP1 126 RU/mL。现为求进一步治疗收入急诊病房。

平素无口干、眼干、口腔溃疡、皮肤红斑、光过敏、外阴溃疡、网状青斑等表现。患病以来，精神可，睡眠可，食欲可，尿便正常，近 2 个月体重增加约 3 kg。

既往史：2016 年 5 月左额皮肤外伤史，其余无特殊。

个人史：长期吸烟饮酒史。

家族史：其父患"肺癌"，其余无特殊。

查体：生命体征平稳，心、肺、腹查体未见明显异常，记忆力、计算力下降，右侧肢体近端肌力 5 – 级，左侧肌力 5 级。

诊疗经过：患者完善相关检查。全血细胞分析：WBC 10.61×10^9/L，NEUT% 75.6%，HGB 166 g/L，PLT 51×10^9/L。尿常规 + 沉渣均为阴性。粪便常规 + OB：OB 阳性。生化检查：LD 475 U/L，Cr 96 μmol/L，余正常。炎性指标：ESR 5 mm/h，hsCRP 0.53 mg/L。凝血阴性，抗凝血酶：AT – Ⅲ 138%，P – S 146%，P – C 162%。抗磷脂抗体谱：LA 1.64 s；ACA – IgG 13 GPL U/mL，抗 β2GP1 85 RU/mL。外院骨髓涂片请我院骨髓室会诊：骨髓继发性增生改变，考虑与全身疾病相关。颈部、锁骨下、四肢、肾脏等全身动静脉彩超：右侧颈动脉分叉处内中膜增厚，左侧颈内动脉闭塞可能；右侧锁骨下动脉粥样硬化伴斑块形成；双下肢动静脉超声未见异常。头常规 MRI + T_2 与 2016 年 6 月 28 日本院老片比较：左额叶片状脑梗死灶范围较前减小；双侧额顶叶皮层下多发小斑点状长 T_2 信号影，大致同前。UCG：心功能正常，瓣膜未见赘生物。EF：60%。

入院后诊断 APS，患者血小板进行性减低，激素治疗效果欠佳，遂予 IVIg 20 g ivgtt ×3 天，复查血常规提示 PLT 可由 $51 \times 10^9/L$ 升至 $63 \times 10^9/L$。原发病方面予甲泼尼龙片 32 mg qd po（每周减 4 mg）及环孢素 75 mg bid po（1 周后加量为 100 mg bid po），APS 合并脑梗，需抗凝治疗，神经内科会诊：复查头颅 MRI + T_2 若未见出血表现，则神经科方面脑梗死已 3 个月，无抗凝禁忌。故暂停阿司匹林，予低分子肝素序贯华法林治疗（INR：2～2.5）。复查 ACA – IgG 21 GPL U/mL，β2GP1 60 RU/mL 较前下降；将 CsA 加量为 75 mg（每日上午 8 时）+ 100 mg（每日下午 16 时），检测血小板计数稳定于 $80 \times 10^9/L$ 以上。

出院情况： 患者一般情况可，无出血倾向，BP 133/80 mmHg，P 86 次/分，SpO_2 98%，心、肺、腹查体未见明显异常，双下肢不肿。

出院医嘱： 继续甲泼尼龙片 40 mg qd 口服，此后每周减量 4 mg，至 24 mg qd 时维持 1 个月。门诊随诊，同时继续协达利、骨化三醇软胶囊预防骨质疏松，奥美拉唑肠溶胶囊抑酸，监测血压、血糖。继续华法林 3 mg qd 抗凝治疗，注意监测，使 INR 在 2～2.5。继续免疫抑制剂治疗：环孢素 75 mg（每日上午 8 时）+ 100 mg（每日下午 16 时），监测血压，每 1～2 周复查血常规、肝功能、肾功能，监测药物浓度变化情况，如持续高血压或肾功能明显恶化暂时停用，必要时复诊调整用药；羟氯喹 0.2 g（每日 2 次，每日 2 片）治疗，定期复查眼底，如视力明显改变暂时停用，必要时复诊调整用药。

鉴别诊断： ①ITP：患者前期以皮肤出血为主，血小板下降，骨穿提示巨核细胞产板不良骨髓象；但 ITP 无抗磷脂抗体阳性，且

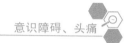

左侧脑梗无法用 ITP 解释；②缺血性卒中：需除外动脉粥样硬化性卒中，长期吸烟饮酒，血压有过一过性增高，平素未监测血压，需警惕高血压导致，但 MRI 梗死范围不能用某一犯罪血管解释；③易栓症：血液高凝状态，PT 及 APTT 下降，脑梗病史，筛查易栓指标未见异常，不支持；④TTP：患者血小板减少多年，此次发病无血红蛋白下降，无肾功能异常及继发神经系统异常、意识障碍等，不考虑 TTP。

此病例的最终诊断：抗磷脂综合征；血小板减低；陈旧性脑梗死；左侧颈内动脉闭塞原因未明；抗磷脂综合征相关不除外；动脉粥样硬化症；右侧锁骨下动脉粥样硬化。

临床讨论

抗磷脂综合征（antiphospholipid syndrome，APS）的定义分为两大部分：①至少出现 1 种临床特征：血管事件或病理妊娠；②在两次检测中（至少间隔 12 周）均存在至少 1 种称为抗磷脂抗体（antiphospholipid antibody，aPL）的自身抗体。aPL 是针对与阴离子磷脂相结合的血清蛋白的抗体，可能通过以下方法检测：狼疮抗凝物（lupus anticoagulant，LA）检查；ACA 酶联免疫吸附试验（enzyme linked immunosorbent assay，ELISA）；抗 β2 糖蛋白 1（β2 glycoprotein 1，β2GP1）ELISA。APS 可为原发性疾病，或在有基础疾病的情况下发生，常见继发于系统性红斑狼疮。

APS 的特征为静脉或动脉血栓形成、病理妊娠和（或）不属于 APS 分类标准的 aPL 相关临床表现（如网状青斑、血小板减少、心脏瓣膜疾病或 aPL 肾病）。在一项纳入了 1000 例原发性或继发性 APS 患者的病例系列研究中，各疾病特征如下：深静脉血栓形成

32%，血小板减少 22%，网状青斑 20%，脑卒中 13%，血栓性浅静脉炎 9%，肺栓塞 9%，病态妊娠 8%，短暂性脑缺血发作（transient ischemic attack，TIA）7%，溶血性贫血 7%。其他可能的 aPL 相关临床表现包括偏头痛、雷诺现象、肺动脉高压、缺血性坏死、类似坏疽性脓皮病的皮肤溃疡、出血性梗死所致的肾上腺皮质功能不全和认知障碍。在少数患者中，APS 可因多发微血管栓塞引起多器官衰竭，这种情况称为"灾难性 APS"。

血小板减少是 APS 最常见的临床表现之一，血小板计数通常为 50 000 ~ 140 000/μL。血小板减少并不能排除发生 APS 的血栓性并发症，aPL 阳性的 ITP 患者发生血栓性事件或病态妊娠的风险增加。无明显脑血管疾病危险因素的年轻患者发生血栓性脑卒中是应怀疑 APS 的典型情况。缺血性脑卒中可能是原位血栓形成的临床表现，或由心脏瓣膜病来源的栓塞导致。

该患者血小板减少，骨穿提示巨核细胞产板不良，并非巨核细胞生成减少；突发血栓性脑梗事件。伴持续 aPL 阳性，符合 APS 诊断。

根据修改版 Spporo 标准，确诊 APS 需满足以下至少 1 项临床标准和至少 1 项实验室标准。

（1）临床标准：①临床存在血栓事件或病态妊娠：血栓形成定义为至少发生 1 次静脉、动脉或小血管血栓形成，有明确的影像学或组织学证据表明组织或器官里发生血栓形成。浅表静脉血栓形成不符合 APS 的血栓形成标准。②病态妊娠定义孕 10 周或以上发生其他原因不能解释的胎死宫内，且胎儿的形态正常，或至少出现 1 次子痫、子痫前期或胎盘功能不全导致的孕 34 周前早产，或至少发生 3 次无法用染色体异常、母体解剖结构或激素问题解释的自发流产（＜10 孕周）。

（2）实验室标准：①aPL 阳性至少 2 次，且相隔不少于 12 周，且发现 aPL 阳性后 5 年内出现临床表现：中或高滴度的 IgG 和（或）IgM 型 ACA（>40 GPL U 或 >40 MPL U，或大于检测实验室的第 99 百分位数）；②IgG 或 IgM 型抗 β2GP1 抗体滴度大于检测实验室的第 99 百分位数；③LA 阳性。

对于 APS 的非产科表现的治疗，无论是原发性 APS，还是继发于 SLE 的 APS，治疗方法大体是相同的。目前对 APS 的治疗包括以下药物：低分子量肝素（low molecular weight heparin，LMWH）、普通肝素、华法林、阿司匹林。对许多共存 SLE 的患者也使用羟氯喹治疗，羟氯喹可能对于具有 APS 风险的患者有一些益处。不建议使用氯吡格雷治疗 APS。因为目前尚无评估其用于 APS 患者疗效和安全性的研究或随机试验数据。

APS 发生血小板减少症的机制被认为是 aPL 与血小板相关磷脂结合，aPL 阳性的轻度血小板减少症患者一般不需要针对血小板减少本身进行治疗。但是，即使在严重血小板减少时，这些患者仍可能为高凝状态，很少有数据表明，抗凝治疗对于 APS 相关血小板减少症有效。有成功应用达那唑、小剂量阿司匹林、氨苯砜和氯喹治疗 APS 相关血小板减少症的个案报道。对于发生血栓栓塞事件的血小板减少患者，与其他 APS 患者一样，我们建议 LMWH 和华法林治疗（INR 目标值为 2.0~3.0）。

病例点评

患者中年男性，慢性病程，前期临床以皮肤反复紫癜、皮肤淤斑、鼻腔出血及血小板减少为主要表现，符合 ITP 的表现。3 个月前出现言语不利，CT 及 MRI 提示左额叶脑梗。辅助检查提示 ESR、

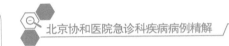

hsCRP、补体 C3、补体 C4 均为阴性，ACA、β2GP1、LA3 次检查均高滴度阳性；余自身抗体均阴性。入院后首先考虑抗磷脂综合征，左额叶脑梗考虑血管事件，继发于 APS 可能性大。患者无 CTD 的相关症状如关节炎等，ANA 阴性，不支持 SLE、RA、SS 诊断，故考虑原发性 APS。治疗方面，患者激素治疗后仍无法恢复正常值，故加用丙球及环孢素治疗。虽 APS 合并脑梗死，但脑梗死已过急性期（3 个月），且未继发出血，故而加用了抗凝治疗。后患者血小板稳定无出血倾向。

009　噬血细胞综合征 1 例

病历摘要

患者男性，65 岁，主诉：发热 20 天、意识障碍 5 天。患者 20 天前打扫久未居住的房屋（墙壁发霉严重）后出现发热，T_{max} 40 ℃。当地医院反复输液诊治效果不佳（具体不详）。5 天前逐渐出现淡漠、意识障碍，不能正确指认亲属、答非所问，同时伴有运动时抽搐、间断有眼球上翻，持续 1～5 s，无口吐白沫，无大小便失禁，当地查头颅 CT 未见明显异常。患者出现意识障碍逐渐加重，为进一步治疗于 7 月 8 日转入我院，分诊台测血压 80/50 mmHg，收住抢救室。入室时患者发热、意识不清，考虑"发热、低血压、意识障碍待查、颅内感染不除外"，予补液扩容，多巴胺泵注 10 μg/（kg·min）维持血压、稳定生命体征，并予"美罗培南、阿昔洛韦"等治疗，同时完善头颅 CT、腰椎穿刺等检查，相关检查均未发现特殊异常。

笔记

患者曾一度意识好转，但逐渐出现低氧后意识转差，最低 SpO_2 49%，予以紧急气管插管接呼吸机辅助通气治疗。为进一步治疗收住急诊监护病房。病程中患者精神差，食欲、睡眠不佳，体重有下降，大小便正常。

既往史：2 型糖尿病病史 16 年，长期口服阿卡波糖和皮下注射门冬胰岛素注射液控制血糖，未规律监测血糖，控制效果不详，时有低血糖发作，血糖最低情况不详。6 年前诊断甲状腺功能减退，长期口服左甲状腺素钠 25 μg qd，未规律复查甲状腺功能。2 年前因"胆管结石、胆管炎"行 ERCP 取石，术后因肝功能异常诊断为"胆汁淤积性肝炎"口服中草药 1 年（具体不详）。

个人史、家族史：生于原籍，1970—1989 年在陕西省南镇县居住。近期于北戴河海边小镇度假，4 个月前去清扫长期无人居住的房屋。

查体：气管插管状态，吗啡泵注镇痛中，血管活性药物持续泵注中，GCS 评分为 E1VtM1，双侧瞳孔 2 mm，对光反射迟钝，颈软，双侧颈部及腋下可触及多个肿大淋巴结，双肺听诊音清，未闻及干湿性啰音，心律齐，腹软，无肌紧张，肠鸣音可及，左下肢可见胫前淤斑及皮肤破损，双侧巴氏征未引出。

诊疗经过：入院后患者完善相关检查。血气分析：pH 7.413，$PaCO_2$ 38.6 mmHg，PaO_2 94.0 mmHg，Lac 1.4 mmol/L，HCO_3^- 24.1 mmol/L，BE 0.2 mmol/L。全血细胞分析：PLT 50×10^9/L，NEUT% 77.7%，HGB 91 g/L，WBC 6.24×10^9/L。凝血功能检查：APTT 45.4 s→32.5 s，PT 10.5 s→11.4 s，Fbg 1.1 g/L→3.17 g/L，D - Dimer 0.51 mg/L。尿常规：BLD 80 Cells/μL，BACT 281.2/μL，pH 6.0，SG 1.018。便常规：OB 阳性，余阴性。肿瘤标志物：CEA 6.38 ng/mL，Cyfra 211 4.05 ng/mL，NSE 18.8 ng/mL，SCCAg

9.6 ng/mL，TPS 117.99 U/L。尿免疫固定电泳：阴性。血清蛋白电泳：α1 8.7%，α2 11.2%，Alb% 48.9%，β1 3.5%。尿转铁蛋白：U-TRF 3.350 mg/L，U-β2MG 37.600 mg/L，U-α1MG 91.500 mg/L。尿轻链 LAM：KAP 10.70 mg/dL，LAM 11.80 mg/dL。PCT：0.99 ng/mL→3.52 ng/mL→0.13 ng/mL。G 试验：62.8 pg/mL →26.3 pg/mL→88.80 pg/mL。GM 试验：1.18 μg/L→0.53 μg/L。HAV、HEV 抗体：阴性。EBV、CMV-DNA 为阴性。痰卡氏肺孢子菌 DNA 阴性。气管支气管吸取物培养回报：铜绿假单胞菌、肺炎克雷伯菌、烟曲霉、克柔念珠菌、热带念珠菌。7 月 26 日胸部 CT 平扫与 7 月 10 日本院老片比较：新见气管插管术后；双肺磨玻璃影、斑片索条影及实变影，左肺上叶病变较前减少，其余病变较前增多，以双肺下叶为著；左侧腋窝多发淋巴结，部分较前减小，部分大致同前；双侧胸膜增厚，双侧胸腔少量积液，大致同前；胆囊及胆囊管结石，较前位置改变；胆总管下段结石可能，大致同前；脾脏较前缩小。7 月 25 日下肢深静脉彩色多普勒超声：右侧小腿肌间静脉血栓形成。8 月 6 日复查双下肢深静脉超声：未见明显血栓。8 月 25 日喉镜会厌、披裂无肿胀，双声带黏膜光滑，运动正常，气切口下方气管通畅，管壁完整。

2017 年 7 月 11 日颈部淋巴结、锁骨上窝超声提示左颈部多发淋巴结肿大，皮质增厚；腋窝淋巴结超声提示右腋下多发淋巴结可见左腋下多发淋巴结肿大，皮质增厚；泌尿系统超声提示前列腺稍大伴钙化。患者 7 月 12 日、7 月 14 日分别行左颈部及左腋下活检。病理回报左腋下淋巴结活检：坏死性淋巴结炎。左颈部淋巴结活检：结合免疫组化，符合组织细胞坏死性淋巴结炎伴大片状坏死，可见噬血现象（图 9-1）。免疫组化结果：1289363-A2：CD20（部分+），CD3（+），CD21（-），CD79α（散在+），CD68（+），

Ki-67（index 80%），S-100（-），AE1/AE3（-）。原位杂交结果：EBER ISH（-）。1289363-A1：CD123（+），CD56（NK-1）（-），MPO（+），TIA-1（部分+）（图9-1）。自7月14日始予地塞米松10 mg q12h静脉注射，每2周减半的速度减量治疗，后减为5 mg qd，7月28日曾用依托泊苷（Vp-16）150 mg治疗，后曾出现过一过性骨髓抑制，予升白细胞治疗后好转。7月26日血液科随诊：成人噬血淋巴瘤为最常见病因，有条件可完善PET-CT，骨穿发现单克隆浆细胞，建议筛查血浆蛋白电泳，免疫固定电泳，24 h尿轻链，寻找M蛋白。噬血治疗按地塞米松每2周减半的速度减量治疗。

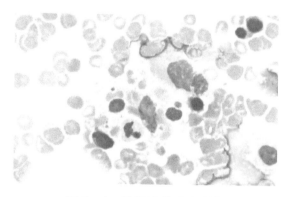

图9-1　骨髓涂片噬血现象

治疗：①抗感染治疗：入室后经验性应用阿昔洛韦+美罗培南抗感染，后根据药敏结果更换抗感染治疗方案，曾先后使用过头孢哌酮/舒巴坦、伏立康唑、卡泊芬净、头孢他啶等，最后减为伏立康唑序贯口服。②呼吸支持方面：患者入室后持续有创呼吸机辅助通气，于7月21日行气管切开术，因患者痰多曾多次予支气管镜吸痰，经抗感染治疗患者痰量减少，后逐渐脱机及下床活动并于8月25日更换金属套管，咳痰力量可。③甲状腺功能减退方面：TSH3 0.131 μIU/mL→0.147 μIU/mL→1.5 μIU/mL→2.3 μIU/mL→

6.4 μIU/mL，予左甲状腺素补充激素治疗，间断监测甲功，调整剂量。患者曾出现双下肢肌间血栓，予低分子肝素抗凝治疗，后因骨髓抑制血小板减少停用，随后复查超声阴性。后患者进一步检查未发现淋巴瘤证据，出院后血液科门诊随诊。

此病例的最终诊断： 重症肺炎（曲霉菌感染，多种细菌感染）；感染性休克；坏死性淋巴结炎；噬血细胞综合征；低蛋白血症；低钠血症；右下肢肌间静脉血栓；2 型糖尿病；甲状腺功能减退症；胆结石。

临床讨论

患者老年男性，发热起病，逐渐出现多脏器功能损害。发热是最常见的临床症状，其原因多种多样。

（1）感染，患者可能的感染部位有：①肺：患者发热、咳嗽，但患者病初时肺部以间质改变为主，抽搐意识障碍后复查胸 CT，提示以背侧坠积部位为主的渗出，PCT 阴性，考虑原发肺部典型细菌感染可能性不大，但患者意识障碍后曾出现呕吐，不除外误吸；②胆系：患者胆囊结石、胆管扩张，但无胆囊壁毛糙，胆红素正常，考虑可能性不大；③泌尿系统：患者起病时无尿路症状，尿液清亮，尿常规少许白细胞，考虑可能性不大；④中枢神经系统：患者已行腰椎穿刺，无典型感染证据，考虑虚性脑膜炎可能性大，但仍不能除外结核等不典型致病菌所致颅内感染，可复查腰椎穿刺，完善 T – Spot. TB，协助明确诊断。

（2）肿瘤：患者老年男性，发热，多发淋巴结肿大、脾大、铁蛋白、LDH 升高，考虑淋巴瘤不能除外。患者目前有发热（超过 1 周，T_{max} >38.5 ℃）、血两系减低（粒系及血小板）、脾大、LDH、

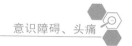

铁蛋白升高、Fbg 下降（＜1 g/L），左颈部淋巴结活检可见噬血现象，符合噬血细胞综合征诊断，追送外院噬血相关检查，协助明确诊断。

（3）多脏器功能异常：神经系统考虑为继发性可能性大，原发性颅内感染不能除外；呼吸系统目前考虑存在肺部感染，目前呼吸支持条件不高，继续抗感染，注意排痰，警惕 VAP；内环境方面患者目前已出现高钠、血糖升高、尿酮体阳性，给予降钠、消酮、控制血糖；肾脏功能方面患者尿量可，肌酐升高，考虑与分布性休克、有效容量不足相关，可适当补液及提高血压，提高肾灌注压。

噬血细胞性淋巴组织细胞增生症(hemophagocytic lymphohistiocytosis，HLH）是一种危及生命的侵袭性免疫过度活化综合征。最常累及婴儿，但也可以在任何年龄的儿童和成人中观察到。呈家族性或散发性，多种破坏免疫系统稳态的事件均可诱发 HLH。感染是常见的诱因。罕见性、多样性且缺乏特异性的临床和实验室表现，导致诊断困难。噬血现象是指巨噬细胞吞噬宿主的血细胞。噬血现象的特征是巨噬细胞的胞质内含有红细胞、血小板和白细胞（或这些细胞的碎片）。仅凭噬血现象并不能诊断 HLH。

满足以下 8 项中的 5 项可以诊断：a. 发热，体温 ≥38.5 ℃；b. 脾肿大；c. 外周血细胞减少，并至少有以下两项：HGB ＜9 g/dL、PLT ＜100 × 10^9/L、NEUT ＜1 × 10^9/L；d. 高甘油三酯血症（空腹 TG ＞265 mg/dL）和（或）低纤维蛋白原血症（Fbg ＜150 mg/dL）；e. 骨髓、脾脏、淋巴结或肝脏中有噬血现象；f. NK 细胞活性减低或缺失；g. 铁蛋白大于 500 ng/mL；h. 可溶性 CD25 升高，在按年龄调整的实验室特异性标准之上 2 个标准差。

诊断上需与以下疾病相鉴别：MAS；感染/脓毒症；肝病/肝功能衰竭；多器官功能障碍综合征；脑炎；自身免疫性淋巴增生综合

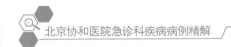

征；药物反应伴嗜酸性粒细胞增多和全身性症状。

如不治疗，HLH 患者的死亡率很高。成人 HLH 预后较差的因素包括存在基础恶性肿瘤、年龄较大，以及某些提示病情严重的指标（血小板计数低、AST 升高、LDH 升高）。临床状况稳定且抗感染治疗起效迅速（如 2～3 日）的患者，可能免于接受 HLH 特异性化疗。然而，对于重症患者，在等待某个系统的感染缓解的过程中应及时开始 HLH 特异性治疗，这一点很重要。

病例点评

该患者为重症感染引起的感染性休克，多脏器功能不全，基础有糖尿病病史，肺内培养出多种细菌和真菌，可能与患者曾打扫久未居住的房屋有关。虽积极抗感染治疗但体温、全身炎症指标仍高，血小板低，有噬血综合征的表现。在启动治疗前完善了淋巴结活检及影像学等肿瘤筛查，没有发现淋巴瘤的证据。启动噬血综合征治疗之后炎症指标，体温及血小板均逐渐恢复正常。对于重症感染诱发 HLH 的患者，在等待感染缓解的过程中应及时开始 HLH 特异性治疗，这有助于停止机体内免疫过度活化的过程，加快病情缓解。

参考文献

1. PALAZZI D L, MCCLAIN K L, KAPLAN S L. Hemophagocytic syndrome in children：an important diagnostic consideration in fever of unknown origin. Clin Infect Dis, 2003, 36 (3)：306－312.

2. LEHMBERG K, MCCLAIN K L, JANKA G E, et al. Determination of an appropriate cut－off value for ferritin in the diagnosis of hemophagocytic lymphohistiocytosis. Pediatr Blood Cancer, 2014, 61 (11)：2101－2103.

010 恙虫病 1 例

病历摘要

患者男性，47 岁，主诉：发热伴肌痛 9 天，皮疹 5 天，意识障碍 2 天。患者 9 天前无明显诱因出现发热，T_{max} 37.8 ℃，伴全身肌肉酸痛、关节疼痛不适，呈持续性，静卧休息时无明显缓解；同时发现右侧腹股沟一黑色焦痂，面积约 1 cm×0.5 cm，其周边可触及一蚕豆大小肿物，轻触痛，局部无红肿化脓。遂就诊于当地诊所，给予注射治疗（具体不详），仍有间断低热，肌肉、关节疼痛症状无缓解。5 天前患者出现由面部至躯干的红色米粒大小皮疹，无疼痛、瘙痒，无破损、脱屑，发热、肌痛症状同前，伴下肢肌肉僵硬、乏力，再次就诊于当地诊所，给予头孢菌素（具体不详）治疗，症状无缓解。3 天前下肢僵硬、乏力症状加重，出现手部活动时震颤，就诊于当地县医院。查尿常规：PRO（±），BLD（+++）。肺部 CT：双肺纹理增多、增粗。给予四环素片×5 次治疗（单次剂量不详）。治疗后小便量较前减少（具体量不详）。2 天前就诊于天津某医院，查尿常规：PRO（+）。血生化检查：Cr 118 μmol/L。肥达外斐反应试验阴性。考虑"恙虫病"，给予米诺环素、阿奇霉素、左氧氟沙星及甲强龙 40 mg 治疗，输左氧氟沙星过程中出现四肢强直，口吐白沫，口唇青紫，持续约半分钟，后烦躁不安，无法交流。遂就诊于我院急诊，以"意识障碍"收入急诊抢救室，入室后

笔记

查血气分析: pH 7.468, $PaCO_2$ 24.6 mmHg, PaO_2 72.8 mmHg, Lac 5.1 mmol/L。血常规: WBC 12.85×10^9/L, NEUT 8.47×10^9/L。血生化检查: Cr 134 μmol/L, Urea 7.79 mmol/L, NT – proBNP 675 pg/mL, cTnI 0.078 μg/L。胸部 CT 提示: 双下肺少许渗出。给予心电监护、吸氧、禁食水、补液及咪达唑仑、丙泊酚镇静、阿奇霉素及米诺环素抗感染治疗。行腰椎穿刺提示脑脊液压力 190 mmH_2O, 脑脊液常规: CBC 8×10^6/L, WBC 7×10^6/L, MONO 5×10^6/L。脑脊液生化检查: Pro 0.81 g/L, Glu 5.7 mmol/L。脑脊液隐球菌抗原定性: (–)。神经内科会诊: E4V2M4, 可见不自主咀嚼运动, 建议加用左乙拉西坦片 500 mg bid po。调整米诺环素为多西环素抗感染治疗。患者仍有低热, T_{max} 37.7 ℃, 无抽搐症状发生。现为进一步治疗收入急诊重症监护病房。

既往史: 2 型糖尿病病史 5 年, 长期口服瑞格列奈, 平素血糖未监测。胆囊结石、肾结石病史 2 年。

个人史、家族史: 自由工作者, 长期于村子附近林间活动, 附近村庄曾有数人确诊恙虫病。

查体: T 37.7 ℃, P 93 次/分, R 19 次/分, BP 120/64 mmHg, SpO_2 94%。镇静状态, 双侧瞳孔等大等圆, 对光反射灵敏, 颈抵抗, 双肺呼吸音粗, 未闻及干湿性啰音, 心律齐, 腹软, 肠鸣音 3 次/分, 四肢肌张力增高。双侧巴氏征未引出, 右侧腹股沟可见一焦痂, 面积约 1 cm × 0.5 cm, 表面痂皮已部分脱落 (图 10 – 1), 右侧腹股沟可触及一肿大淋巴结, 蚕豆大小, 活动度差。

诊疗经过: 患者于 2017 年 10 月 31 日至 11 月 24 日在我院住院治疗。入院后完善相关检查。血气分析: pH 7.383, $PaCO_2$ 43.9 mmHg, PaO_2 83.7 mmHg, Lac 1.3 mmol/L。血常规: WBC 8.00×10^9/L, NEUT% 61.5%, HGB 120 g/L, PLT 190×10^9/L。血

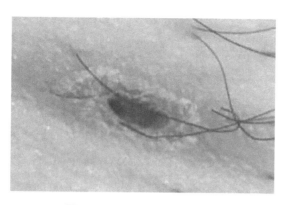

图 10 - 1　右侧腹股沟焦痂

生化检查：ALT 55 U/L，AST 58 U/L，Alb 30 g/L，LD 440 U/L，Cr 115 μmol/L，K$^+$ 3.4 mmol/L。肌酶：CK 2124 U/L，cTnI 0.036 μg/L。PCT 0.16 ng/mL。尿常规 + 沉渣：BLD 80 Cells/μL，Ab. RBC% 70%，PRO TRACE g/L，Glu ≥ 55 mmol/L，KET 3.9 mmol/L。G 试验 27.00 pg/mL。24 h 尿总蛋白定量：0.50 g/24 h。糖化血红蛋白：HbA1c 8.5%。免疫指标：IgA 2.41 g/L，IgM 2.68 g/L，补体 C3 0.897 g/L，补体 C4 0.196 g/L，RF 3.0 IU/mL。腰椎穿刺检查：11 月 3 日、11 月 6 日分别行腰椎穿刺，脑脊液压力正常（100 mmH$_2$O、120 mmH$_2$O），常规 WBC（6 ~ 22）× 10^6/L，单核细胞为主，生化检查示 Pro 1.20 ~ 1.21 g/L，Glu、Cl$^-$ 正常。10 月 31 日脑脊液细菌涂片、培养、药敏回示阴性。11 月 3 日脑脊液细菌涂片：偶见革兰阴性杆菌（后培养回示未见病原菌）；脑脊液细胞学轻度淋巴细胞性炎症；抗莱姆病抗体 IgG（脑脊液）阴性。肥达外斐反应试验阴性。TORCH10 项（脑脊液）阴性。11 月 6 日脑脊液结核/非结核分枝杆菌核酸测定：非结核分枝杆菌弱阳性；东城区疾病预防控制中心回报血恙虫抗体阳性，脑脊液恙虫抗体阴性，脑脊液及血恙虫核酸阴性。头颅 CT 平扫：脑干密度不均，可疑低密度。头常规 MRI + T$_2$ + DWI 双侧海马、下丘脑可疑稍长 T$_2$ 信号。胸腹盆 CT 平扫：胆囊结石；副脾结节；双肾周少许索条影。神经内科会诊考虑该患者神经系统表现与恙虫病相关。入室后予多西环素＋利福平＋阿奇霉素抗感染治疗，后遵感染科会诊停用阿奇霉素，同时予丙戊酸钠预防癫痫发作。治疗期间发热2次（3日、5日），肾功能较前恢复，Cr 115 μmol/L→97 μmol/L。11月6日脑脊液细菌涂片可见革兰阴性杆菌，予美罗培南抗感染治疗，后因脑脊液白细胞不高且培养阴性、考虑化脓性脑膜炎证据不足停用。11月10日转入感染科病房，患者未发热，未再发作癫痫，高级智力障碍较前好转，11月13日因胃肠道不适停用利福平，继续口服多西环素。11月14日复查腰椎穿刺，脑脊液压力85 mmHg，WBC 20×10^6/L，均为单核细胞，Pro 0.62 g/L。细菌、真菌、结核/非结核分枝杆菌DNA、抗酸染色均为阴性。细胞学：WBC 500/0.5 mL，轻度淋巴细胞性炎症，AL阳性。11月16日患者出现明显肝损害，ALT 335 U/L，AST 74 U/L，TBil 13.9 μmol/L，DBil 7.9 μmol/L，GGT 340 U/L，ALP 279 U/L。查细小病毒B19：B19-IgM阳性、IgG阳性，予双环醇、甘草酸二铵治疗后肝功能恢复。11月21日查肝功能：ALT 59 U/L，AST 25 U/L，TBil 7.7 μmol/L，DBil 4.3 μmol/L，GGT 166 U/L，ALP 160 U/L。经感染科专业组查房考虑患者恙虫病明确，多西环素治疗已满2周，可停药。

出院情况：患者近期体温正常，神志清楚，精神可，查体全身情况良好。嘱其出院后注意休息，合理膳食，适量运动，避免恙虫病疫区活动；继续口服丙戊酸钠0.5 g bid，1个月后神经内科门诊随诊，警惕癫痫再次发作和新发神经系统症状；继续诺和灵R三餐前14 U（早）、10 U（中）、10 U（晚）皮下注射，监测血糖，内分泌门诊随诊；继续口服双环醇25 mg tid，甘草酸二铵150 mg tid，保肝治疗，每2周复查肝功能；如仍有尿急、尿痛等尿路刺激症状，泌尿外科就诊；如仍有反酸等胃部不适，消化科就诊，必要时完善胃镜检查；监测体温，感染内科门诊随诊；如有不适，及时门急诊就诊。

此病例的最终诊断：恙虫病；症状性癫痫；2 型糖尿病；急性肾损伤；胆囊结石；肾结石。

临床讨论

恙虫病又名丛林斑疹伤寒，是一种经螨传播的感染性疾病，恙虫病的临床特征为突然起病、高热，被恙螨幼虫叮咬处皮肤出现焦痂或溃疡。而腹股沟潮湿、气味较浓的，符合恙螨幼虫好侵袭的部位。患者有林间活动史，同村有多人患恙虫病，患者发热时右侧腹股沟可见一焦痂，患者于发病后 5 天出现红色丘疹，由头面部向胸、背和腹部发展，3 天后消失，符合恙虫病皮疹特点。查体时右侧腹股沟可触及一肿大淋巴结，蚕豆大小，活动度差，按压时患者不适；绝大部分恙虫病患者可出现全身浅表淋巴结肿大，焦痂附近的局部淋巴结肿大为著，可如鸽蛋或蚕豆大小，压痛阳性。实验室检查方面，患者 2 次行肥达外斐反应试验，均为阴性，10 月 30 日与 O 抗原发生凝集反应效价为 1 : 40，不符合恙虫病表现，不过该试验第 1 周阳性率为 50% 左右，第 3 ~ 第 4 周为 100%，可于入室后复查肥达外斐反应试验，完善恙虫病相关检查协助明确诊断。

与其他所有的立克次体疾病一样，没有一种实验室检查对恙虫病早期的诊断是可靠的。主要依靠共同存在的临床体征、症状和实验室检查特征与该疾病的流行病学线索（如近期暴露于已知或疑似存在恙螨的环境）相结合来诊断。可能出现：血小板减少；肝酶、

笔记

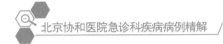

胆红素和肌酐升高；白细胞减少或白细胞增多，但大多数患者白细胞计数正常。再结合血清学、活检、培养和聚合酶链反应来进行最后的确诊。该患者起病时查血恙虫病抗体（＋）、核酸（－），脑脊液恙虫病抗体及核酸均（－），但恙虫病患者的典型血常规表现为白细胞正常或减少，血小板降低，但患者白细胞较高、血小板正常。恙虫病患者可有中枢神经系统受累，患者病程中出现过癫痫样发作、意识障碍、高级智力障碍。治疗方面，多西环素、利福平为恙虫病的主要治疗药物，丙戊酸钠治疗癫痫症状。

病例点评

　　该患者有典型的流行病学史加上临床表现及血清学检测阳性，诊断恙虫病，但恙虫病中枢神经系统受累为罕见表现，该患者除有中枢神经系统受累的症状外，还有脑脊液细胞及蛋白质升高，核磁影像学改变等脑膜脑炎的表现，虽脑脊液的抗体为阴性，但通过恙虫病的治疗后，患者上述表现均好转，证实了恙虫病中枢神经系统受累的诊断。

参考文献

1. JANG M O, KIM J E, KIM U J, et al. Differences in the clinical presentation and the frequency of complications between elderly and non - elderly scrub typhus patients. Arch Gerontol Geriatr, 2014, 58 (2): 196 - 200.

2. AUDHYA M, ABIRAMI D, SRIKANTH S. Atypical eschar: An unusual cutaneous manifestation of scrub typhus. J Vector Borne Dis, 2015, 52 (3): 267 - 269.

笔记

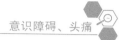

011 热射病 1 例

病历摘要

患者男性，46 岁，主诉：发热 5 天，意识障碍 3 天，无尿 2 天。患者 5 天前（2019 年 7 月 24 日）白天在单位炎热密闭房间内检修设备 8 小时，工作期间未饮水、休息，下班后返回租住的房屋内，未开空调、电扇。晚间出现发热，全身乏力不适，未测体温，无畏寒、寒战，无头痛、咳嗽、咳痰，无腹痛、腹泻。第 2 天（2019 年 7 月 25 日）上午在单位同样环境内工作，具体工作时间不详。晚间感发热乏力不适较前加重，在当地诊所输液打针治疗（具体不详），发热乏力不适无好转。3 天前（2019 年 7 月 26 日），患者上午买菜后在诊所继续输液治疗（具体不详），后回家休息，屋内闷热。晚间 21 时患者爱人回家后发现患者全身皮温发烫，皮肤稍红，未测体温，伴有全身大汗淋漓，可以对答，给予全身温水擦浴 2 次，发热未见好转。23 时出现精神行为异常，表现为答非所问，胡言乱语，右手不自主抖动，不停进食西瓜、花生，喝水，尿频，1 分钟 1 次，10 ~ 20 次，随地小便。2 天前（2019 年 7 月 27 日），晨起意识障碍进一步加重，完全不能与家属正常交流，对时间、空间、人物不能定向，不能自主穿衣，无法行走，呼吸急促，遂就诊于北京某医院急诊科。当时测体温 42 ℃，查颅脑 CT 未见异常，肝、胆、胰、脾、双肾、输尿管提示脂肪肝，胸部 X 线片无异常，尿量较前明显减少，24 h 尿量 < 100 mL。尿常规：比重 1.028，

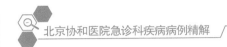

PRO（++），Glu（++），酮体阴性，白细胞阴性，OB（++），诊断热射病可能，给予降温、纠酸补钾、脱水降颅压等对症治疗。1 天前（2019 年 7 月 28 日），患者意识障碍进一步加重，呈昏睡状态，仍有发热，T_{max} 40 ℃，无尿。当地医院放置右颈内静脉血滤导管，从上午 9 时开始持续 CRRT 治疗，转我院前下机。2019 年 7 月 29 日患者出现呼之不应，测体温 39 ℃，为求进一步诊治，转诊于我院急诊，在抢救室因意识不清给予气管插管机械通气，因病情危重收住急诊监护病房。

既往史：无特殊。

个人史、家族史：吸烟约 20 支/天×20 年余，偶饮白酒，每次约 100 mL。

查体：发热，气管插管接呼吸机辅助呼吸，去甲肾上腺素泵入维持血压。镇静状态，右颈内静脉见血滤导管，右上及左肺呼吸音稍粗，右下肺呼吸音偏低，心腹无特殊，右股静脉见深静脉导管，无病理征。

诊疗经过：

血常规：PLT 90×10^9/L，WBC 4.91×10^9/L，HGB 87 g/L。尿常规：WBC 125 Cells/μL，BLD 200 Cells/μL。便常规：OB 阴性。生化检查：Alb 48 g/L，TBil 14.8 μmol/L，DBil 4.6 μmol/L，GGT 130 U/L，ALT 22 U/L，AST 10 084 U/L，LDH 14 326 U/L，Na^+ 133 mmol/L，TCO_2 25.2 mmol/L，Ca^{2+} 2.06 mmol/L，Urea 7.67 mmol/L，Glu 21.5 mmol/L，UA 433 μmol/L，PA 97 mg/L，TC 2.51 mmol/L，TG 8.02 mmol/L，HDL - C 0.09 mmol/L，FFA 1252 μmol/L，Cr 197 μmol/L，Fer 1079 ng/mL，维生素 B_{12} >1500 pg/mL。心肌酶：CK > 76 U/L，CKMB - mass 11.6 μg/L，cTnI 0.017 μg/L，Myo 366 μg/L。BNP 73 ng/L。血气分析：Lac 1.2 mmol/L。CRP 7 mg/L。PCT 1 ng/mL。

CMV – DNA + EBV – DNA：EBV – DNA 500 copies/mL，CMV – DNA < 500 copies/mL。

血培养：大肠埃希菌 ESBL（ + ）。痰培养：鲍曼不动杆菌、肺炎克雷伯菌 ESBL（ + ）、近平滑念珠菌。

凝血功能检查：PT 2.5 s，APTT 26.5 s，INR 2.00，D – Dimer 2.78 mg/L。抗人球蛋白试验：Coombs' 试验阴性。外周血细胞形态学分析：部分成熟粒细胞可见中毒颗粒，血小板少见。HIT 抗体：弱阳性。

治疗：①循环方面：充分容量复苏，应用血管活性药物改善微循环，乳酸进行性下降，循环稳定。②呼吸方面：患者于入院后持续呼吸机辅助通气，后停用镇静药后意识恢复，自主呼吸功能明显改善，顺利脱机拔管。③横纹肌溶解及肾功能不全方面：入院后持续 CRRT 治疗维持体温容量，酸碱平衡及电解质平衡，清除肌红蛋白，患者 CK 恢复正常，CK – MB，Myo 显著降低；患者入院后持续无尿，经持续 CRRT 治疗血清肌酐，尿素氮稳步降低，行右颈内静脉长期血液透析导管植入术。④深静脉血栓方面：入院后下肢超声提示双侧股总静脉远心段及双侧股浅静脉、左侧腘静脉血栓形成，有抗凝指征，但血小板 2 万以下，出血风险高，属抗凝禁忌。请血液科及血管外科会诊均不建议抗凝，建议加用 TPO（重组人血小板生成素）15 000 U ih qd 及多次输入血小板后患者血小板恢复，予以阿加曲班、肝素持续泵入抗凝治疗，复查血小板再次出现持续显著降低，HIT 不能除外，停肝素、阿加曲班抗凝，同时予以 TPO（重组人血小板生成素）15 000 U ih qd，静脉注射免疫球蛋白 20 g qd，后血小板恢复，复查下肢深静脉 B 超未见血栓。⑤感染方面：入院后血培养出大肠埃希菌（ + ），血流感染可能性大，肠道菌群易位入血可能，予以头孢他啶 2 g + 甲硝唑 0.5 g q12h（连续 2 日）→

美罗培南 1 g q12h（连续 10 日）+ 替考拉宁 400 mg q12h→ qod（连续 3 日 → 连续 17 日）后炎症指标下降，无发热、咳痰、腹痛腹泻等症状，调整抗生素降阶梯为哌拉西林他唑巴坦 2.25 g q6h，后患者咳痰增多，体温升高 > 38 ℃，加用替加环素 50 mg q12h，后体温下降，治疗有效，患者血小板显著减低，暂停所有抗生素，继续予以头孢他啶 2 g qd 降阶梯抗感染治疗。⑥消化道出血及营养支持方面：患者入院后胃管引流液潜血阳性考虑为应激性溃疡所致，予以肠外营养支持，尝试逐渐加用瑞代 500 ~ 1500 mL 肠内营养支持，后考虑再次上消化道出血，暂停肠内营养，予以艾司奥美拉唑持续泵入，凝血酶冻干粉 2000 U po qd，悬浮红细胞输入，复查胃液粪便常规潜血阴性，恢复肠内营养瑞代 1500 mL。病程中患者低蛋白明显，间断予以白蛋白营养支持。⑦高血压：患者血流动力学稳定后持续高血压状态，予以苯磺酸氨氯地平 5 mg qd 控制血压及乌拉地尔，尼卡地平间断静脉泵入间断控制血压。病情稳定，准予出院。

此病例的最终诊断：热射病；横纹肌溶解；急性肾功能衰竭；深静脉血栓；血流感染；消化道出血；高血压（2 级，高危组）。

临床讨论

热射病定义为在环境热负荷过大、无法散失的情况下，核心体温通常超过 40 ℃（104 ℉）伴相关中枢神经系统功能障碍。热射病有两种类型：一种为经典热射病，它累及那些因基础慢性医学问题损害体温调节、妨碍患者离开高温环境、干扰患者补充水分或尝试降温的患者（最常为 70 岁以上患者）。这些问题包括心血管疾病、神经系统疾病、精神障碍、肥胖、无汗症、躯体残疾、

笔记

婴儿和老年人，以及使用消遣性药物（如酒精和可卡因）和某些处方药（如 β 受体阻滞剂、利尿剂或抗胆碱能药）。另一种为劳力性热射病，通常发生于在环境温度和湿度较高时进行剧烈运动的健康年轻个体。典型患者是运动员和进行基础训练的新兵。

本例患者中年男性，否认慢性基础病史，在高温密闭环境中工作后出现热射病表现，考虑劳力性热射病可能性大。劳力性热射病的 2 个主要诊断标准为剧烈活动期间发生虚脱后立即测得的核心温度高于 40 ℃，以及中枢神经系统功能障碍。并发症主要有电解质和其他代谢异常、癫痫发作、激越性谵妄、呼吸衰竭、急性呼吸窘迫综合征、横纹肌溶解、急性肾损伤、肝损伤、弥散性血管内凝血、消化道出血和缺血性肠损伤、心肌损伤等。此患者在炎热、密闭空间中工作，出现症状后未积极散热，逐渐出现发热、意识障碍，就诊时已出现多脏器功能衰竭，考虑热射病诊断明确。

热射病可能引起各种不同的并发症。这些并发症通常随着降温措施起效而消退，但热射病起病时间较长后才开始正规治疗，已经造成了不可逆的损害。并发症可能有：①呼吸功能障碍，非劳力性热射病患者常出现肺部并发症，可包括误吸、支气管痉挛、非心源性肺水肿、ARDS、肺炎、肺梗死及肺出血。常常有必要进行气管插管和机械通气，以保护气道，满足增加的代谢需求（即提供辅助供氧和增加每分钟通气量）。②心律失常和心功能不全，可能的心脏并发症，包括急性失代偿性心力衰竭和心肌损伤伴有可逆性心脏生物标志物升高和心电图 ST 段改变。快速降温至关重要，心功能不全和快速性心律失常通常随降温而消退。③低血压，与热射病有关的低血压由外周血管扩张、心功能不全和容量不足引起。④癫痫发作，癫痫发作在热射病患者中常见。在开始采取降温措施时，初始治疗包括给予短效苯二氮䓬类药物。⑤横纹肌溶解，在热射病患者中，肌肉损伤、容量不足和急性肾损伤能共同引发横纹肌溶解。⑥急性肾损伤，热射病可引起急性肾损伤。在疾病的最初数日应密切追踪肾功能检查和血清电解质，可能需要肾脏替代治疗。⑦肝损伤，热射病所致的肝损伤通常为自限性，但在某些情况下可能进展至急性肝衰竭，部分患者需要肝脏移植。⑧DIC，在热射病的最初3日，患者可能出现 DIC，在此期间应当监测凝血指标。可能有必要补充血小板，使用新鲜冰冻血浆进行凝血因子替代治疗。该患者在治疗过程中出现了两次血小板下降，第 1 次血小板下降考虑为热射病所致的 DIC，当时也有髂静脉及下肢的血栓形成，通过抗凝治疗后血小板数目恢复正常。说明当时有血管内皮损伤和凝血功能异常等引起的血栓形成消耗了大量的血小板，抗凝治疗有效。第2 次血小板减少出现在治疗 2 周后，当时考虑为 HIT，但没有明确的血栓形成的证据，抗凝后有出血，后通过 IVIg 治疗患者血小板恢复。

📋 病例点评

热射病治疗早诊断、早治疗极为关键，该患者确诊时间较晚，循环系统、心脏和凝血系统的受累在治疗后的数天后发生好转，但遗留了神经系统的损害，有言语功能和计算力记忆力等高级智力的受损，肌酶升高和无尿持续时间很长，出院时仍然为无尿状态，肾功能仍未恢复。由于脏器受累较多，康复时间长，治疗期间出现了感染，血小板下降等一系列问题，但通过对病情的观察最后都得到了解决，让患者获得了长期康复锻炼恢复功能的机会。

笔记

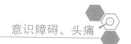

012 糖尿病酮症酸中毒 1 例

病历摘要

患者男性，33 岁，主诉：发热、乏力 4 天，意识障碍 6 小时。4 天前无明显诱因出现发热，T_{max} 39 ℃，伴乏力、恶心，偶有干咳，无畏寒、寒战，无头痛、头晕、呕吐，无腹痛、腹泻、尿频、尿急、尿痛等不适。就诊当地诊所，予"头孢"（具体不详）输液 4 天，症状无明显缓解，仍持续发热，就诊于河北某医院。行腹部超声：肝内混合回声包块（考虑肝脓肿），双肾增大。腹部 X 线片（立位）：上腹部小气液平，肠管积气。为求进一步诊治，就诊我院急诊。P 123 次/分，BP 127/95 mmHg，SpO_2 100%。完善相关检查，血常规：CRP > 160 mg/L，WBC 24.56 × 10^9/L，NEUT% 87.6%，HGB 168 g/L，PLT 571 × 10^9/L。PCT 17.00 ng/mL。生化检查：Na^+ 128 mmol/L，Glu 25.3 mmol/L。血气分析：pH 7.19，$PaCO_2$ 12 mmHg，PaO_2 132 mmHg，HCO_3^- 4.5 mmol/L，Lac 1.3 mmol/L。凝血功能检查：PT 13.9 s，INR 1.21，Fbg 7.94 g/L，D - Dimer 1.09 mg/L。完善腹部 B 超：脂肪肝，肝内混合回声，炎性改变不除外。胸腹盆 CT 平扫：考虑肝左叶脓肿可能性大，纵隔内少量积气，双肺野无实变或间质性改变。治疗上予头孢哌酮/舒巴坦 3 g q8h + 洛索洛芬钠 po 及补液等。

下午 17 时，患者出现呼吸急促，伴嗜睡、意识模糊，复测 P

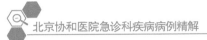
131 次/分，BP 154/115 mmHg，SpO_2 97%，RR 30 次/分。复查血气分析：pH 6.96，$PaCO_2$ 10 mmHg，PaO_2 129 mmHg，HCO_3^- 5.6 mmol/L，Lac 2.1 mmol/L，Glu 39.0 mmol/L。

考虑患者病危重，收入抢救室，入室后复查血常规：CRP 136.0 mg/L，WBC 33.23×10⁹/L，NEUT% 91.5%，HGB 168 g/L，PLT 624×10⁹/L。PCT 13.00 ng/mL。生化检查：K^+ 5.9 mmol/L，Na^+ 132 mmol/L，Cl^- 93 mmol/L，Glu 38.1 mmol/L。血气分析：pH 6.88，$PaCO_2$ 19 mmHg，PaO_2 56 mmHg，HCO_3^- 3.3 mmol/L，Lac 3.8 mmol/L。尿常规：Glu 28 mmol/L，KET ≥ 7.8 mmol/L，BLD 25 Cells/μL。予亚胺培南抗感染、胰岛素泵入、积极补液及碳酸氢钠等治疗。

复查血气分析：pH 7.00，$PaCO_2$ 15 mmHg，PaO_2 61 mmHg，HCO_3^- 3.6 mmol/L，Lac 3.2 mmol/L，Glu 33.0 mmol/L。考虑患者病情危重，为进一步治疗收入 EICU 病房。

既往史：3 年前曾因"昏迷"就诊于武汉某医院，诊断为 2 型糖尿病，长期口服二甲双胍控制血糖，平素血糖控制不佳。

个人史、家族史：无特殊。

查体：嗜睡，被动体位，急性面容，查体欠合作。呼吸急促，双肺呼吸运动对称，双肺呼吸音清，未闻及干湿啰音，心率 109 次/分，心律齐，各瓣膜听诊区未闻及病理性杂音。腹软，无压痛、反跳痛，肠鸣音减弱，肝脾肋下未及。双下肢不肿。

诊疗经过

全血细胞：CRP 118.0 mg/L，PLT 428×10⁹/L，WBC 22.31×10⁹/L，NEUT% 91.3%，HGB 130 g/L。尿常规：BLD 25 Cells/μL，KET ≥ 7.8 mmol/L。肝功能、肾功能：K^+ 3.2 mmol/L，Alb 26 g/L，Cl^- 112 mmol/L，Ca^{2+} 2.06 mmol/L，Glu 13.6 mmol/L，Cr 56 μmol/L。

凝血功能检查：PT 12.8 s，Fbg 5.81 g/L，D-Dimer 0.62 mg/L。血气分析：pH 7.30，$PaCO_2$ 24 mmHg，PaO_2 101 mmHg，HCO_3^- 11.7 mmol/L，BE 13.0 mmol/L，Lac 1.0 mmol/L。糖化血红蛋白：HbA1c 15.0%。

降钙素原：5.60 ng/mL。血培养：阴性。肝脓肿引流液培养：肺炎克雷伯菌。ESBL 阴性。

腹部 B 超：脂肪肝，肝内混合性回声，炎症不除外，建议其他影像学检查。胸腹盆 CT：肝左叶低密度影，新见轻度强化，范围较前略多、积气较前略多，考虑肝脓肿；肝右叶钙化灶；轻度脂肪肝；腹膜后多发小淋巴结；双下肺斑片影，考虑感染性病变可能；直肠腔扩张伴多发粪石影。腹盆增强 CT 见图 12-1。

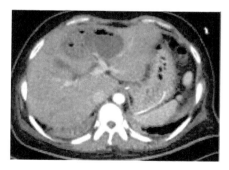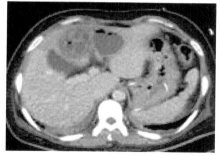

图 12-1　腹盆增强 CT

内分泌会诊：糖尿病饮食，避免甜食、流食摄入，尽量每餐定时、定量；结合目前血糖，建议继续胰岛素强化治疗，可予来得时睡前 12~14 U，三餐前胰岛素注射液 6 U-6 U-8 U，皮下注射，停用二甲双胍，继续监测空腹及三餐后、睡前血糖，控制目标 FBG 5~7 mmol/L，PBG 6~10 mmol/L，根据空腹血糖调整来得时剂量，根据餐后血糖调整相应餐前胰岛素剂量；完善糖化血红蛋白、空腹及早餐后 2 h 静脉血糖及 C 肽水平检测评估胰岛功能，完善 T1DM 相关自身抗体谱，完善血 F、ACTH、甲功 1+3、GH、IGF-1 明确糖尿病分型；积极补液，适当加强补钾，维持电解质稳定，复查尿常规至尿酮体转阴，继续抗感染治疗。

治疗：①DKA方面治疗经过见表12-1。②糖尿病方面：持续泵入胰岛素，待尿酮体转阴后经口进食，遵内分泌意见与餐前短效胰岛素及睡前长效胰岛素控制血糖。③肝脓肿方面：经验性予亚胺培南1 g q6h，同时入室后于介入科行肝脓肿穿刺引流术。患者未再发热，3天后亚胺培南减量为0.5 g q6h，后药敏结果回报为全敏感型肺炎克雷伯菌，降阶梯为头孢曲松+阿米卡星抗感染治疗。④纵隔气肿方面：患者无肺部病变基础，无食管气管漏，考虑可能与DKA时的代谢性酸中毒引起的呼吸代偿（深大呼吸）相关，后复查胸部CT见气肿逐步吸收。

表12-1　糖尿病酮症酸中毒治疗经过

时间	19:15	20:25	22:20	24:00	03:30	21:30
pH	6.88	7.0	7.24	7.26	7.3	7.38
$PaCO_2$	19	15	10	12	24	30
PaO_2	56	61	113	152	101	99
HCO_3^-	3.3	3.6	4.2	5.3	11.7	17.4
BE	−32.7	−28.3	−22.4	−20.8	−13	−6
Lac	3.8	3.2	1.6	1.0	1.0	0.8
Glu	40	33	27	20.1	14.8	12.6
补液	NS 2000 mL		NS 1500 mL + 血浆 400 mL		GNS 2500 mL	
RI	4 U/h		6 U/h		3 U/h	
$NaHCO_3$	250 mL	250 mL				

此病例的最终诊断：糖尿病酮症酸中毒；肝脓肿；肺炎克雷伯菌感染；2型糖尿病。

临床讨论

糖尿病酮症酸中毒（diabetic ketoacidosis，DKA）是糖尿病最

为严重的急性并发症中的一种，特征性三联征包括高血糖、阴离子间隙增高型代谢性酸中毒和酮血症。DKA 发生前通常存在诱因，最常见的是感染和胰岛素治疗中断或不充分。临床表现方面，DKA 通常在 24 小时内迅速进展，明显高血糖症的最早期症状是多尿、烦渴和体重下降；随着高血糖程度加重或持续时间延长，可出现神经系统症状［主要见于有效血浆渗透压大于 320 ~ 330 mOsm/(kg·H$_2$O) 的患者］，包括嗜睡、意识混沌，甚至昏迷；代谢性酸中毒和电解质异常可引起的胃排空延迟和肠梗阻，从而使 DKA 患者出现恶心、呕吐和腹痛症状。

根据 ADA - DKA 诊断标准，本例患者血糖 > 13.9 mmol/L，血气分析：pH < 7.00，HCO$_3^-$ < 10 mmol/L，尿酮阳性，阴离子间隙 > 12，意识恍惚或昏迷，可诊断为重型 DKA。

诱因方面，该患者发病前有发热，且血常规明显升高，PCT 升高，CT 提示明确肝脓肿，考虑感染诱发 DKA 可能性大。平素血糖控制不佳，是感染的易患因素。

肝脓肿的年发病率估计在 2.3/百万，男性发病率高于女性（3.3/百万 *vs.* 1.3/百万）。肝脓肿发生的危险因素包括糖尿病。细菌性肝脓肿最常由下列情况导致：肠内容物漏入腹腔引起腹膜炎后，感染经门静脉循环播散至肝脏；或胆道感染直接播散至肝脏。其也可能在全身感染时由动脉血行播散引起。病原学方面，多为链球菌、金黄色葡萄球菌、肺炎克雷伯菌等。

DKA 治疗基本原则为包括纠正高渗状态、低血容量、代谢性酸中毒、电解质紊乱（尤其是低钾血症），以及给予胰岛素降糖治疗。

（1）补液：常从输注等张盐水开始，对于低血容量但无休克、无心力衰竭的患者，在最初数小时里，等张盐水的输注速率应为 15 ~ 20 mL/(kg·h)，如果"校正后"的血清钠浓度低于 135 mEq/L，

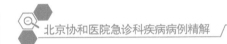
则继续以 250 ~ 500 mL/（kg·h）的速率给予等张盐水，当患者的血糖达到 11.1 mmol/L 时，再在盐溶液中添加葡萄糖。

（2）胰岛素降糖方面：对于重度 DKA 患者，可以先静脉推注普通胰岛素（0.1 U/kg），随后 5 分钟内开始持续输注普通胰岛素 0.1 U/（kg·h），尽量不要将 DKA 患者的血糖降至 11.1 mmol/L 以下，以免发生脑水肿。

（3）碳酸氢钠：尽管应用碳酸氢钠纠正代谢性酸中毒的指征尚存争议，但对于 pH ≤ 6.9 或钾浓度 > 6.4 mmol/L 时，患者可能获益于谨慎的碱剂治疗。

（4）补钾治疗：几乎所有 DKA 患者都明显缺钾，常由葡萄糖渗透性利尿和继发性醛固酮增多症引起尿钾排泄过量所致。同时，在治疗过程中，大量补液致稀释性低钾，持续胰岛素、快速纠酸可引起强烈的钾内移，易引起致命性的低钾血症。所以应密切监测血钾，并且早期就给予积极补钾治疗。

病例点评

患者青年男性，急性病程。临床表现发热、乏力 4 天，意识障碍 6 小时。2 型糖尿病病史 3 年，平素血糖控制不佳。血白细胞明显升高，以中性粒细胞为主，尿酮体阳性，血糖明显升高，呈高 AG 型代谢性酸中毒及乳酸升高；胸腹盆 CT 可见肝脓肿伴积气，纵隔积气；头颅 CT 未见异常。患者诊断肝脓肿合并 DKA 明确。

DKA 为糖尿病急症之一，严重酸中毒可引起血管通透性改变、收缩障碍及心肌抑制等，需及时纠正代谢性酸中毒、降低血糖水平，同时需纠正电解质紊乱，治疗过程中需特别警惕低钾血症。

肝脓肿患者多有糖尿病基础，或免疫抑制状态，病原学多为肺

笔记

炎克雷伯菌。该患者基础为糖尿病，平时血糖控制不佳，为肝脓肿好发人群，此次 DKA 可能为感染加重诱发。治疗上，首先予充分脓肿引流，在此基础上给予全身性抗感染治疗，值得注意的是，肝脓肿患者抗感染疗程较长，通常为 4~6 周以上，尤其是合并糖尿病患者。

013 妊娠期甲亢合并妊娠剧吐 1 例

病历摘要

患者女性，24 岁，主诉：心悸、手抖、恶心、呕吐 2 个月，晕厥 7 天。患者现妊娠 13 周，2 个月前活动后出现心悸，自觉心率明显增快，无胸闷、憋气、气短，无胸痛，自行卧床休息后可缓解。此后心悸反复发作，休息时尚可，活动时加重，患者因此长期卧床。2 个月来伴有手抖，不能握笔，期间进食水后出现恶心、呕吐，呕吐为非喷射性，呕吐物为胃内容物，伴有胆汁。偶有胸闷、憋气、头晕、头痛，体位变动时可出现黑蒙，无双下肢水肿。就诊于当地医院，查甲功：TSH 0.01 μIU/mL，FT3 7.4 pg/mL，FT4 4.15 ng/dL，A - Tg 阴性，A - TPO 阴性，TR - Ab 阴性，考虑妊娠相关性甲状腺功能亢进，未予特殊治疗，嘱 3 周后复查。7 天前由卧位变为立位时再次出现心悸，并伴有黑蒙，行走时出现晕厥，后自行恢复，无大小便失禁、牙关紧闭、呕吐白沫、肢体抽搐等。就诊于当地医院，复查甲功：TSH 0.01 μIU/mL，FT3 13.56 pg/mL，FT4 > 7.77 ng/dL。考虑甲亢危象不除外，遂转入我院。我院急诊测

笔记

生命体征：T 36.8 ℃，P 148 次/分，BP 135/90 mmHg。查血常规：WBC 7.98×10^9/L，NEUT% 67.6%，HGB 124 g/L，PLT 189×10^9/L。尿常规：SG ≥ 1.030，WBC 70 Cells/μL，NIT 阴性，PRO 0.3 g/L，Glu 阴性，KET ≥ 7.8 mmol/L，UBG 33 μmol/L，BIL SMALL μmol/L，BLD 25 Cells/μL。血生化检查：ALT 301 U/L，Alb 35 g/L，TBil 32.3 μmol/L，DBil 26.0 μmol/L，Urea 3.02 mmol/L，Cr 44 μmol/L，AMY 120 U/L，LIP 938 U/L。甲功：TSH < 0.008 μIU/mL，FT4 5.370 ng/dL，FT3 11.14 pg/mL，A - TPO 6.88 IU/mL，A - Tg < 10.00 IU/mL。ESR 25 mm/h，NT - proBNP 31 pg/mL。内分泌科会诊考虑妊娠甲亢综合征，考虑目前患者高代谢状态，肝损与甲亢有关，建议补充热量、入量，继续保肝治疗，因肝损暂无法使用抗甲状腺药物治疗。为进一步治疗，收入急诊病房。发病以来，自感乏力、潮热，无发热，自测体温波动于 36 ~ 37 ℃，自测血压波动于 130 ~ 140/80 ~ 90 mmHg，因恶心、呕吐进食减少，尿量少，色红，便秘，最长半月未解大便，体重下降 10 kg。

既往史：患者 5 年前首次妊娠 3 个月时发现甲亢，当地医院给予甲巯咪唑 10 mg/d 治疗，并于妊娠 4 个月行药物流产终止妊娠，后规律复查，甲巯咪唑减量至 5 mg/d（维持 1 年余）、3.3 mg/d（维持 1 个月），复查甲功正常（未见报告），停用甲巯咪唑。

个人史、家族史：均无特殊。

查体：意识清晰，精神萎靡。未见明显突眼。气管居中，双侧甲状腺Ⅱ度肿大，触诊欠清，双侧颈部未闻及血管性杂音。双肺呼吸音粗，未闻及干湿性啰音，心律齐，腹部软，无压痛、反跳痛，肠鸣音存在。四肢关节活动自如，轻度手抖，四肢无浮肿，四肢肌力正常，肌张力良好，双侧巴氏征阴性。

诊疗经过：患者于 2017 年 3 月 9—25 日在我院住院治疗。入院后完善血常规：WBC $6.60 \times 10^9/L$，NEUT% 65.4%，HGB 114 g/L，PLT $188 \times 10^9/L$。血生化检查：ALT 240 U/L，Alb 33 g/L，TBil 21.6 μmol/L，DBil 16.6 μmol/L，Urea 1.11 mmol/L，Cr 43 μmol/L，Glu 5.8 mmol/L。血氨：20.0 μmol/L。心脏相关：CK 23 U/L，CKMB - mass 0.2 μg/L，cTnI 0.005 μg/L，NT - proBNP 26 pg/mL，Myo 27 μg/L。凝血功能检查：PT 14.1 s，NR 1.16，APTT 26.2 s，TT 15.8 s，Fbg 4.02 g/L，D - Dimer 0.35 mg/L。超声心动图：LVEF 65%，心脏结构与功能未见明显异常。甲状腺抗体：TPO - Ab(-)，TR - Ab(-)。结合患者症状、体征、辅助检查考虑存在妊娠剧吐、饥饿性酮症、妊娠甲亢、肝功能损害。

入院后时患者行产科超声：妊娠 15 周（B 超周数，入院时自诉 13 周），活胎。请妇产科会诊，根据会诊意见加用维生素 B_6、昂丹司琼、苯海拉明止吐，并给予葡萄糖 + 胰岛素消除酮体，后恶心、呕吐明显减轻，逐步过渡饮食至普食，无恶心加重，多次复查尿酮体均为阴性。

患者入院时心率快，HR 120 ~ 130 次/分，BP 130 ~ 140/70 ~ 85 mmHg，给予拉贝洛尔早晚各 50 mg → 早 100 mg、晚 50 mg → 早 150 mg、晚 100 mg，控制心率、血压。患者存在肝功能异常，内分泌科考虑与甲亢相关，未加用抗甲状腺药物。入院后给予谷胱甘肽保肝治疗，复查 ALT 29 U/L。肝功正常后复查甲功：TSH3 < 0.008 μIU/mL，FT4 3.587 ng/dL，T3 2.902 ng/mL，T4 24.50 μg/dL，FT3 8.30 pg/mL。查 TSH 受体基因检测未见突变。再次请内分泌科会诊，考虑妊娠甲亢、hCG 相关甲状腺功能亢进可能性大，给予丙硫氧嘧啶 25 mg po tid 治疗，并监测血常规、肝功均在正常范围。出院前复查甲功：TSH3 < 0.008 μIU/mL，FT4 1.429 ng/dL，T3 2.363 ng/mL，T4 14.79 μg/dL，FT3 4.05 pg/mL，内分泌科随诊将丙硫氧嘧啶调整为

25 mg po qd。患者心悸明显减轻，HR 降至 100 次/分左右，血压波动于 110 ~ 130/70 ~ 80 mmHg，手抖较前明显好转。

出院情况： 患者神志清，精神可，无恶心、呕吐，活动后仍有心悸，程度较前明显减轻，仍有轻度手抖，较前减轻，不影响生活。现可正常进食，进食后无恶心、呕吐。查体：HR 98 次/分，BP 115/73 mmHg。无突眼，无眼震，甲状腺 I 度肿大，未闻及血管杂音。心律齐，各瓣膜区未闻及心脏杂音；双肺呼吸音清，未闻及明显干湿啰音；腹平坦，无压痛、反跳痛、肌紧张，肠鸣音 3 次/分。双下肢不肿。

出院医嘱： 出院后逐步过渡饮食至普通饮食，注意休息，适量运动；继续服用丙硫氧嘧啶 25 mg（半片），每日 1 次，控制甲亢，服用拉贝洛尔早 150 mg（1.5 片）、晚 100 mg（1 片）控制心率，观察心悸、手抖情况，1 周后复查血常规、肝功、甲功，内分泌科随诊调整治疗药物；按计划产检，监测胎儿情况，可服用复合维生素（爱乐维）补充孕期维生素，产科随诊；若恶心、呕吐加重可临时服用昂丹司琼、艾司奥美拉唑缓解症状，若恶心缓解，可停用维生素 B_6；如有不适，及时就诊。

妊娠合并的甲亢，需要做如下鉴别。

（1）Graves 病：由 TSH 受体的自身抗体（TRAb）引起，该抗体激活受体，从而刺激甲状腺素合成和分泌，以及甲状腺生长（导致弥漫性甲状腺肿）。血清中存在 TRAb 及临床检查存在眼病可区分 Graves 病与甲状腺功能亢进的其他原因。甲状腺通常（但并非总是）弥漫性增大。该患者仅有甲亢症状与甲状腺中度肿大，无突眼，TRAb 阴性，且每次发病与妊娠相关，终止妊娠后甲亢缓解，不考虑 Graves 病。

（2）hCG 相关甲状腺功能亢进：在正常妊娠期间，血清 hCG

水平在受精后很快升高，并在 10 ~ 12 孕周达到峰值，随后下降。hCG 的 β 亚单位和 TSH 存在高度的同源性，有较弱的甲状腺刺激活性，可能会在血清 hCG 浓度最高期间引起甲状腺功能亢进。患者于妊娠后 4 ~ 5 周起病，目前 13 周仍有症状，且上次妊娠亦有甲亢表现，考虑此病可能性大。

此病例的最终诊断：妊娠剧吐；饥饿性酮症；体位性晕厥；hCG 相关甲状腺功能亢进；肝功能损害。

临床讨论

本例患者青年女性，妊娠状态，急性病程。目前妊娠 13 周。2 个月前出现心悸、手抖，伴恶心、呕吐，无胸痛，偶有胸闷、气短，体位变化时出现黑蒙。7 天前体位变化时出现黑蒙，活动后出现晕厥，可自行缓解，无明显神经系统症状。外院查甲功均提示甲亢，未予特殊治疗。既往曾发生妊娠期甲亢，抗甲状腺药物治疗、终止妊娠后好转。查体提示甲状腺中度肿大，轻度手抖，心率快，无突眼。辅助检查提示甲亢、肝功能异常、饥饿性酮症。考虑甲状腺功能亢进，hCG 相关性甲亢可能性大。

患者因心悸、晕厥入院，查体提示心率快，血压偏高，结合甲功异常，多考虑甲亢所致交感神经兴奋症状；患者妊娠剧吐，饮食少，病程中曾出现黑蒙、晕厥，每次发作均与体位变化相关，考虑因容量不足所致体位性晕厥。但仍需与心源性因素相鉴别，心源性晕厥往往继发于心律失常或器质性心脏病，患者既往无心脏病病史，入院后心电图检查未发现心律失常，超声心动图已除外器质性心脏病。考虑心源性晕厥可能性不大。

甲亢是临床常见的内分泌疾病，妊娠合并甲亢存在以下特点：

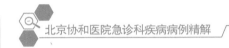

①与 hCG 水平相关，hCG 可以发挥类似 TSH 作用，可促进甲状腺分泌甲状腺激素，可引起亚临床或轻度甲亢，若患者孕前合并甲亢，可能明显加重疾病，甚至导致甲亢危象；②妊娠剧吐可能引起甲亢，60%～70% 的妊娠剧吐孕妇可出现短暂的甲亢，常为暂时性，多数不严重，一般无须抗甲状腺药物治疗，孕 20 周复查甲功，甲状腺激素水平通常会恢复正常。

hCG 相关甲状腺功能亢进的可能原因如下。

（1）妊娠一过性甲状腺毒症：妊娠早期血清高 hCG 浓度可导致亚临床或轻度显性甲状腺功能亢进，其特点是血清 TSH 浓度稍低且血清 FT4 浓度呈正常高值或轻度升高，发生于接近妊娠早期结束时，症状（如果有）和甲状腺功能亢进会随 hCG 生成下降（通常为 14～18 孕周）而减退。通常发生妊娠剧吐的妇女的血清 hCG 和雌二醇浓度比正常妊娠妇女高，且 hCG 具有更高的甲状腺刺激活性，因此表现更为明显。

（2）滋养层甲状腺功能亢进：滋养层细胞疾病（葡萄胎、绒癌）可伴随有甲状腺功能亢进，同时可伴有 β-hCG 显著升高。患者 β-hCG 升高幅度虽超过同正常妊娠时间上限，但并无明显升高。已产科超声检查，除外了滋养层细胞疾病。

（3）家族性妊娠甲状腺功能亢进：该病有家族聚集性，由对 hCG 生理浓度高度敏感的突变促甲状腺素受体引起复发性妊娠甲状腺功能亢进。此患者反复发生妊娠期甲亢，但否认家族史，该病不能完全除外，但后查 TSH 受体基因检测阴性，已除外该病。

🏥 病例点评

此患者甲亢症状较为明显，而多次查 TRAb 阴性，无突眼，每次发作均与妊娠相关，Graves 病可能性不大，因此需考虑妊娠相关甲亢，最终考虑 hCG 相关性甲状腺功能亢进症可能性最大。患者合并严重妊娠剧吐，为诱发和加重甲亢可能原因。

治疗上分为两步：第一步，补足热量，纠正酮症和水电解质紊乱，纠正妊娠剧吐，给予保肝药物，监测肝功、电解质；第二步，待肝功能、酮症、水电解质紊乱纠正后，仍有明显甲亢症状，给予抗甲状腺药物治疗甲亢。

患者妊娠剧吐纠正后，一般情况好转，加用抗甲状腺药物及拉贝洛尔后，甲亢症状明显好转。实际上，甲亢是妊娠剧吐的特殊并发症之一，纠正妊娠剧吐是疾病治疗的重要环节。

参考文献

1. 中华医学会妇产科学分会产科学组. 妊娠剧吐的诊断及临床处理专家共识（2015）. 中华妇产科杂志，2015，50（11）：801 – 804.

咳嗽、呼吸困难、咯血

014. 糖尿病合并肺脓肿1例

📋 病历摘要

患者男性，55 岁，主诉：发热，咳嗽、咳痰 10 天。10 天前患者无诱因出现咳嗽，咳少量黄色黏痰，不易咳出，臭味，伴发热，T_{max} 38.5 ℃，伴畏寒，无寒战，无头晕、头痛，无腹痛、腹泻，无尿痛、尿频、尿急。1 天前上述症状加重，感胸痛，胸闷，乏力，食欲下降。遂来我院就诊。胸部 X 线片发现左肺感染，可疑肺脓肿，转入留观。

笔记

既往史：否认高血压、冠心病、糖尿病病史，无肝炎、结核等传染病史，否认手术、外伤史，否认食物、药物过敏史。

个人史、家族史：均无特殊。

查体：T 36.6 ℃，P 88 次/分，R 20 次/分，BP 126/70 mmHg，神志清楚，步入病房，皮肤巩膜无黄染，口唇不绀，咽部充血，双侧扁桃体未见明显肿大，呼吸平稳，颈软，颈静脉无充盈，气管居中，双肺呼吸音粗，未闻及明显干湿啰音，心率 88 次/分，节律齐，无病理性杂音，腹部平软，无压痛及反跳痛，肝脾肋下未及，双下肢无水肿。四肢肌力及肌张力正常，病理征阴性。

诊疗经过：入院后完善相关辅助检查。血常规：WBC 13.57×10⁹/L↑，HCT 25.80%↓，LYM% 7.50%↓，NEUT% 87.10%↑，MCHC 314.00 g/L↓，EO% 0.30%↓，LYM 1.02×10⁹/L↓，HGB 81.00 g/L↓，MONO 0.68×10⁹/L↑，NEUT 11.81×10⁹/L↑，RBC 2.59×10¹²/L↓。凝血功能检查：FIB 6.00 g/L↑。ESR 113 mm/h↑。肝功能、肾功能：Glu 7.13 mmol/L↑，BUN 11.85 mmol/L↑，Cr 158.4 μmol/L↑，K⁺ 5.68 mmol/L↑，ALP 158.3 U/L↑，GGT 310.9 U/L↑，CG 6.5 mg/L↑。肿瘤指标阴性。十二导联常规心电：窦性心律；ST 段改变。血气分析：pH 7.37，PaCO₂ 33.5 mmHg，PaO₂ 64.3 mmHg。CT 平扫：左肺感染并左肺多发脓肿；纵隔多发肿大淋巴结；肝右叶钙化灶。腹部彩超：肝右叶强回声团，考虑肝内胆管结石；脾大；右肾稍小，双肾集合系统回声增强。痰细菌涂片：革兰阳性球菌（+++），革兰阳性双球菌（++），革兰阴性杆菌（+++），培养结果提示金黄色葡萄球菌、肺炎链球菌、肺炎克雷伯菌。抗酸染色阴性。

入院后给予抗感染亚胺培南西司他丁（1 g q8h ivgtt），化痰、控制血糖、升红细胞等对症支持治疗。完善尿常规 + 尿沉渣定量：U - Glu（±），PRO（+）。PCT 0.603 ng/mL↑。HbA1c 6.80%↑，葡萄糖耐量试验（空腹）：Glu0 7.26 mmol/L↑，Glu1 15.09 mmol/L↑，Glu2 20.31 mmol/L↑，Glu3 18.86 mmol/L↑。胰岛素释放试验（空腹）：Ins - 0 66.29 pmol/L，Ins - 1 178.20 pmol/L，Ins - 2 380.80 pmol/L，Ins - 3 522.10 pmol/L，支持诊断 2 型糖尿病。

内分泌科会诊：控制饮食，每日三餐主食控制在 2 两为宜；三餐前加用诺和灵 R 早、中、晚各 8 U 控制血糖，睡前加用来的时 6 U，检测空腹及餐后两小时血糖，根据血糖变化调整胰岛素用量。使空腹血糖控制在 6 ~ 8 mmol/h，餐后血糖控制在 8 ~ 10 mmol/L。

1 周后患者体温正常，复查血常规：WBC 8.52×10^9/L，NEUT% 76.2%。将抗生素调整为头孢美唑 + 左氧氟沙星，2 周后复查肺部 CT 左肺脓肿基本吸收。

出院情况：患者一般情况可。查体：BP 134/75 mmHg，HR 68 次/分，SpO_2 99%，心肺腹及神经系统查体未见明显异常。

出院医嘱：注意休息，适当锻炼，糖尿病饮食，内分泌门诊严格控制血糖，保持个人卫生，避免感染；感染方面，定期胸部 CT，呼吸科门诊就诊；定期检测血红蛋白、肾功能、电解质，肾内科门诊就诊；如有不适，及时门急诊随诊。

此病例的最终诊断：左肺感染并左肺多发脓肿；肾功能不全；高钾血症；肾性贫血（中度）；2 型糖尿病。

临床讨论

大多数肺脓肿都是吸入性肺炎的并发症，由正常存在于齿龈缝中的厌氧菌导致。肺脓肿中最常涉及的厌氧菌是消化链球菌、普氏菌、拟杆菌（一般不是脆弱拟杆菌）和梭杆菌。很多其他细菌也可引起肺脓肿，但发生率要低得多。除专性厌氧菌外，咽峡炎链球菌和其他口腔链球菌可能是最常引起肺脓肿的病原体，它们往往与厌氧菌一起导致混合感染。其他导致肺脓肿的病原体包括金黄色葡萄球菌，尤其是耐甲氧西林金黄色葡萄球菌和各种革兰阴性杆菌（如肺炎克雷伯菌 K1 菌株）。在免疫功能受损的宿主中，最常见的致病菌是铜绿假单胞菌和其他需氧革兰阴性杆菌、诺卡菌和真菌（如曲霉菌和隐球菌）。大部分肺脓肿患者（包括几乎所有厌氧菌导致肺脓肿的患者）均表现为在数周或数月期间逐步进展的症状。厌氧菌肺脓肿的典型特征提示肺部感染，包括发热、咳嗽和咳痰。患者通常存在慢性全身性疾病的证据，表现为盗汗、体重减轻和贫血。患者可能因这些全身性症状、咯血或胸膜炎而就医。几乎所有患者都有发热，但几乎都没有寒战。大部分患者都有恶臭或发酸的痰液。诊断肺脓肿的依据一般是胸部 X 线片显示肺部浸润伴空洞（提示组织坏死），气液平面也经常出现。但多种病原体及其他多种疾病都可能引起这种放射影像学表现。

肺脓肿是肺组织坏死形成的脓腔，根据感染途径，肺脓肿可分为吸入性肺脓肿、继发性肺脓肿、血源性肺脓肿。

肺脓肿多见于患有糖尿病且血糖控制欠佳的患者，常为混合感染，包括需氧和厌氧的革兰阳性球菌与革兰阴性杆菌。其抗感染治疗方案选择有吸入性肺脓肿多合并厌氧菌感染，一般均对青霉素类敏感，仅脆弱拟杆菌对青霉素不敏感，但对林可霉素、克林霉素和甲硝唑针敏感。也可选择其他抗生素如碳青霉烯类和 β－内酰胺类／β－内酰胺酶抑制剂。血源性肺脓肿多为葡萄球菌和链球菌感

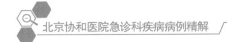

染，可选用耐 β - 类酰胺酶得青霉素和头孢菌素。如为 G - 杆菌，可选择第二代或第三代头孢菌素、喹诺酮类药物，可联合氨基糖苷类抗生素。MRSA 感染应选用万古霉素或替考拉宁或利奈唑胺。

同时，在治疗过程中注意充分的痰液引流，包括祛痰药物、雾化治疗、体位引流排痰或者用纤维支气管镜吸痰。

病例点评

本例患者的主要临床表现为高热、咳嗽、咳大量脓痰等，与肺脓肿临床主要表现基本吻合。治疗上，肺脓肿的抗生素疗法几乎都是经验性治疗，经验性治疗药物应该能渗透肺实质，并同时覆盖专性厌氧菌和兼性厌氧链球菌。可选药物包括 β - 内酰胺类/β - 内酰胺酶抑制剂合剂（如氨苄西林 - 舒巴坦，静脉给药，3 g/次，q6h），或碳青霉烯类（如亚胺培南、美罗培南）。老年糖尿病合并肺脓肿患者应控制血糖与控制感染并重，大部分需及早加用胰岛素治疗，胰岛素能较快地控制血糖，防止感染病灶扩散。降糖治疗要比平时加强，尽量使空腹血糖控制在 7 mmol/L 以下，餐后 2 h 血糖控制在 10 mmol/L 以下。

肺脓肿治疗的持续时间尚有争议。有些人将 3 周作为一个标准疗程，而其他人根据疗效来决定疗程，建议应用至脓肿影像病灶消失。肺脓肿经内科治疗效果不佳者，需及时转外科治疗，尤其是出现了并发症，如脓胸，需及时转外科行胸腔闭式引流或者予胸腔镜治疗。4~6 周时仍有空洞的患者定义为"延迟闭合"，适合手术切除。

015 金黄色葡萄球菌肺炎合并应激性心肌病 1 例

病历摘要

　　患者女性，69 岁，主诉：咳嗽、发热 1 天，一过性晕厥 18 小时。患者 1 天前无明显诱因出现咳嗽，咳黄白痰，量不多，自测 T_{max} 39.1 ℃，伴寒战及全身肌肉酸痛，咳嗽剧烈时自觉右胸部疼痛，呈持续性闷痛，未向其他部位放射，无大汗淋漓，无恶心、呕吐，无濒死感，无头痛、头晕。未服用药物治疗。急呼 999 转送至我院发热门诊，入院后查心电图示：窦性心动过速，ST - T 改变。FluB - Ag、FluA - Ag 均为阴性。后体温自行下降为 37.8 ℃，自觉干呕后转诊急诊内科，抽血后突发晕厥，无肢体抽搐，无口角歪斜，无大小便失禁，无胸闷憋气，10 ~ 20 s 后自行清醒，监测 BP 80/50 mmHg，P 98 次/分，SpO_2 82%，为进一步诊治入抢救室治疗，予心电监护、吸氧、建立静脉通路，予去甲肾上腺素升血压等治疗后，行头胸腹 CT 及血培养，经验性予"莫西沙星、头孢他啶"抗感染，患者低氧症状改善不明显，给家属交代病情后，予床边行气管插管，接呼吸机辅助呼吸，指脉氧合维持在 92% ~ 94%。后升级亚胺培南抗感染，为进一步诊治，收住 EICU。患者发病以前，精神尚可，小便正常，大便近期便秘，体重无明显减轻。

　　既往史：患者自觉肌肉酸痛 5 年，1 年前在我院诊断为风湿性多肌痛，平素规律口服泼尼松（2片）及雷公藤治疗；1年前诊断慢性肾功能不全，间断口服碳酸氢钠、百令胶囊、尿毒清颗粒等药物；高血压病史1年，规律口服苯磺酸氨氯地平片（络活喜），血压控制在120/80 mmHg；1年前曾诊断焦虑症、骨质疏松及颈椎病，间断口服药物治疗，近3个月未口服药物治疗。否认糖尿病、冠心病、高脂血症、慢性肝病及肝硬化等病史。否认结核病、乙肝、伤寒、猩红热等传染病史。否认手术外伤史。否认药物及食物过敏史。

个人史、家族史：无特殊。

查体：T 35.5 ℃，P 109 次/分，R 15 次/分，BP 105/75 mmHg〔去甲肾上腺素 1.6 μg/（kg·min）〕，SpO$_2$ 97%（气管插管机械通气，压力控制 PEEP 4 cmH$_2$O，PC 12 cmH$_2$O，FiO$_2$ 40%，RR 16 次/分），药物镇静状态，双肺呼吸音低，双肺可闻及湿啰音，心腹查体阴性，双下肢无水肿。

诊疗经过：入室后告病危，重症监护，监测 CVP、尿量、乳酸变化，持续气管插管呼吸机辅助通气，持续咪达唑仑、丙泊酚、吗啡泵入镇静、镇痛，完善相关实验室检查及影像学检查。痰细菌涂片、培养、药敏：金黄色葡萄球菌，MRSA。肺炎衣原体＋支原体抗体：CPN－IgG 阳性 1∶16，CPN－IgM 阴性＜1∶16，MP－Ab＜1∶160。痰真菌涂片、培养：偶见酵母样孢子。复查细菌涂片：大量革兰阴性球杆菌（鲍曼不动杆菌可能性大），中量革兰阳性球菌。心脏超声：左心室中部和心尖部收缩功能明显减弱，基部收缩增强，LV 舒张末径44 mm、LV 收缩末径30 mm、LVEF 58%，双平面 EF 41%，室间隔 7～10 mm，LV 后壁8 mm，考虑应激性心肌病。

入室后持续呼吸机辅助呼吸，考虑酵母样孢子和鲍曼不动杆菌为非致病菌，予亚胺培南＋莫西沙星经验性抗感染、沐舒坦化痰，加强翻身拍背吸痰，促进痰液引流；充分液体复苏后持续泵入去甲肾上腺素维持血压，予静滴左西孟旦强心，口服依伐布雷定控制心率；为行 CRRT 治疗，入室后予以置入右下肢股静脉深静脉导管；后超声发现深静脉血栓，遵血管外科意见予安卓抗凝。充分和家属交代拔管及长期留置导管的风险和利弊权衡，经家属签字同意后，拔除右股静脉导管。

出院情况： 患者无发热，偶有咳嗽、咳痰，轻度憋喘伴心悸，程度较前缓解，持续 20～30 分钟，余无不适。嘱其出院后如有不适，及时门急诊就诊。

此病例的最终诊断： 重症肺炎（金黄色葡萄球菌感染）；应激性心肌病；右股静脉血栓形成；风湿性多肌痛；慢性肾功能不全（CKD，3a 期）；高血压（2 级，很高危组）。

临床讨论

金黄色葡萄球菌是皮肤和黏膜的一种常见定植菌，可引起许多临床表现。发生金黄色葡萄球菌感染并发症的危险因素包括社区获得性菌血症、存在人工装置，以及个体的基础健康状况（包括免疫抑制）。金黄色葡萄球菌感染的临床表现包括皮肤和软组织感染、菌血症及相关侵袭性疾病（感染性心内膜炎、心脏植入装置感染、血管内导管感染和中毒性休克综合征）。

应激性心肌病又称为心尖球形综合征、章鱼壶心肌病、心碎综合征及应激诱导性心肌病，是一种以左心室的短暂性局部收缩功能障碍为特征的综合征，类似于心肌梗死（myocardial infarction，MI），但没有阻塞性冠状动脉疾病或急性斑块破裂的血管造影证据。在大多数应激性心肌病病例中，节段性室壁运动异常的范围超过心外膜单支冠状动脉的灌注范围。章鱼壶心肌病（takotsubo cardiomyopathy）中

笔记

的"takotsubo"一词，源自日语名词"章鱼壶"，在该疾病的最常见和典型形式中，收缩期时的 LV 心尖球形外观类似于章鱼壶的形状；左心室中部和心尖部的收缩功能减弱，而基底壁肌肉过度收缩。临床表现多为胸闷、胸痛、呼吸困难等。

治疗方面，因应激性心肌病易出现心力衰竭及心源性休克，无左室流出道梗阻而因左室收缩功能不全出现低血压的患者，可能需要正性肌力药，发生中度至重度左室流出道梗阻的患者应停用正性肌力药，出现终末器官灌注不足的症状或证据，则可能需要使用血管加压药。抗心力衰竭方面，若患者的血流动力学稳定，则使用抗射血分数下降型心力衰竭的标准药物，特别是对就诊时诊断不明确的患者。这包括使用 β 受体阻滞剂，对无 LVOT 梗阻的患者使用 ACEI／ARB，以及必要时使用利尿剂来纠正容量超负荷。院内死亡率约为 4%。急性发作后存活的患者通常在 1～4 周恢复左室收缩功能。

本例患者诊断为社区获得性肺炎（community - acquired pneumonia，CAP）。根据中国成人社区获得性肺炎诊断和治疗指南（2016 年版）采用新的简化诊断标准，符合下列 1 项主要标准或 3 项及 3 项以上次要标准者可诊断为重症肺炎。主要标准：①气管插管需要机械通气；②感染性休克积极液体复苏后仍需要血管活性药物。次要标准：①呼吸频率≥30 次／分；②PaO_2/FiO_2≤250 mmHg；③多肺叶浸润；④意识障碍和（或）定向力障碍；⑤血尿素氮≥7 mmol/L；⑥低血压需要积极的液体复苏。本病例患者符合 2 条主要标准及 3 条次要标准，故诊断为重症肺炎。

社区获得性肺炎的病因主要有感染和免疫两方面。

（1）感染：①细菌感染：常见引起 CAP 的细菌为肺炎链球菌、流感嗜血杆菌、金黄色葡萄球菌、卡他莫拉菌，患者病程中出现发热，血常规、PCT、CRP 升高，考虑可能同时合并细菌感染，需完善痰细菌学检查以明确。②PCP 感染：患者风湿性多肌痛，长期应用激素及免疫抑制剂，易出现机会性感染，结合肺部影像学表现，高度怀疑 PCP 感染可能，入院后需尽快完善 PCP－DNA 检测。③病毒感染：急性起病，干咳痰少，伴发热、喘憋，活动后加重，应警惕病毒性肺炎，患者为免疫抑制人群，易合并巨细胞病毒、EB 病毒等感染，需完善病毒方面筛查。④结核感染：患者为免疫抑制人群，目前不能除外结核感染，但患者无结核接触史，胸部影像学非结核好发部位，入院后可完善 PPD、T－SPOT. TB、痰抗酸染色及结核分枝杆菌培养等筛查进一步明确。⑤不典型病原菌：患者不能除外合并肺炎支原体、衣原体、嗜肺军团菌等不典型病原菌感染可能，留取血、痰病原学检测以明确。⑥真菌感染：免疫抑制人群亦可出现真菌感染，但患者血常规及肺部表现不典型，考虑真菌感染可能性小，可完善痰病原学检查进一步排除。

（2）免疫：本例患者基础风湿性多肌痛，应用激素及免疫抑制剂治疗，不除外免疫因素加重进展可能，需筛查免疫指标以鉴别。

患者意识障碍、低血压、乳酸增高，故休克明确。根据血流动力学，休克分为四型：分布性休克（脓毒症休克、过敏性休克）、低血容量休克、心源性休克、梗阻性休克（肺栓塞、大量心包积液）。本例患者存在重症肺炎，脓毒症休克可能性大，但应多方面评估确认目前的休克类型。

根据中国脓毒症/脓毒症休克急诊诊疗指南，治疗上应注意尽早液体复苏，3 小时内输注至少 30 mL/kg 的晶体液，乳酸可指导液体复苏；建议目标血压为 MAP 65 mmHg，若充分液体复苏后，血压未达标，去甲肾上腺素应作为首选的血管活性药物。在充分液体复苏后及血管活性药物治疗后，血流动力若仍不稳定，建议静脉应用氢化可的松等。

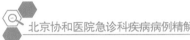

病例点评

本例患者为老年女性，急性病程。主要表现为高热、咳嗽及咳痰、胸痛、全身肌肉酸痛，伴有一过性晕厥。基础病为风湿性多肌痛，长期口服泼尼松/雷公藤，查体双肺呼吸音低，双肺可闻及湿啰音，动脉血气分析提示Ⅰ型呼衰，肺CT可见双肺渗出及斑片影。患者诊断重症肺炎明确，结合患者免疫抑制状态，需考虑机会致病菌可能。但患者痰病原学提示为MRSA，药敏结果为全敏感。该种金黄色葡萄球菌药敏虽为全敏感，但毒力甚强。患者很快进展为感染性休克，并出现应激性心肌病、心源性休克。经积极的抗感染、纠正休克及心肌保护、循环支持等治疗，患者感染得到控制，应激因素解除后，患者心功能得到改善。

参考文献

1. TONG S Y, DAVIS J S, EICHENBERGER E, et al. Staphylococcus aureus infections：epidemiology，pathophysiology，clinical manifestations，and management. Clin Microbiol Rev, 2015, 28（3）：603－610.

016 支气管食管瘘1例

病历摘要

患者男性，66岁，主诉：间断发热、咳嗽咳痰4月余，加重2周，咯血2天。患者于2019年2月无明显诱因出现发热，T_{max} 39℃，伴咳嗽、咳黄痰，每日十余次，咳嗽时伴胸部疼痛，轻度头晕、心慌。就诊于当地医院，胸部影像学提示双肺间质性病变伴感染。予静脉输注抗生素共 10 天，其后改为口服抗生素治疗（具体不详），发热、咳痰好转，仍有间断发热，每 20 天左右出现发热 3 ~ 4 天，午后低热为主，热峰波动在 38 ℃，自服百服宁等可退至正常。2019 年 5 月末发热加重，T_{max} 38 ℃，咳嗽较前频繁，夜间为著，服用退热药后体温可降至正常，未特殊治疗。2019 年 6 月 9 日 16：00 患者打牌过程中连续咳嗽后出现咯血，口鼻内可咯出较多鲜血，共约 200 mL，随后每 3 ~ 5 分钟咯血 1 口，伴咯血时胸痛，轻度头晕、心慌，意识尚清，1 小时后就诊于我院急诊，收入急诊抢救室。胸部 CT：双肺多发沿支气管血管束分布小结节影，双肺多发不规则团片状软组织密度影，双肺多发不规则软组织密度结节影，纵隔 1 R/L、2 R/L、4 R/L、6、7 区及双肺门多发肿大淋巴结伴内部钙化灶，需除外结节病；双肺间质病变，双下肺支气管扩张伴感染可能大；双肺气肿。予垂体后叶素、酚妥拉明持续泵入，卡络磺钠止血，奥美拉唑 40 mg q12h 护胃，亚胺培南 1 g q8h + 莫西沙星 0.4 g qd 抗感染治疗。2019 年 6 月 10 日为明确咯血部位完善胸主动脉 CTA，检查过程中再次咯血，量为 800 ~ 1000 mL，SpO_2 下降至 80%，为预防性气道保护，行床旁气管插管术，置入 8.0# 气管插管（距门齿 24 cm），接呼吸机辅助呼吸，模式为 A/C，f 14 次/分，IPAP 10 mmHg，PEEP 5 mmHg，FiO_2 35%；床旁支气管镜示镜下可见双侧气道较多出血，右侧气道为主（右上叶、右中叶、右下叶背段），右中间段、右中叶分嵴黏膜肿胀、黏膜结节、局部狭窄（右中叶远端狭窄，无法窥入、可见血凝块），给予右上叶、右中叶、下叶分别喷洒肾上腺素、凝血酶止血。胸主动脉 CTA：右肺部可见占位性病变，性质不明；支气管动脉显影，未见增粗迂曲及畸形，

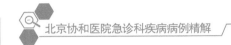

气管隆突下方可见混杂密度影，并可见气体影。患者经治疗后，仍能从气管插管内吸取出较多鲜红色血性液体，同时患者置入胃管后胃引可见多量暗褐色血性液体，复查 HGB 94 g/L，血气分析：pH 7.34，$PaCO_2$ 46 mmHg，PaO_2 175 mmHg，Lac 0.7 mmol/L。为求进一步治疗，收入我科。患病来，患者精神睡眠差，饮食较前减少约 1/2，大小便无明显异常，体重近 4 个月减轻约 10 kg。

既往史：曾从事金矿矿下工作，20 年前发现硅肺；8 年前右颈部淋巴结结核，规律治疗 1 年半后治愈；2018 年胃镜发现慢性浅表性胃炎、食管憩室。染发剂过敏，海鲜可疑过敏。

个人史、家族史：吸烟 50 年，每日 2 包，未戒烟；饮酒 50 年，每日白酒 3~4 两，未戒酒，其余无特殊。

查体：T 36.5 ℃，P 57 次/分，R 16 次/分，BP 126/78 mmHg（去甲肾上腺素 12 μg/min），SpO_2 100%（AC 模式，f 14 次/分，PC 12 cmH_2O，PEEP 5 cmH_2O，FiO_2 50%），持续咪达唑仑、丙泊酚镇静，吗啡镇痛，接气管插管接呼吸机辅助通气，RASS 评分 −4 分，间断自气管插管吸出血性痰液，胃管内可见较多量暗红色血性液体，右股深静脉置管通畅、敷料整洁。双肺呼吸音清，双肺可见弥漫湿啰音，右肺为著，心腹无特殊。

诊疗经过：患者入室后镇静、镇痛状态，完善检查。血常规：WBC 9.49×10^9/L，NEUT% 88.0%，LYM 0.77×10^9/L，HGB 84 g/L，PLT 188×10^9/L。便常规 + OB 阴性。ESR 57 mm/h，hsCRP 32.26 mg/L。胸部 CT 对比老片：双下肺大片实变影，较前明显加重；双侧胸腔少量积液，较前稍增多；心影增大，较前明显。腹部超声：肝大脾厚、胆囊壁毛糙、增厚主胰管可见，双肾皮质回声增强，右肾囊肿。PCT 0.27 ng/mL。肺炎支原体、衣原体抗体：CPN − IgG(+)，MP − Ab 可疑。6 月 11 日留取的痰结核杆菌培养：结核菌阳性（培养 13 d）。毛刷：革兰阳性球菌少量。6 月 24 日支气管吸取物细菌涂片：革兰阴性球杆菌中量。治疗：①食管 – 气管瘘方面：患者入院后气管插管见可疑胃内容物，胃镜、气管镜未见明显气管 – 食管瘘。6 月 21 日胃管注入美兰，气管插管见美兰反流，考虑食管 – 气管瘘明确，停用胃肠及口服药。6 月 24 日完善支气管镜见右下叶背段美兰反流。6 月 25 日完善胸部 CT 可见造影剂（泛影葡胺）从食管中下段溢出至气道。于介入放射科行造影，造影亦证实食管中下段与气管相通，介入科无有效的封堵方法，于介入下行空肠营养管置入术。6 月 25 日专业组查房考虑患者结核可能性大、肿瘤不除外，建议继续抗结核治疗。②咯血方面：患者入院后应用垂体后叶素，止血效果可，未见明显咯血后逐渐减停垂体后叶素。③纵隔气肿方面：胸外科会诊意见为暂无外科介入指征，复查影像学未见明显恶化，后未再咯血。④6 月 11 日起予亚胺培南 1 g q8h（至 6 月 15 日，因体温高峰升高更换抗生素方案）、莫西沙星 0.4 g qd（至 6 月 19 日，因胆红素升高停用），6 月 13 日起予万古霉素 1 g q12h（至 6 月 19 日，因胆红素升高停用），因 6 月 15 日体温高峰升至 39.1 ℃，更换中心静脉导管，头孢哌酮/舒巴坦 3 g q8h、6 月 15 日至 27 日卡泊芬净 70 mg qd，6 月 28 日起予大扶康 200 mg qd，6 月 16 日起予替加环素 50 mg q12h，6 月 20 日起予甲硝唑 0.5 g q8h 抗感染治疗，体温高峰逐渐下降。因考虑患者结核感染不除外，6 月 17 日加用乙胺丁醇 0.75 g qd，利福平 0.6 g qd，异烟肼 0.3 g qd 经验性抗结核治疗。6 月 24 日结核培养结果回报阳性证实了诊断。后患者体温逐渐正常。患者感染控制、脱机拔管后，自行签字离院，转当地医院继续治疗。

此病例的最终诊断：气管食管瘘；肺结核；硅肺；胸腔积液；陈旧性淋巴结结核病。

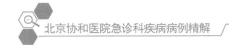
临床讨论

确认识别大咯血的病因对于许多病因的恰当治疗及患者存活至关重要。支气管扩张症、结核病（tuberculosis，TB）、支气管肺癌及各种肺部感染是大咯血最常见的病因。处理大咯血的第一步是确保充足的气体交换，以及判断很可能为哪侧肺出血。应立即调整患者体位，使推测的出血侧肺处于重力依赖区。大咯血患者如果有严重的呼吸急促、气体交换差、血流动力学不稳定或快速持续咯血，应对其行气管内插管，最好选择大口径气管内导管。如果为单侧肺出血，通过采用下列某一种插管和机械通气技术有可能防止溢出物流入非出血肺：使用标准的单腔气管内导管插入右或左主支气管进行单侧肺通气，或者插入双腔气管内导管进行分侧肺通气。对于大咯血患者，可采用床旁纤维支气管镜作为初始干预，以评估并尝试控制出血，用以控制肺出血的支气管镜下方法包括气囊填塞、冰盐水灌洗、给予局部血管收缩剂或局部凝血剂、激光治疗和电烙术。如果控制不佳，可考虑行动脉造影栓塞术或手术作干预。

大咯血的处理具体可参照图16-1。

大咯血是医疗急症，必须立即采取措施保证气道安全，维持患者氧合，同时尽快创造条件明确出血部位及病因并进行有效的治疗。其中，支气管食管瘘为咯血患者的少见病因之一，导致支气管食管瘘的常见原因。

（1）获得性：①肿瘤性疾病：食管或肺的恶性肿瘤占TEF的50%；②操作性疾病：长期的气管插管，手术、内镜操作或放化疗等引起；③感染性疾病：结核、放线菌病、细菌性脓肿；④风湿性疾病：类风湿关节炎；⑤外伤性疾病。

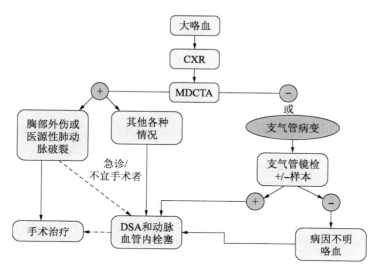

图 16 – 1 大咯血处理流程

（2）先天性：常发生于儿童，大部分出现食管闭锁。

支气管食管瘘的诊断主要从临床症状、影像学及内镜方面进行。临床症状：饮水或进食时剧烈呛咳和哽气，可伴有咳嗽、痰多或发热；可有胸骨后疼痛或肩部牵涉性疼痛。支气管美兰造影、食管美兰造影可发现瘘管。支气管镜、食管镜检查：可观察瘘管部位、大小、周围情况，还可取组织做病理检查确定病因，但对小的瘘管常常难以发现。影像学：增强 CT 或造影可见气管食管之间的瘘管。

支气管食管瘘的治疗原则是将消化道与呼吸道隔断、营养支持、控制肺部感染。必要时可考虑手术治疗，根据病情作瘘管修补，切除和（或）食管重建，并做短期胃造瘘术。

📋 病例点评

患者老年男性，急性病程，既往硅肺、陈旧性淋巴结结核病史，此次以咯血起病，咯血保守治疗后好转，但存在一个疑问：患

91

者行气管插管阻断气管与食管之间的通道联系后，仍发现胃管中可吸引出大量血性液体。那么，诊断上存在 2 种可能，第一种即咯血作为应激事件，诱发了患者的应激性溃疡导致消化道出血；第二种即为发生了气管食管瘘。患者在第一次胃镜检查并未发现明显异常，则考虑消化道出血的诊断基本可以排除。在后续的诊治中，患者咯血好转后，再次出现发热、痰多、肺部感染，加胃肠营养后，气管插管内可见可以胃肠内容物，再次行美兰试验后，确诊存在气管食管瘘，其后的内镜及影像学等检查亦支持此诊断。追溯此患者的气管食管瘘可能与 NTM 感染或者肿瘤有关，但并未完全确诊，患者出院结果无法追溯。因此，在临床中应注意气管食管瘘的发病率低，如未存在明显的肿瘤、长期气管插管史，往往难以诊断，需借助临床多种策略进行诊断。

017 重症腺病毒肺炎 1 例

📋 病历摘要

患者男性，29 岁，主诉：发热 10 日，咳嗽、咳痰、呼吸困难 6 日。患者 5 月 8 日自觉发热，伴恶心、厌食，在家自服退热药治疗，可退热。5 月 13 日患者仍发热，伴咳嗽、咳黄黏痰，呼吸困难。至外院就诊，查血常规：WBC 6.18×10^9/L，NEUT% 80.6%，LYM% 14.1%，MONO% 5.3%，HGB 153 g/L，PLT 130×10^9/L，CRP 44 mg/L。甲乙流抗原阴性。胸部 CT 平扫：左肺上叶实变。使用头孢哌酮舒巴坦 3 g qd ivgtt 和莫西沙星 0.4 g qd ivgtt 治疗 3 天，

笔记

治疗期间体温波动在 38 ~ 39.3 ℃。5 月 16 日仍持续发热，收入外院呼吸科重症监护室，完善相关检查后予美罗培南和莫西沙星抗感染，效果不佳，患者为求进一步诊治至我院就诊。收入我院急诊抢救室。胸 CT 平扫（图 17 - 1）见左肺近全肺实变、右上肺实变。储氧面罩时血气分析：pH 7.27，$PaCO_2$ 49 mmHg，PaO_2 48 mmHg，Lac 2.7 mmol/L，HCO_3^- 20.4 mmol/L，BE -1.5 mmol/L。为进一步治疗收入急诊重症监护病房。

既往史：无特殊，其母亲有乙肝病史。

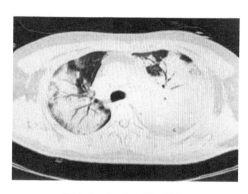

图 17 - 1　胸 CT 平扫

查体：HR 85 次/分，BP 120/80 mmHg［去甲肾上腺素 0.4 μg/(kg·min)］，RR 20 次/分，SpO_2 90%（FiO_2 100%，PEEP 10 cm H_2O），镇静状态，双侧瞳孔等大等圆，直径约 1.5 mm，光反射灵敏，双肺呼吸低，可闻及湿啰音，心律齐，各瓣膜区未闻及杂音，腹软，肠鸣音弱，双下肢不肿。

诊疗经过：患者于 2019 年 5 月 19 日至 6 月 13 日在我院 EICU 病房住院治疗。入室后与升血压、哌拉西林他唑巴坦 + 莫西沙星 + 万古霉素 + 奥司他韦抗感染、氢化可的松 100 mg q8h 等治疗，患者氧和迅速恶化，予呼吸机辅助呼吸，VC 模式，Vt 420 mL，f 18 次/分，PEEP 15 mmHg，FiO_2 80%，患者 SaO_2 波动在 89% ~ 92%、俯卧位患者血氧好转不明显。5月20日行 V - V ECMO 支持，血流量 4 L/min，气流量 3 L/min。同时继续予间断俯卧位，患者 SaO_2 波动在 98% ~ 99%。间断输注红细胞、血小板及血浆治疗。5月20日肺泡灌洗液宏基因组测序检验出人腺病毒 B 组 14 亚型（检出序列数 800810，基因组覆盖率 97.2%，估测浓度 1.9×10^6 copies/mL），考虑腺病毒肺炎明确，5月21日患者出现少尿，Cr 248 μmol/L，予以 CRRT 治疗，停用莫西沙星、奥司他韦，继续使用哌拉西林他唑巴坦 + 万古霉素，加用 IVIg（20 g×3 天）。经 ECMO + CRRT、纤维支气管镜、俯卧位通气、哌拉西林他唑巴坦 + 替加环素 + 多黏菌素 B 等抗生素治疗，复查胸部 CT，肺部实变影明显吸收。5月30日脱氧两次成功停 ECMO + CRRT，经 SBT 成功后脱机拔管改高流量吸氧，逐步予以肠内营养后耐受尚可。6月2日调整头孢哌酮/舒巴坦 + 万古霉素及多黏菌素 B 后痰液较前减少，复查肺部 DR 提示双侧明显吸收。病情稳定，予办理出院转外院行康复治疗。

出院医嘱： 注意加强营养摄入，合理休息，坚持肢体康复锻炼；定期复查肾功能，注意血肌酐、血钾水平，避免使用肾损药物；定期监测 HBV - DNA 水平，感染科门诊随诊。

此病例的最终诊断： 重症社区获得性肺炎；腺病毒感染；继发细菌感染。

临床讨论

本例患者重症 CAP 诊断明确，但使用多种广谱抗生素效果不佳，关键问题在病原学诊断。肺炎链球菌和呼吸道病毒是 CAP 患者中最常检出的病原体。然而，在很大一部分病例中（在医院进行的一些研究中高达 62%），尽管进行了广泛的微生物学评估，还是没有发现病原体。

最常检出的导致 CAP 的病原体可分为 3 类：①典型细菌：肺炎链球菌、流感嗜血杆菌、卡他莫拉菌、金黄色葡萄球菌、A 组链球菌、需氧革兰阴性细菌、微需氧菌和厌氧菌（与误吸相关）；②非典型细菌："非典型"是指这些细菌对 β - 内酰胺类药物存在固有耐药性，以及革兰氏染色或传统技术培养无法发现，如军团菌、肺炎支原体、肺炎衣原体、鹦鹉热衣原体、贝纳柯克斯体；③呼吸道病毒：甲型和乙型流感病毒、鼻病毒、副流感病毒、腺病毒、呼吸道合胞病毒、人类偏肺病毒、冠状病毒，如中东呼吸综合征冠状病毒、人博卡病毒。

目前的病原学趋势是，肺炎链球菌发病率在逐渐下降，而随着使用分子学方法，在大约 1/3 的成人 CAP 病例中检测到了呼吸道病毒，此患者需要重点筛查呼吸道病毒。

病毒性肺炎的治疗以支持治疗为主。腺病毒肺炎原则上可以使用多西福韦，但是因为目前国内无药，治疗仍然只能是对症支持。ELSO 发布了介绍 ECMO 适应证和实践的指南。开始 ECMO 治疗的标准包括病情可能逆转且常规治疗无效的急性严重心功能衰竭或肺功能衰竭。可能需要开始 ECMO 治疗的临床情况如下：①尽管优化了包括潮气量、PEEP 和吸呼比在内的呼吸机参数设置，但仍存在低氧性呼吸衰竭伴 $PaO_2/FiO_2 < 100$ mmHg。ARDS 的柏林共识文件建议对严重呼吸衰竭（$PaO_2/FiO_2 < 70$ mmHg）患者行 ECMO 治疗。②高碳酸血症性呼吸衰竭且动脉血 pH < 7.20。③作为过渡到肺移植的通气功能支持。④心脏/循环衰竭/难治性心源性休克。⑤大面积肺栓塞。⑥心搏骤停。⑦心脏手术后体外循环脱机失败。⑧作为心脏移植或放置心室辅助装置的过渡治疗。

ECMO 可分为 VV 模式和 VA 模式：进行 VV ECMO 时，血液被

95

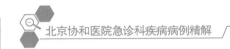

从腔静脉或右心房引出，然后回输至右心房，VV ECMO 能够提供呼吸功能支持，但患者需依赖自身的循环功能；进行 VA ECMO 时，血液被从右心房引出，然后回输到动脉系统，从而绕过心脏和肺，VA ECMO 可提供呼吸功能支持和血流动力学支持。

一旦决定要开始 ECMO 治疗，则应对患者进行抗凝。然后置入套管，并将患者与 ECMO 回路相连接。逐步增加血流量，直到呼吸参数和血流动力学参数达到要求。一旦达到初始的呼吸和血流动力学目标，则可维持当前血流量，将呼吸机支持条件降至最低，并尽可能降低血管活性药物的剂量。通常需要频繁评估和参数调整。出血是 ECMO 治疗最常见的并发症（30% ~ 40%），血栓栓塞和套管并发症较罕见（< 5%）。

病例点评

本例患者宏基因组测序检测出的血清型为腺病毒 B 组 14 型。腺病毒性肺炎的胸部 X 线片表现与其他病毒性肺炎相似，呈双肺弥漫性浸润。病理学改变包括坏死性支气管炎，毛细支气管炎，并发单个核细胞浸润性、透明膜形成及坏死的肺炎。腺病毒的诊断性检查包括病毒培养、病毒抗原测定（ELISA 方法或免疫荧光测定）、宏基因组测序、PCR、组织病理学检查和血清学检查等。同其他病毒性肺炎一样，腺病毒肺炎的治疗主要是对症支持为主。重症腺病毒肺炎患者通常需要有创呼吸机支持，部分严重患者可考虑行 ECMO 支持，常采取静脉 – 静脉模式（V – V）。该患者氧合指数（PaO_2/FiO_2）严重时 < 70 mmHg，故考虑予以 ECMO 支持。ECMO 治疗给患者的创伤较大，容易出各种并发症，如出血、血栓、感染等，因此细致的管理过程非常重要。

参考文献

1. JAIN S, SELF W H, WUNDERINK R G, et al. Community – Acquired Pneumonia Requiring Hospitalization among U. S. Adults. N Engl J Med, 2015, 373（5）: 415 – 427.

018 肺部耶氏肺孢子菌感染1例

病历摘要

患者男性，35 岁，主诉：发热 9 天，憋气 8 天。2017 年 12 月 16 日，患者发热 T_{max} 38.4 ℃，伴咳嗽、咳少量白痰，憋气，无余伴随症状。12 月 18 日就诊于当地医院，血常规：WBC 13.49×10^9/L，NEUT% 86.24%，Scr 167 μmol/L，G 试验 577.5 pg/mL。胸部 CT 提示双肺多发斑片影（图 18 – 1），予美罗培南 + 左氧氟沙星 + 更昔洛韦 + 氟康唑（具体剂量不详）抗感染及甲强龙 40 mg q12h 治疗，上述症状无缓解。12 月 21 日就诊于我院急诊，查血气：pH 7.316，$PaCO_2$ 29.4 mmHg，PaO_2 53.7 mmHg，SaO_2 81.9%，Lac 2.9 mmol/L，HCO_3^- 14.6 mmol/L，血常规、肝功能、肾功能基本同前，PCT 2 ~ 10 ng/mL，G 试验 217.9 pg/mL，CMV – DNA、EBV – DNA 均阴性，痰病原学（细菌、真菌、抗酸、六胺银染色、耶氏肺孢子菌 DNA）阴性，予头孢他啶 2 g q12h + 莫西沙星 0.4 qd + 复方磺胺甲噁唑 3 片 tid 抗感染，甲强龙减量至 40 mg qd，患者仍有发热，T_{max} 39.2 ℃憋喘进行性加重，咳嗽性质同前。

笔记

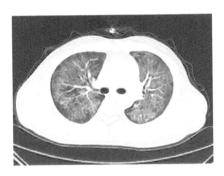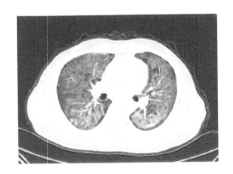

图 18 - 1　入院前胸部 CT

既往史：2017 年 7 月肾移植，术后长期口服他克莫司、麦考酚酸及甲泼尼龙片 8 mg qd。

个人史、家族史：均无特殊。

查体：T 37.3 ℃，P 98 次/分，BP 107/72 mmHg，R 28 次/分，SpO_2 88%。急性面容，双肺呼吸音粗，其余无特殊。

诊疗过程：患者入室后行支气管镜。肺泡灌洗液耶氏肺孢子菌 DNA：阳性，六胺银染色阳性，痰细菌、真菌、奴卡菌、结核/非结核核酸测定阴性。甲型流感病毒 RNA 检测（鼻咽拭子）、淋巴细胞培养 + 干扰素 A + B（血）、感染 4 项、肺炎衣原体抗体（IgG + IgM）+ 肺炎支原体抗体、CMVPP65、EB 病毒 IgM/VCA、Cox A16、B19 - IgM、LP - IgG + IgM、GM 试验、CMV - DNA、EBV - DNA、双侧需氧 + 厌氧血培养 ×2 次、抗核抗体谱 3 项、G - 6 - PD 均为阴性。治疗上，予高流量呼吸机辅助呼吸，抗感染方案调整为头孢哌酮/舒巴坦 3 g q8h 抗细菌及复方磺胺甲噁唑 3 片 qid + 克林霉素 0.9 g q8h + 磷酸伯胺喹 52.8 mg qd po 抗 PCP，患者体温恢复正常，憋气逐步好转，呼吸支持调整逐步降为鼻导管吸氧 5 L/min，SpO_2 均可维持于 95%。复查血常规、G 试验基本正常，痰病原学阴性。胸部 CT（图 18 - 2）：双肺弥漫分布磨玻璃密度影，较前明显变淡减轻；左肺下叶多发结节，较前明显缩小。头孢哌酮/舒巴坦疗程

笔记

满 14 天停用，过渡为左氧氟沙星 0.5 g qd。复方磺胺甲噁唑、克林霉素及磷酸伯胺喹疗程满 21 天停用，激素逐步减量，维持至泼尼松 10 mg/d po 维持。原发病方面，停用他克莫司及麦考酚酸，体温正常 3 天后加用咪唑立宾片 100 mg qd pd 抗排异治疗，监测肌酐水平稳定于 90～104 mmol/L，尿量可，电解质水平正常。病情稳定，予办理出院。

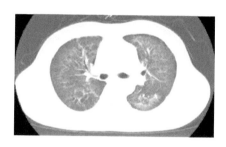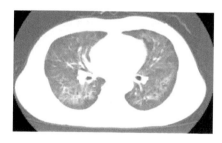

图 18 - 2　治疗后复查胸部 CT

出院医嘱：优质蛋白饮食，适量运动，注意休息，避免劳累，警惕感染；肺部感染方面，服用左氧氟沙星 0.5 g qd（1 次/日，1 片/次）2 周，注意监测体温、指氧，定期复查胸部 CT，呼吸科门诊随诊；肾病方面，继续服用泼尼松 10 mg qd（1 次/日，3 片/次），咪唑立宾片 100 U qd 抗排异治疗；当地肾移植医院随诊，调整免疫抑制治疗；定期复查血常规、肝功能、肾功能，警惕药物相关不良反应；如有任何不适，及时门急诊就诊。

此病例的最终诊断：肺部感染（耶氏肺孢子菌）；慢性肾功能不全（CKD 5 期）；肾移植术后。

临床讨论

肺孢子菌肺炎（pneumocystis pneumonia，PCP）是一种发生于免疫功能受损个体中的感染，可能会危及患者生命。感染人类的肺

笔记

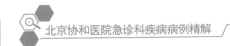
孢子菌菌种的命名已从卡氏肺孢子菌更改为耶氏肺孢子菌。在非HIV 感染患者中，发生 PCP 的最重要危险因素是使用糖皮质激素和细胞介导免疫力的缺陷。其他特定的危险因素包括使用其他免疫抑制药物、癌症（特别是血液系统恶性肿瘤）、HCT 或实体器官移植、器官排斥反应、某些炎症性疾病的治疗（特别是风湿性疾病）、原发性免疫缺陷（如严重联合免疫缺陷病）及严重营养不良。过去，发生 PCP 的非 HIV 感染者通常表现为暴发性呼吸衰竭伴发热和干咳。PCP 可能会在免疫抑制药物减量时发生，不太常见的情况下，还可在免疫抑制药物增量时发生。然而，随着对非 HIV 感染者中 PCP 的临床认识不断加强，以及实验室诊断 PCP 方面的改善，非 HIV 感染者出现轻至中度 PCP 的情况如今十分常见，其表现为更惰性、严重程度更轻的呼吸困难和咳嗽。然而，某些患者仍表现为伴随呼吸功能损害的较严重感染。几乎所有 PCP 患者均存在静息时或运动时低氧血症，或者是肺泡 - 动脉氧分压梯度增加。

实验室检查方面，乳酸脱氢酶（lactate dehydrogenase，LDH）水平增加常作为 HIV 感染者中疑诊 PCP 的临床标志。然而，在免疫功能受损的非 HIV 感染者中，LDH 几乎没有实用性，因为基础血液系统恶性肿瘤也可导致 LDH 水平升高。除 PCP 之外，其他原因引起的急性肺损伤也可导致 LDH 水平升高。尽管如此，在肺浸润无其他明显原因的情况下，存在 LDH 水平增加应怀疑 PCP。β -D - 葡聚糖是多数真菌（包括肺孢子菌）细胞壁的构成成分。虽然血清 β - D - 葡聚糖水平在许多其他真菌感染的情况下也会升高，但当其水平确实升高时，也应怀疑 PCP。对于有危险因素且临床表现提示 PCP 的患者，如果 β - D - 葡聚糖的水平升高，则应进行特异性微生物学或分子学诊断。典型放射影像学特征为双侧弥漫性的间质浸润，较少见的放射影像学表现包括：肺叶浸润；单个或多个结节（可能形成空洞）、肺大疱、气胸。确诊 PCP 需要通过对呼吸系统样本进行着色剂（采用染料）染色、荧光抗体染色或基于 PCR 的检测来识别肺孢子菌。

对于非 HIV 感染者中任何程度的 PCP，复方磺胺甲噁唑（trimethoprim – sulfamethoxazole，TMP – SMX）为首选治疗药物。肾功能正常患者的 TMP – SMX 剂量为 15 ~ 20 mg/（kg·d），分 3 次或 4 次静脉给药或口服，由于 TMP – SMX 的生物利用度极好，所以胃肠道功能正常的所有患者都适合口服给药。对 TMP – SMX 过敏的患者最好予以脱敏处理，因为 TMP – SMX 是最有效的治疗药物。但是若患者有严重过敏史（如 Stevens – Johnson 综合征、中毒性表皮坏死松解症），则不应使用 TMP – SMX，也不应进行脱敏。无法使用 TMP – SMX 或 TMP – SMX 治疗 7 日症状无缓解时，治疗 PCP 的其他方案包括克林霉素 + 伯氨喹，TMP + 氨苯砜，阿托伐醌，以及静脉用喷他脒。其中轻度疾病阿托伐醌为首选，中重度疾病首选克林霉素 + 伯氨喹。耶氏肺孢子菌囊壁含有 β – D – 葡聚糖，棘白菌素类（如卡泊芬净）能抑制其合成。然而，棘白菌素类在人类 PCP 的治疗中几乎没有已证实的价值，并且已有使用棘白菌素类的患者出现 PCP 进展的报道。建议治疗持续时间为 21 日。如果未给予适当的抗菌治疗，非 HIV 感染者中 PCP 所致死亡率为 90% ~ 100%。接受 PCP 治疗死亡率为 35% ~ 50%。伴有癌症的患者死亡率最高。

病例点评

本例患者肾移植术后长期免疫抑制剂治疗，存在免疫抑制状态。此次起病表现为发热伴干咳、憋气，G 试验升高，双肺弥漫磨玻璃改变，结合病原学肺泡灌洗液六胺银染色及 PCP – DNA 阳性，

笔记

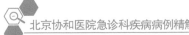

诊断肺部耶氏肺孢子菌感染明确。需要注意的是，此患者初期痰病原学六胺银染色、耶氏肺孢子菌 DNA 都为阴性，后行支气管镜肺泡灌洗才发现阳性结果。说明一次的痰病原学结果阴性不能说明问题，对于高度疑似的患者，常常需要反复留痰培养，或者行支气管镜肺泡灌洗。治疗上，复方磺胺甲噁唑治疗 5 天后病情无缓解，加用克林霉素及伯氨喹后症状缓解。由此病例，我们可以得知，肺部耶氏肺孢子菌感染的诊断要点为免疫抑制状态、发热 + 干咳 + 憋气的临床表现、影像学特点，最重要的确诊点为呼吸道病原学，G 试验的升高也是支持诊断条件。治疗上，复方磺胺甲噁唑为首选，如果复方磺胺甲噁唑严重过敏或治疗 5 天无效，中重度患者可考虑克林霉素 + 伯氨喹的替代治疗方案。

019 皮肌炎合并间质性肺炎 1 例

病历摘要

患者女性，52 岁，主诉：咳嗽、气短伴肌力减退半年，下肢水肿 4 天。患者于半年前无明显诱因出现咳嗽，伴活动后气短，爬楼梯可至 1 层（发病前 2~3 层），夜间睡眠可平卧，伴双下肢肌力减退，以近端肌力为主，伴间断发热，T_{max} 39.2 ℃，伴头痛、腹胀、反酸胃灼热，无咳痰、咯血、盗汗，无饮水呛咳、吞咽困难，无关节痛，无肌肉酸痛、抬头困难、梳头困难等不适，服用中药治疗后（具体不详），四肢及躯干出现多发红色皮疹，自诉服用马来酸氯苯那敏后消退，于 2019 年 2 月 12 日因憋气加重于某医院就诊，查血常规：WBC 9.21 × 10⁹/L，LYM% 11.3%，NEUT% 86.4%，PLT 247 × 10⁹/L，HGB 115 g/L。血生化检查：Cr 33.3 μmol/L，ALT 41.80 U/L，AST 45.10 U/L，CRP 130.00 mg/L，LDH 322.9 U/L↑，CK 863.3 U/L↑，CK - MB 37.80 U/L↑，NT - proBNP 143.1 pg/mL，TSH 7.9701 μIU/mL。免疫方面：抗 RO - 52 抗体（+++），补体、免疫球蛋白 3 项正常。ECHO：三尖瓣及主动脉瓣少量反流，左室舒张功能减低，收缩功能正常（左室舒张期前后径 43 mm，射血分数 60%）。胸部 CT：双肺可见斑片模糊影及小网格状改变，右肺上叶可见结节状钙化影，双肺门不大，纵隔及双侧腋下可见多发淋巴结，多发肋骨形态欠规则。心脏增强 CT 及冠状动脉成像：未见显著异常。给予头孢呋辛抗感染、螺内酯利尿等治疗，体温降至正常，憋气症状较前缓解。2019 年 2 月 26 日为明确诊断于我院门诊就诊，查血常规：WBC 12.19 × 10⁹/L↑，LYM% 9.7%，NEUT% 87.2%↑，LYM 1.18 × 10⁹/L，PLT 325 × 10⁹/L，HGB 124 g/L。炎症指标：ESR 73 mm/h↑，hsCRP 109.65 mg/L↑。ANA 18 项：ANA 阳性胞质型 1:160，抗 Ro - 52 抗体强阳性（+++）120，抗细胞质抗体阳性 1:160，ANCA 抗体谱、RF 阴性。肌酶：CK 1487 U/L。胸部 HRCT：双肺间质性改变；纵隔多发肿大淋巴结；心影增大；双侧胸膜局部增厚。诊断考虑间质性肺炎、肌炎，给予甲泼尼龙片 80 mg qd + CTX 2# qd，仍有间断咳嗽、轻度憋气。于 4 天前新发双下肢水肿，右侧较左侧重，平卧休息后可减轻，伴口干，张口受限，为进一步诊治收入院。发病以来，精神、食欲可，睡眠欠佳，大小便正常，体重无明显变化。病程中，有皮疹、口眼干、脱发，无光过敏、雷诺现象、关节痛等。

既往史：高血压 3 年，最高 150/98 mmHg，平素服用药物不详，血压控制在 130/80 mmHg，脑梗死病史 3 年，遗留双侧手指及

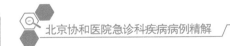
双下肢轻度麻木感，平素服用心脑康及曲克芦丁，已停药 2 个月余。

个人史：吸烟 20 年，3~4 支/日，戒烟半年。

查体：双肺颈前、胸部 V 形区可见披肩征，双手指间关节及掌指关节伸面可见 Gottron 征。双肺呼吸音粗，双肺底吸气末可闻及爆裂音，心律齐，各瓣膜听诊区未闻及病理性杂音。周围血管征阴性。腹膨隆，右上腹有压痛，肝区叩痛，无反跳痛，肠鸣音 3 次/分。右踝处可见陈旧性瘢痕，双下肢轻度水肿，双下肢近端肌力 4 级，远端 5 级，巴氏征阴性。

诊疗经过：入院后完善相关检查。血常规：WBC 11.27×10^9/L，LYM% 8.2%，NEUT% 87.1%，LYM 0.93×10^9/L，PLT 281×10^9/L，HGB 126 g/L。生化检查：Alb 38 g/L，A/G 1.4，ALT 46 U/L，GGT 55 U/L，LD 378 U/L，Urea 7.31 mmol/L，Cr 43 μmol/L，CK 266 U/L。凝血功能检查：APTT 21.7 s，APTT-R 0.80，D-Dimer 0.16 mg/L。炎症指标：hsCRP 1.87 mg/L，ESR 18 mm/h。肌酶：CKMB-mass 25.1 μg/L，cTnI 0.076 μg/L，NT-proBNP 409 pg/mL，Myo 207 μg/L。肌炎抗体谱：抗 Ro-52（+++），抗 EJ 抗体（+++），MDA5 抗体阴性。肿瘤标志物：Cyfra211 5.4 ng/mL，NSE 16.7 ng/mL，CA15-3 26.1 U/mL。尿常规+沉渣：WBC 15 Cells/μL，WBC 40.6/μL，EC 38.0/μL，BACT 1423.3/μL，PRO TRACE g/L。便 OB 阳性。感染 4 项、真菌 D-葡聚糖（G 试验）：阴性。GM 试验 0.37 μg/L，G 试验 < 10 pg/mL。抗 ENA 抗体谱：印记法 RNP 73 KD，双扩散法 RNP 阴性。ECHO：升主动脉增宽，主动脉瓣退行性变。腹部 B 超：胆囊壁胆固醇结晶。下肢深静脉彩色多普勒超声：未见明显血栓。胸部高分辨 CT（与 2019 年 3 月 1 日比较）：双肺间质性改变，可符合间质肺炎，大致同前；右肺下叶微小结节，大致同前；两肺门、纵隔、腋窝及纵隔多发肿大淋巴结，大致同前；心影增大，大致同前；

双侧胸膜局部增厚，大致同前。肌电图：肌源性损害。甲状腺超声：甲状腺实性小结节，良性可能性大。乳腺超声检查：双乳未见明显异常。子宫双附件超声检查（经腹）：子宫 3.9 cm×4.0 cm×2.8 cm，内膜呈线样，肌层回声欠均，见数个低回声，较大者位于宫底，大小约 1.3 cm×0.9 cm，形态规则，边界清，略向外突。CDFI：未见明确血流信号。左侧卵巢 2.0 cm×1.0 cm，右侧卵巢 2.5 cm×1.3 cm，双侧附件区未见明确囊实性包块。盆腔未见明显游离液性暗区。子宫多发肌瘤。免疫科会诊：①皮肌炎，抗合成酶抗体综合征诊断明确，治疗上，甲泼尼龙片 48 mg qd po 1 个月，CTX 减至 0.4 g qw，加用他克莫司 1 mg bid po，可酌情加用乙酰半胱氨酸或吡啡尼酮。②注意加强营养，加强宣教，加用 TMPco 1# qd。③全面筛查肿瘤。

治疗：①免疫病，给予甲强龙 40 mg q12h ivgtt×3 d→60 mg qd×6 d→泼尼松 60 mg qd po + CTX 0.2 g qod ivgtt + 他克莫司 1 mg bid po。②高血压，给予美托洛尔 25 mg qd po + 硝苯地平控释片 30 mg qd po。

患者诉咳嗽、气短症状较前明显缓解，无发热、流涕、胸闷、胸痛等不适，准予出院。

此病例的最终诊断：皮肌炎；间质性肺炎；高血压（2 级，中危）；陈旧性脑梗死。

临床讨论

皮肌炎和多发性肌炎均为特发性炎症性肌病，共同特征为近端骨骼肌无力和肌肉炎症证据。不同于 PM，DM 还有多种典型皮肤表现。DM 的一种类型称为无肌病性皮肌炎（amyopathic dermatomyositis，ADM），既往称为"无肌炎的皮肌炎"，患者有 DM 的典型皮肤表现，但没有肌无力和肌酶异常。

不同的受累个体和受累人群中，DM 和 PM 的临床和血清学特点也各有不同，取决于免疫遗传因素，可能也取决于其他遗传因素。PM 与 DM 的免疫机制及肌肉组织损伤的解剖学病灶似乎不同。特发性炎症性肌病的另一种主要类型是包涵体肌炎。

DM 和 PM 均为多系统疾病，临床表现多样。大多数患者表现为近端骨骼肌无力。DM 有几种典型皮疹，部分患者有典型皮肤表现但缺乏肌肉疾病的证据，称为 ADM。DM 和 PM 患者也常有间质性肺疾病、吞咽困难、多关节炎及全身症状，部分患者会出现雷诺现象。患者也可能存在与其他系统性风湿性疾病相重叠的特征，如系统性红斑狼疮和系统性硬化症。患者发生恶性肿瘤的风险可能升高，尤其是 DM 患者。

治疗的目标是改善肌力，并避免发生肌肉外并发症。对于 DM 患者，使皮肤病变表现消退是额外的治疗目标。尽管缺乏安慰剂对照试验来证实糖皮质激素的有效性，但这类药物仍是 DM 和 PM 初始治疗的基石。一些临床医生还会立即开始使用糖皮质激素助减剂，一般选择硫唑嘌呤或甲氨蝶呤，特别是对于病情严重的患者。

（1）全身性糖皮质激素。尽管较早的研究未能证实糖皮质激素可提高患者生存，但目前普遍一致认为糖皮质激素治疗能改善肌力并保持肌肉功能。目前尚无治疗炎性肌病的标准糖皮质激素方案，但有 2 条一般原则适用：使用高剂量糖皮质激素开始治疗，持续数月，以控制病情；缓慢逐渐减量至最低有效剂量，治疗的总持续时间为 9～12 个月。

（2）初始糖皮质激素治疗。应用糖皮质激素治疗 DM 或 PM 时，通常的初始剂量是泼尼松 1 mg/（kg·d），最大剂量为 80 mg/（kg·d）。对于病情严重的患者，可在治疗开始时给予甲泼尼龙冲击治疗（1000 mg/d，持续 3 日）。在治疗的最初 4～6 周，持续使用泼尼松

1 mg/（kg·d），并对临床反应进行持续评估。维持使用泼尼松 1 mg/（kg·d）超过 6 周可能会增加发生糖皮质激素性肌病的风险。

（3）治疗反应评估。治疗开始后，应每数周评估 1 次糖皮质激素治疗反应。一部分患者会在开始治疗后数周内开始出现肌力改善。另一部分患者改善较缓慢，在 3 个月或更长时间内没有明显的病情改善。激素对皮肌炎患者皮肤症状的改善是相似的，一些患者的皮肤症状可以很快缓解，而另一些患者的改善较慢。因为近端肌肉通常受累最严重，所以常检测颈部屈肌、三角肌、股四头肌、髋部屈肌等肌群。

在患者接受治疗时，随访其肺活量的变化可能也有价值。评估治疗反应的核心原则是肌力改善，这是比血清肌酶浓度更可靠的临床改善指标。血清肌酶水平的下降预计会在治疗开始后 2 周内出现，但恢复正常可能需要相当长的时间。一味追求血清肌酶浓度恢复正常从而调整泼尼松剂量可能会导致过度治疗。

病例点评

本例患者中年女性，慢性病程，临床以咳嗽、活动后气短伴双下肢近端肌力减退为主要表现，近期新发双下肢水肿及张口受限，查体可见披肩征、Gottron 征，双肺底可闻及爆裂音，双下肢轻度水肿，近端肌力减退。辅助检查：炎症指标及肌酶增高，ANA、抗细胞质抗体（＋），抗 Ro–52 抗体（＋＋＋）。肌电图提示肌源性损害，胸部 CT 见双下肺间质性改变。诊断考虑皮肌炎，因皮肌炎易继发肿瘤，女性患者需注意妇科肿瘤，故完善了肿瘤标志物检查和腹部及盆腔 B 超。皮肌炎的肺间质损害相对比较常见，发生率约为40%，可能呈慢性、缓慢进展，也可能呈急性、快速进展。MDA5

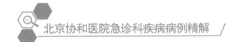
抗体阳性的患者常常病情进展快，需向家属充分交代风险，治疗过程中激素及免疫抑制剂的应用加大了肺部感染的风险，应进行患者教育，极力避免感染的发生。

020 过敏性支气管肺曲霉病1例

病历摘要

患者女性，62岁，主诉：反复憋喘伴咳痰20余年，加重1周。患者20余年前开始反复出现咳嗽、咳黄痰，伴憋喘，当时检测"尘螨过敏"，诊断为"过敏性哮喘"，予口服抗感染药后好转，此后症状反复发作，以冬春季多见，间断应用抗感染、平喘及雾化激素治疗后症状均可改善。自2014年起，患者症状逐渐发作频繁，程度亦较前加重，规律服用沙美特罗替卡松，间断服用抗生素后症状可稍缓解，但咳黄痰、憋喘常年存在，日夜均不能平卧，无发热，否认阵发性端坐呼吸，否认咳粉红色泡沫痰，否认下肢浮肿、食欲减退等。1周前患者受凉后咳嗽、咳黄痰加重，喘憋明显，呈45°卧位，活动量明显下降，下地活动受限，无发热、头晕、头痛、咽痛、腹痛、下肢水肿等，自行口服头孢类抗生素及激素吸入治疗无效，症状逐渐加重。3天前就诊外院，查胸部高分辨CT：双肺支气管扩张并感染，主气管塌陷。痰涂片：真菌菌丝鹿角样，45°分支。痰培养：烟曲霉菌。考虑支气管哮喘急性发作、支气管扩张合并感染，予莫西沙星+哌拉西林舒巴坦抗感染，盐酸氨溴索、异丙托溴铵、布地奈德雾化平喘、化痰，患者咳嗽、咳痰、喘息症状改善不明显。为进一步治疗收入我院急诊综合病房。起病以来，患者精神、食欲、睡眠不佳，大便基本正常，尿频明显（多年），体重未见明显变化。病程中有近3~4年猖獗性龋齿，牙齿脱落1/2，否认光过敏，口眼干、脱发、关节痛及雷诺现象。

既往史： 胸椎、腰椎外伤后骨折，未处理。

家族史： 哮喘。

查体： 生命体征平稳，高枕卧位，胸廓呈桶状胸，剑突下凹陷，双肺弥漫吸气相啰音及呼气相哮鸣音，脊柱侧弯，心、腹查体无特殊，下肢不肿。

诊疗经过： 入院完善相关检查。血常规：WBC 10.25 × 10⁹/L，NEUT 6.3 × 10⁹/L，EOS 1.2 × 10⁹/L，HGB 135 g/L，PLT 328 × 10⁹/L。血涂片：嗜酸性粒细胞增多。粪便常规 + OB：OB 阴性，粪便寄生虫及幼虫阴性，尿常规：PRO NEG g/L，BLD NEG Cells/μL，肝功能、肾功能：K⁺ 4.1 mmol/L，Alb 42 g/L，LD 235 U/L，LDL – C 3.61 mmol/L，TC 6.06 mmol/L，ALT 20 U/L，Cr 43 μmol/L。抗核抗体谱：阴性。抗可溶性核抗原（ENA）抗体（4 项 + 7 项）：RNP 阳性（原倍）。免疫球蛋白 + 补体：IgG 7.08 g/L，IgA 1.91 g/L，IgM 0.75 g/L，C3 0.911 g/L，C4 0.150 g/L。凝血功能检查：PT 11.1 s，Fbg 1.70 g/L，APTT 21.5 s，D – Dimer 0.43 mg/L，HbA1c 6.8%。甲功：TSH3 0.141 μIU/mL，T3 0.590 ng/mL。T – IgE 1246.0 KU/L，mx2 4.31（3 级）KUA/L。TORCH – IgM：阴性。G 试验 26.50 pg/mL。曲霉半乳甘露聚糖（血清）：0.54 μg/L。ESR 2 mm/h。hsCRP 0.28 mg/L。肺部 CT：双肺支气管扩张合并感染，黏液嵌塞（图 20 – 1）。肺功能：阻塞性通气功能障碍，弥散功能减低，舒张试验阴性。泌尿系统超声：排尿后膀胱残余尿量约 140 mL。腹部超声：胆囊多发结石。

笔记

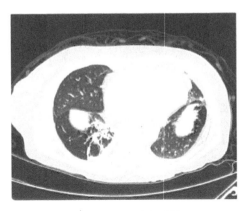

图 20 - 1　肺部 CT

　　根据患者病史、辅助检查结果及影像学特征，考虑过敏性支气管肺曲霉病（allergic bronchopulmonary aspergillosis，ABPA）诊断明确，呼吸科会诊后予甲强龙 40 mg qd 及伊曲康唑 ivgtt × 14 d 治疗，继续雾化、排痰、吸氧对症治疗，患者憋气、咳喘方面明显好转，之后序贯甲泼尼龙 30 mg qd 及伊曲康唑口服液 30 mL bid，肺部症状稳定。支气管扩张合并肺部感染方面，予莫西沙星抗感染后患者有白细胞略升高，继续头孢他啶抗感染治疗，监测血液一般检查逐渐恢复。目前病情平稳，安排出院。

　　鉴别诊断：患者嗜酸性粒细胞增多鉴别诊断方面需考虑：①肺嗜酸性粒细胞增多症：嗜酸性粒细胞性肺炎，临床表现为既往健康的患者中伴有快速出现的短期发热，胸部 X 线片可见弥漫斑片影，肺泡盥洗液中可见嗜酸性粒细胞增多，肺活检显示有嗜酸性粒细胞浸润。该患者病程中无发热表现，既往长期有哮喘病史，且痰培养中可见烟曲霉，均为不支持点。②变应性肉芽肿性血管炎：其主要临床表现为上呼吸道、下呼吸道，肾脏受累，亦可累及皮肤、心血管、神经系统，实验室检查可见 ANCA（＋）、EOS 升高，急性期伴有 ESR、CRP 升高，哮喘发作期胸部影像学可见短暂性斑片状阴影。患者入院后后查 ANCA 阴性，无多系统受累表现，也不考虑。

③寄生虫感染：患者近期无旅游史，未摄入未煮熟的肉类及海鲜，粪便寄生虫及幼虫测定阴性，也可以排除。

此病例的最终诊断：过敏性支气管肺曲霉病；支气管哮喘合并肺部感染；胸腰椎外伤后陈旧性骨折。

临床讨论

过敏性支气管肺曲霉病是曲霉菌种定植于支气管后发生的一种复杂的超敏反应，ABPA 主要发生在哮喘患者（2%～32% 的哮喘患者）或囊性纤维化患者（1%～15% 的囊性纤维化患者）中。对于所有哮喘合并曲霉菌感染的患者都需要怀疑合并 ABPA。在病理上，除哮喘的组织学特征外，ABPA 的病理特点还包括支气管黏液嵌塞、嗜酸性粒细胞性肺炎及支气管中心性肉芽肿病。在充满黏液的支气管管腔可观察到锐角二叉分枝的有隔菌丝，但真菌不侵袭黏膜。ABPA 的临床特征主要为哮喘并发反复发作的支气管阻塞、发热、不适、咳出褐色黏液痰栓、外周血嗜酸性粒细胞增多及偶发的咯血。哮鸣音有时并不明显，而且某些患者表现为无症状的肺实变。胸部 X 线片可能显示肺实质浸润（通常累及上叶）、黏液嵌塞所致肺不张，以及支气管扩张的许多特征性表现。大多数 ABPA 患者的肺功能检查有气流阻塞和空气潴留伴 FEV_1 降低和残气容积增加；不到一半的患者支气管扩张试验阳性。ABPA 的 HRCT 可能显示出肺上叶为主的广泛近端柱状支气管扩张及支气管壁增厚。除了支气管扩张，HRCT 的其他发现包括黏液嵌塞（指套征）、高密度黏液、肺不张、肺泡周围实变，或者磨玻璃影，并可能出现马赛克灌注征或空气潴留。

典型 ABPA 的主要诊断特征包括：哮喘病史；对曲霉菌抗原的

笔记

速发性皮肤试验反应性；血清中检测到烟曲霉的沉淀抗体；血清总 IgE 浓度 >417 U/mL（ >1000 ng/mL）；外周血嗜酸性粒细胞增多，>500/mm^3；胸部 X 线片或胸部 HRCT 见肺浸润；胸部 CT 见中央型支气管扩张；针对烟曲霉的特异性血清 IgE 和 IgG 升高。如果满足以上的前 4 条标准，但不伴中央型支气管扩张，那么可诊断为血清反应阳性型过敏性支气管肺曲霉病。而诊断中央型支气管扩张型过敏性支气管肺曲霉病的最低基本标准是：哮喘病史；对烟曲霉的速发性皮肤试验反应性；血清总 IgE 升高；中央型支气管扩张；针对烟曲霉的特异性血清 IgE 和 IgG 升高。

ABPA 的治疗旨在控制急性炎症发作和限制进行性肺损伤。尽管越来越多的证据表明糖皮质激素与伊曲康唑联合治疗可获益，但糖皮质激素单药治疗仍是可用的疗法。ABPA 的急性发作（Ⅰ期）或反复恶化（Ⅲ期）建议泼尼松 0.5～1.0 mg/kg，1 次/日，连用 14 日，然后改为隔日给药方案，并在 3～6 个月期间缓慢减量至停药。对所有需要大剂量糖皮质激素治疗的患者建议联合应用口服伊曲康唑或伏立康唑 16 周，以期减少糖皮质激素剂量。

病例点评

本例患者为中老年女性，有多年哮喘病史，近 1 周加重。血常规及血涂片均支持嗜酸性粒细胞增多，痰培养可见烟曲霉，针对烟曲霉的特异性 IgE 升高，CT 显示存在支气管扩张合并感染，并有粗大的黏液嵌塞。可以诊断过敏性支气管肺曲霉病。治疗方面，我们针对烟曲霉予激素及伊曲康唑抗真菌治疗，同时给予继续莫西沙星抗感染，静脉使用激素，吸入用复方异丙托溴铵溶液及激素雾化，盐酸氨溴环己胺醇排痰，后患者症状明显好转出院。

021　慢性嗜酸性粒细胞性肺炎 1 例

病历摘要

患者男性，56 岁，主诉：间断憋喘 2 个月，加重伴发热半月。患者 2 个月前无明显诱因出现憋喘，无发热，无胸痛、胸闷，无咳嗽、咳痰，活动时发作，休息后 1～2 分钟可好转，未予诊治。半月前出现发热，T_{max} 38.5 ℃，伴憋喘加重，轻度活动无法耐受，无畏寒、寒战，无咳嗽、咳痰、咯血，无腹痛、腹泻，无尿频、尿急、尿痛，就诊当地医院，血常规：WBC 7.53 × 10^9/L，NEUT% 80%，HGB 132 g/L，PLT 250 × 10^9/L，PCT 0.09 ng/mL，CRP 48.2 mg/L，ESR 83 mm/h。肺部 CT 示双肺斑片影，双肺下叶局限性肺气肿，纵隔及双肺门多发淋巴结略肿大，PET – CT 提示：双肺改变，纵隔淋巴结炎性增生。痰找癌细胞阴性。肺功能示中度混合型通气功能障碍，弥散功能极重度降低，支气管舒张试验阴性。诊断考虑肺部感染，予头孢吡肟、莫西沙星、阿昔洛韦、醋酸卡泊芬净抗感染（剂量及疗程不详）、布地奈德、异丙托溴铵、沙丁胺醇雾化治疗，症状无缓解，且憋喘进行性加重，转诊于我院急诊。

查体：T 37.4 ℃，HR 121 次/分，R 32 次/分，BP 110/64 mmHg，SpO_2 86%（储氧面罩 10 L/min），神清，双肺呼吸音粗，双下肺可闻及湿啰音，心腹无特殊。血常规：WBC 6.73 × 10^9/L，NEUT% 65.8%，EOS% 5.3%，HGB 121 g/L，PLT 239 × 10^9/L。血气分析：

pH 7.443，$PaCO_2$ 37.6 mmHg，PaO_2 59.5 mmHg，SaO_2 88.6%，HCO_3^- 25.3 mmol/L，Lac 1.3 mmol/L。肝功能、肾功能、电解质未见明显异常。12 月 8 日因"Ⅰ型呼吸衰竭"收入 EICU 治疗。发病以来精神、饮食差，大小便如常。

既往史、个人史、婚育史、家族史：均无特殊。

诊疗经过：入院后完善相关检查。血常规：WBC 6.64×10^9/L，EOS% 6.9%，HGB 129 g/L，PLT 238×10^9/L。血气分析：pH 7.444，PaO_2 53.3 mmHg，$PaCO_2$ 37.2 mmHg，HCO_3^- 25.1 mmol/L，Lac 1.6 mmol/L。肺炎衣原体抗体 IgM、嗜肺军团菌抗体 IgM、TORCH、G 试验均为阴性。EBV DNA、CMV DNA 阴性。多次痰细菌及真菌涂片、抗酸染色、六胺银染色、奴卡氏菌涂片均为阴性。ESR 78 mm/h，hsCRP 5.15 mg/L。抗核抗体谱、ANCA、补体均为阴性。骨髓涂片：粒系中性分叶核粒细胞比例增高，余大致正常。骨髓活检及免疫组化：无特殊。T – IgE 87.9 KU/L。HRCT：双肺多发斑片实变影及索条影，以外带为重，内见空气支气管征。两肺门及纵隔多发淋巴结，双侧胸膜增厚（图 21 –1）。

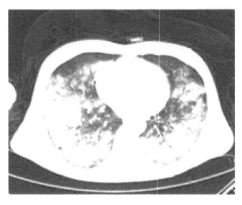

图 21 –1　肺部 HRCT

初步诊断肺部感染不除外，予抗感染治疗：莫西沙星 0.4 g +

头孢吡肟 + 伏立康唑 0.2 g q12h，后将头孢吡肟→亚胺培南→头孢哌酮/舒巴坦。患者症状进行性加重，复查影像学无好转。12月12日予气管插管后行支气管镜行肺泡灌洗，病原学阴性。支气管肺泡灌洗液细胞分类：CBC 19.2×10^6 个，EOS% 34.6%，巨噬细胞 55.4%，NEUT% 1.5%，LYM% 8.5%。诊断符合肺嗜酸性粒细胞增多症。

本例患者肺嗜酸性粒细胞增多症结合影像学表现，病因诊断考虑慢性嗜酸性粒细胞性肺炎，予甲强龙 40 mg q12h 治疗，患者呼吸机条件可逐渐下调，拔除气管插管，逐步减停抗生素。患者症状好转，复查胸部 CT 可见肺部病变较前明显减少（图 21 - 2）。激素改为泼尼松 60 mg po qd，逐步减停抗生素。患者症状完全缓解出院。

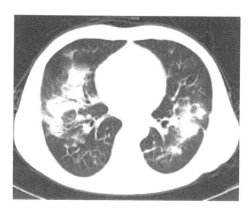

图 21 - 2　复查胸部 CT

嘱患者出院后继续口服泼尼松每次 60 mg，qd，用药期间维持口腔及肛周卫生，监测血压、血糖、肝功能、肾功能及电解质水平，警惕激素相关不良反应；激素口服 4 周后呼吸科门诊复诊，调整治疗方案。

此病例的最终诊断：肺嗜酸性粒细胞增多症；Ⅰ型呼吸衰竭。

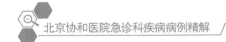
临床讨论

肺嗜酸性粒细胞增多症的界定性特征包括：外周血嗜酸性粒细胞增多伴肺实质病变的放射影像学检查证据；经支气管或开胸肺活检标本中显示有肺组织嗜酸性粒细胞增多的组织病理学证据，以及支气管肺泡灌洗（broncho – alveolar lavage，BAL）液中嗜酸性粒细胞增加（>10%）。嗜酸性粒细胞性肺疾病中并不总是有外周血嗜酸性粒细胞增多，有时需要其他方法（BAL、活检）来证实肺嗜酸性粒细胞增多症。

肺嗜酸性粒细胞增多症的病因包括：蠕虫感染、非蠕虫感染、摄入或吸入多种毒素和药物、特发性急性嗜酸性粒细胞性肺炎、慢性嗜酸性粒细胞性肺炎（chronic eosinophilic pneumonia，CEP）、嗜酸性肉芽肿性血管炎（eosinophilic granulomatosis with polyangiitis，EGPA）、变应性肉芽肿血管炎、变应性支气管肺曲霉病（allergic bronchopulmonary aspergillosis，ABPA）、高嗜酸性粒细胞综合征（hypereosinophilic syndrome，HES）。

慢性嗜酸性粒细胞性肺炎的治疗方案：初始治疗为口服泼尼松，剂量为 0.5 mg/（kg·d）。主观改善和影像学改善通常始于开始治疗后的 48 小时内。对于病情迅速进展的患者（尤其是伴有呼吸衰竭者），通常先采用大剂量静脉用糖皮质激素治疗（甲泼尼龙 60~125 mg q6h），持续 3~5 日后改用口服泼尼松治疗。疗程上，持续应用泼尼松初始剂量，直至症状和胸部 X 线片影像学异常都完全缓解后 2 周（通常需要治疗 4~6 周）。那时，剂量可减半，25 mg/（kg·d），再继续治疗 8 周。大多数患者会在 14 日内、几乎所有患者会在 1 个月内，症状和影像学异常完全消退。最佳疗程尚不清楚。约 12 周后，根据耐受情况，以每 4 周减 5 mg 的速度逐渐减少泼尼松剂量，直到完全终止治疗。

病例点评

本例病例特点为中年男性，慢性病程，主要表现为憋喘、发热，无其他系统受累表现，无特殊接触史及既往史，辅助检查示 I 型呼吸衰竭，双肺可见以基底膜为重的斑片影，多次病原学阴性。经抗感染治疗无效，行支气管镜，灌洗液可见嗜酸性粒细胞比例增加，诊断慢性嗜酸性粒细胞性肺炎，加用激素，减停抗生素，患者症状缓解。

慢性嗜酸性粒细胞性肺炎主要临床表现为发热伴呼吸系统症状，外周血嗜酸性粒细胞可为正常水平，病程初期与肺部感染难以鉴别，因此初步诊断为肺部感染的患者，经抗感染治疗无效需考虑到该病可能。诊断要点主要包括：①慢性嗜酸性粒细胞性肺炎支气管肺泡灌洗细胞分类可见嗜酸性粒细胞升高；②双肺外周或以胸膜为基底的阴影被描述为肺水肿"反转征"是慢性嗜酸性粒细胞性肺炎的典型特征；③抗感染治疗对慢性嗜酸性粒细胞性肺炎无效，而激素治疗反应佳。治疗上，对于进展迅速的病例，可予大剂量激素，直至症状完全缓解后剂量减半并逐步减停，多数患者治疗反应好，预后佳。

笔记

022 扩张型心肌病 1 例

病历摘要

患者男性，46 岁，主诉：活动后心悸、气短 3 年，加重 10 天。2012 年患者开始出现活动后心悸、气短，活动耐量较前轻度下降（既往可爬山 1500 米，后爬 1000 米即感憋喘），休息数分钟可自行缓解，无胸痛，无头晕、头痛，无黑蒙、晕厥。此后活动耐量进行性下降，逐渐出现爬 4 层楼即感憋喘，当时可平卧入睡，无夜间憋醒，无水肿。2015 年 2 月体检时 EKG 示"左室高电压、频发室性早搏"，超声心动示"左心增大（LVED 67 mm）、左室收缩舒张功能减低（EF 40%）、心肌局限性运动幅度减低（左室后壁、下壁及侧壁心肌局限性运动幅度减低）"，予阿司匹林、稳心颗粒等药物治疗后症状无缓解。2015 年 9 月 9 日，患者爬 1 层楼后即感心悸、气短症状，休息数分钟后气短缓解，但心悸仍持续，遂于外院就诊，查 ECG 示"房颤律、频发室性早搏、左室高电压"，NT‑proBNP 6564 pg/mL，诊断心力衰竭，予培哚普利 2 mg qd、比索洛尔 2.5 mg qd、氯吡格雷 75 mg qd 治疗，患者症状无缓解，并逐渐出现双下肢可凹性水肿，夜间需高枕卧位入睡，伴夜间憋醒。入院查体：甲状腺右叶肿大（1 度），心界向左下扩大，心率 80 次/分，心音较低，强弱不等，心律绝对不齐，脉短绌，各瓣膜听诊区未闻及病理性杂音。

既往史：自述 5 年前曾诊断高血压，血压最高 130/100 mmHg，

笔记

曾服用"氟桂利嗪"1年，之后自测血压控制在 120/80 mmHg，自行停用降压药物。

家族史：母亲 56 岁时因"心力衰竭、心脏扩大"去世，父亲因"乙肝肝硬化"去世。

诊疗经过：入院后完善相关检查。血常规：WBC 9.71×10^9/L，HGB 186 g/L，PLT 185×10^9/L。血生化检查：K^+ 3.5 mmol/L，TBil 32.6 μmol/L，DBil 8.5 μmol/L，ALT 67 U/L，Cr 104 μmol/L，cTnI 0.48 μg/L，CKMB 1.2 μg/L，Myo 14 μg/L，CK 48 U/L，NT - proBNP 3435 pg/mL，cTnI 0.03 μg/L。凝血功能检查：PT 11.8 s，APTT 26.7 s，Fbg 2.63 g/L，D - Dimer 2.22 mg/L。ECG：房颤律，心室率 100 次/分，电轴右偏，肢导低电压，左室高电压。HbA1c 6.1%。甲功正常。甲状腺及颈部淋巴结 BUS：双侧颈部未见明显异常肿大淋巴结。甲状腺左叶钙化灶。ANA、ANCA 均为阴性。超声心动图：全心增大（LVED 73 mm，LAD 59 mm），中度二尖瓣、三尖瓣关闭不全，左室收缩功能重度减低（EF 17%）、轻度肺高压（PAPs 43 mmHg）、少量心包积液、左室下壁、侧壁及心尖部见疏松肌小梁（图 22 - 1）。冠状动脉造影结果 2：右优势型；LM 未见狭窄阻塞性病变，TIMI 血流Ⅲ级，LAD 及其分支、LCX 及其分支、RCA 及其分支未见狭窄阻塞性病变，TIMI 血流Ⅲ级。心肌灌注延

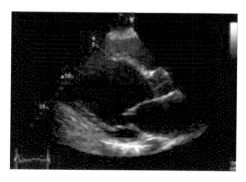

图 22 - 1　患者超声心动

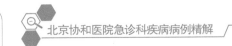

迟成像动态 MRI：全心增大；左室前、侧、下壁及心尖可符合心肌致密化不全表现。左室、右室各壁收缩运动减弱：LVEF = 17.1%，RVEF = 28.2%；主动脉瓣区、二尖瓣区反流；左心室基底段、中段心肌多发延迟强化，考虑心肌病变可能。

治疗：①心功能不全方面：给予呋塞米、螺内酯、地高辛片、培哚普利、比索洛尔利尿、减少心肌损伤和延缓病变进展。监测出入量、心率、血压及肾功能情况，维持出入量负平衡。②房颤方面：患者持续性房颤、心脏扩大，CHADS2 评分 2 分，有较高血栓栓塞风险，加用华法林抗凝（重叠低分子肝素 6000 U ih q12h × 3 d）治疗，监测 INR，维持 INR 2 ~ 3。③疗效评估：患者经过治疗后，憋气症状明显好转，可平卧入睡。活动耐力较前好转。

出院医嘱：嘱患者低盐、低脂饮食，保持大小便通畅，注意休息，避免劳累、情绪激动及感染；继续培哚普利片 1 mg po qd（1 片/日，1 次/日），比索洛尔 5 mg po qd（1 片/次，1 次/日），螺内酯片 20 mg po qd（1 片/次，1 次/日），地高辛片 0.125 mg po qd（1 片/次，1 次/日），保持心率波动于 55 ~ 65 次/分，血压 90 ~ 120/60 ~ 90 mmHg；继续托拉塞米片 10 mg po qd（2 片/次，1 次/日），保持出入量基本平稳，必要时加用利尿剂，服用利尿剂期间，每周复查电解质；继续华法林 3 mg po qn（1 片/次，1 次/晚），每周监测 INR，INR 目标 2 ~ 3，警惕出血，注意大便颜色及性状，若出现黑便、便血、呕血、皮肤黏膜出血或大便 OB 持续阳性，血红蛋白下降，及时心内科、消化科就诊；1 个月后心内科门诊随诊。

鉴别诊断：扩张型心肌病需与下列疾病进行鉴别。①冠心病：冠心病所致的左心室扩大和收缩功能减低多有心肌梗死或心绞痛病史，有冠心病的危险因素。部分患者无症状，但会有严重冠状动脉病变，可行冠状动脉 CTA 及造影检查。②瓣膜性心脏病：主动脉瓣狭窄或关闭不全、二尖瓣关闭不全是引起左心室扩大和收缩功能不全的主要病变类型，一般可以通过心脏彩超明确。③高血压：是引起左心室扩大的常见原因，多数患者先有左心室壁肥厚，再发展到左心室扩张。④有些类型DCM，发病与一些条件相关，如大量饮酒，围生期、放射线、化疗药接触相关。

此病例的最终诊断：扩张型心肌病；慢性心功能不全（NYHA Ⅲ级）；心律失常；高血压。

临床讨论

扩张型心肌病（dilated cardiomyopathy，DCM）的特征是一侧或双侧心室扩大及收缩功能减退。受累患者的心脏收缩功能减退，可能发生或不发生心力衰竭。病因可分为家族遗传性DCM、继发性DCM、特发性DCM三类。继发性DCM的病因主要有：①感染或免疫性损伤：最常见的病毒性心肌炎；②理化因素损伤：包括乙醇、化疗药物、放射性损伤；③围生期心肌病；④自身免疫性疾病；⑤营养和代谢性疾病；⑥内分泌疾病：嗜铬细胞瘤、甲状腺疾病。

扩张型心肌病诊断标准：左室舒张末内径〔LVED > 55 mm（男性）或 > 50 mm（女性）〕；LVEF < 45% 和（或）左心室缩短速率 < 25%。

扩张型心肌病治疗：早期阶段，仅仅有心脏结构的改变，ECHO提示心脏扩大、收缩功能损害，无心力衰竭表现，此阶段积极尽早用ACEI、β受体阻滞剂，可减少心肌损伤和延缓病变发展。中期阶段，ECHO提示心脏扩大，LVEF降低并有心力衰竭临床表现。此阶段应合理应用利尿剂；所有无禁忌者应积极使用ACEI；所有病情平稳者，LVEF < 40% 的患者应使用β受体阻滞剂，小剂

量开始，以达到静息心率不小于 55 次/分；再有中、重度心力衰竭表现且无肾功能损伤者可使用螺内酯及地高辛。晚期阶段，ECHO 显示心脏扩张，LVEF 明显降低并有顽固性终末期心力衰竭，此阶段除上述药物，可短期内应用 cAMP 正性肌力药物 3 ~ 5 d，推荐多巴酚丁胺每分钟 2 ~ 5 μg/kg、磷酸二酯酶抑制剂米力农 50 μg/kg 负荷量，继以每分钟 0.375 ~ 0.75 μg/kg。药物不能改善建议考虑心脏移植等非药物治疗。

病例点评

本例患者为中年男性，主要表现为进行性心力衰竭，结合 ECHO，考虑扩张型心肌病诊断明确。DCM 是一类既有遗传又有非遗传原因造成的复合型心肌病，以左室、右室或双心腔扩大和收缩功能障碍等为特征，通常由超声心动图诊断，DCM 导致左室收缩功能降低、进行性心力衰竭、室性和室上性心律失常、传导系统异常、血栓栓塞和猝死。DCM 的患者多数病因未明，难以进行针对性病因治疗，因此治疗上分为急性期治疗和慢性稳定期治疗。后者包括避免诱发因素和药物治疗，减少心力衰竭急性加重。DCM 的潜在可诊断病因包括多种毒性、代谢性或感染性因子。

当已排除所有公认的病因时，DCM 被归类为特发性扩张型心肌病（idiopathic dilated cardiomyopathy，IDCM）。需要注意的是，20% ~ 35% 的 IDC 患者中通过临床筛查家族成员可发现为家族性扩张型心肌病。大多数家族性扩张型心肌病以常染色体显性遗传，但也发现了许多其他的遗传模式（常染色体隐性、X 连锁和线粒体遗传）。因此，对于诊断出的扩张型心肌病患者，进行家族成员筛查以早期发现 DCM 是必要的。

023 主动脉夹层 1 例

病历摘要

患者男性，36 岁，主诉：服中药后憋气伴双下肢无力 1 天。患者于 2019 年 8 月 13 日上午 9 时因自感气虚服用中药汤剂 200 mL，20 分钟后平静状态下突感憋气，被迫站立，呼吸急促，张口呼吸，与体位无关，伴出汗明显，口唇无发绀，无心悸、喘鸣、发热、胸痛、头痛、头晕、腹痛、腹泻，自己刺激咽后壁诱导将中药汤剂呕出。后憋气无好转，同时出现双下肢无力、麻木，不能支撑站立，遂拨打 120 就诊于当地医院，予双鼻塞吸氧下（氧流量不详）监测血氧正常，听诊双肺无异常发现，给予平喘治疗（具体不详），至 17 时憋气有所好转，右下肢肌力感觉较前有所恢复，左下肢仍无力麻木。遂转诊于省级医院，查胸部 CT 示双肺下叶胸膜下纤维条索，双侧胸膜局部增厚、粘连，血气分析示 pH 7.45，$PaCO_2$ 25 mmHg，PaO_2 79 mmHg，HCO_3^- 17.4 mmol/L，Lac 4.7 mmol/L，D - Dimer 9.9 mg/L，ALT 177 U/L，AST 585 U/L，LDH 6366 U/L，Cr 130 μmol/L，cTnI < 0.1 μg/L，CKMB - mass 104 μg/L，Myo 82 μg/L，NT - proBNP 1427 pg/mL，CK > 32 000 U/L，仍感憋气及左下肢无力、麻木，因病因未明遂于晚 11 时转诊于我院急诊，给予多烯磷脂酰胆碱 456 mg 静滴，后自感憋气缓解，仍有左下肢的麻木无力，2019 年 8 月 14 日晨 7 时查 ALT 201 U/L，Cr 148 μmol/L，

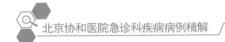

CKMB - mass 159.6 μg/L，cTnI 0.240 μg/L，Myo 16 052 μg/L，为进一步诊治收住 EICU 病房。病程中禁食，精神一般，大便未解，病初尿色为褐色，后转为黄色，尿量正常，体重无变化。

既往史：平素身体健康状况一般，高血压病史 2 年，最高达 200/130 mmHg，服用苯磺酸氨氯地平 5 mg qd，替米沙坦 40 mg qd，氢氯噻嗪 5 mg qd，血压控制在 140/90 mmHg 左右。近半年爬楼时气促、出汗明显，平地快走无不适，未就诊。

个人史、家族史：均无特殊。

过敏史：有酒精过敏。

查体：生命体征尚平稳，神清语利，对答可，双肺呼吸音稍粗，心腹无殊，左下肢肌力 Ⅳ⁻，其他肢体肌力尚可，病理征阴性。

诊疗经过：患者于 2019 年 8 月 14 日至 9 月 10 日在我院住院治疗。入院后完善相关检查。外送毒物检测无阳性发现。血常规：WBC 10.00×10^9/L，HGB 121 g/L，PLT 142×10^9/L，CRP > 160 mg/L。生化检查：ALT 149 U/L，LDH 6366 U/L，Cr 118 μmol/L，cTnI < 0.282 μg/L，CKMB - mass 5.3 μg/L，Myo 1344 μg/L，NT - proBNP 1427 pg/mL，CK > 100 000 U/L。凝血功能检查：PT 12.4 s，Fbg 4.48 g/L，APTT 29.3 s，D - Dimer 4.35 mg/L，INR 1.07。降钙素原 0.52 ng/mL，甲功：阴性，免疫球蛋白：IgG 6.61 g/L↓。

入院后因不排除药物过量可能，进行床旁 CRRT 血液净化治疗（HP 及 CVVH 模式），并予以异甘草酸镁 20 mg qd 保肝，奥美拉唑 40 mg qd 抑酸，乳果糖 10 g bid + 甘油灌肠剂 100 mL bid 导泄促进药物排出。患者入院后床旁心脏超声可见主动脉根部夹层征象（图 23 - 1），立即完善主动脉 CTA 提示：主动脉夹层（DeBakey Ⅰ 型）（图 23 - 2）。急请心外科会诊：①考虑目前主动脉夹层诊断明确，有手术指征；②现存在组织灌注不良症状，手术风险大，已与家属详细告知风险；③继续予血滤等改善内环境；④完善术前准备。同时予以尼卡地平＋右美托咪定＋艾司洛尔＋吗啡联合持续泵入，收缩压控制在 130 ~ 140 mmHg，心率控制在 60 ~ 80 次/分，8 月 16 日因患者血氧持续下降，予以气管插管呼吸机辅助通气，初始参数 A/C 模式，PC 12 cm H_2O，PEEP 4.0 cm H_2O，f 15 次/分，FiO_2 30%。患者于 8 月 17 日于全麻下行主动脉根部替换（Bentall 术）、升主动脉＋近端主动脉半弓替换术。术后转 ICU 进一步治疗。术后患者左侧肢体偏瘫，痰液较前增多，考虑存在新发脑梗死，新发肺部感染。给予抗感染，抗血小板聚集等对症处理后患者病情较前恢复。现患者无发热，咳痰量不多，已拔出胸腔引流管并拆线。

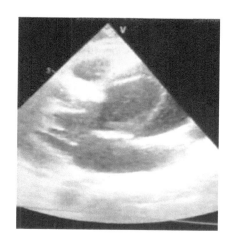

图 23 -1　床旁心脏超声

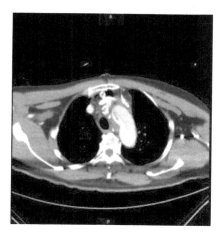

图 23 -2　主动脉 CTA

出院医嘱： 嘱患者出院后注意休息，避免过度劳累，避免感冒及胃肠道感染，完全休息 1 个月；注意出入量，低盐、低脂饮食，保持体重，少进液体（汤、水、茶、奶，水果），不要饱食，吃饭七成饱，注意尿量；按时服药，一般每 2 周门诊调整用药 1 次；注意缓起慢动，不要憋尿后快速起来等，避免晕厥；监测血压、心率、心律、肝功能、肾功能、电解质、血糖、血脂，及时到门诊调整药物；心内科、心外科定期门诊就诊；出院后每 1～2 日测定 INR，若连续 3 次 INR 稳定于 1.5～2.0，则每周测定 1 次，若连续 3 周 INR 稳定，则每半月或每月测定 1 次，若 >2，建议与医生联系调整药物用量；门诊定期随诊，决定华法林疗程。

此病例的最终诊断：主动脉夹层（DeBakey Ⅰ 型）；急性脑梗死；重症肺炎；横纹肌溶解；高血压（3 级，中危组）。

临床讨论

本例患者主要表现为横纹肌溶解，轻度急性肾损伤，肝脏损伤及心肌损伤。横纹肌溶解的临床特征为肌痛、肌红蛋白尿导致的红色至棕色尿，以及血清肌酶（包括 CK）水平升高。横纹肌溶解患者主诉的典型三联征为肌肉疼痛、无力和深色尿。但 1/2 以上的患者可能没有肌肉症状；不过偶尔也有患者发生剧痛。近端肌群（如大腿和肩部）及腰部和小腿的肌肉疼痛通常最为显著。引起横纹肌溶解的原因有创伤性或肌肉挤压，非创伤劳累型（如剧烈活动或中暑），非创伤非劳累性（如药物或毒素、感染或电解质紊乱），自身免疫性疾病（如肌炎）。患者有服中药病史，无剧烈活动、中暑、感染、电解质紊乱表现，考虑中毒可能性大，其余几类病因可排除。患者服用药物前无肌无力表现，在肌无力同时还有感觉异常，且起病急骤，缓解迅速，不支持肌炎诊断。行肌电图检查进一步明确。但中毒引起的横纹肌溶解多为双侧对称，该患者一侧为重，诊断存在一定疑问，需引起警惕，考虑是否还存在其他原因。

主动脉夹层是急诊胸痛的致死性原因之一，为胸痛的重要鉴别诊断内容，急性主动脉夹层的症状和体征取决于夹层范围和受累的心血管结构。疼痛是最常见的症状，发生率超过90%，以胸痛或背痛最为常见。虽然无痛性夹层也有报道，但并不常见（在一项回顾性研究中发生率为6.4%）。无痛性夹层患者的年龄更大（平均67岁 *vs.* 62岁），更常为升主动脉夹层（75% *vs.* 61%），也更常有糖尿病、主动脉瘤或心血管手术既往史。他们的首发症状更有可能是晕厥、心力衰竭或脑卒中。在另一项回顾性研究中，高达10%的患者有神经系统症状但无胸痛。该患者以下肢无力起病，无任何胸背痛症状，在诊治中极容易出现漏诊。患者虽然为中年男性，但既往有高血压病史，高血压控制差，起病时有剧烈的恶心、呕吐，可能为夹层的诱因，查体发现单侧肌无力为主，需警惕血管问题引起的症状。

🩺 病例点评

该患者为恶心、呕吐、肌酶升高、多脏器功能不全起病，首诊考虑为中毒，但灌流后出现低氧逐渐加重，行心脏彩超可见主动脉瓣根部有内膜片漂浮，故考虑夹层，行 CTA 明确为主动脉夹层（DeBakey I 型），累及右颈总动脉、右锁骨下动脉近段、头臂干、主动脉全程、腹腔干，左肾动脉根部、左侧髂总及髂外动脉，故患者出现肝功能、肾功能不全，左下肢无力，肌酶升高等症状，后出现左侧肢体偏瘫，均为主动脉夹层、脏器、肌肉缺血所致。手术后患者症状好转，遗留左侧肢体偏瘫。此类无胸痛型的主动脉夹层极易误诊、漏诊，如未能明确诊断，患者可能随时出现不明原因的猝死。该患者起病时即有肾功能不全，行增强 CT 检查存在一定的顾虑，平扫胸部 CT 仅见主动脉增粗，对此类患者急诊床旁心脏彩超可以及时发现异常，为行 CTPA 检查提供依据。

参考文献

1. PAPE L A，AWAIS M，WOZNICKI E M，et al. Presentation，Diagnosis，and Outcomes of Acute Aortic Dissection：17 – Year Trends From the International Registry of Acute Aortic Dissection. J Am Coll Cardiol，2015，66（4）：350 – 358.

024 抗中性粒细胞胞浆抗体相关血管炎 1 例

病历摘要

患者男性，64 岁，主诉：发热、咳嗽、喘息 3 月余，咯血 3 周。2018 年 12 月，患者无明显诱因出现发热，T_{max} 38.5 ℃，伴咳嗽、咳少量白痰、活动后气短。于当地医院查血常规：WBC 5.15 × 10^9/L，LYM% 16.46%，NEUT% 66.49%，LYM 0.85 × 10^9/L↓，HGB 89 g/L↓。炎症指标：CRP 53.52 mg/L↑，ESR 137 mm/h↑。支气管镜未见明显异常。痰及 BALF 涂片、培养为阴性。气管镜刷片及 BALF 病理为阴性。2019 年 1 月 22 日胸部 CT 示左肺上叶斑片状实变影，双侧胸水，心包积液。ECHO：二尖瓣、三尖瓣少量反流。给予头孢美唑 + 左氧氟沙星抗感染 × 10 d，热峰降至 37.9 ℃，咳嗽症状较前减轻。2019 年 2 月 11 日再次出现发热，T_{max} 37.4 ℃，伴双侧膝关节、肩关节疼痛，复查血常规：WBC 7.26 × 10^9/L，

LYM $0.97 \times 10^9/L\downarrow$，HGB 80 g/L↓。炎症指标：ESR 140 mm/h↑，CRP 107.33 mg/L↑。完善免疫相关：ANCA MPO 112 AU/mL，PR3 >300 IU/mL，RF >112 AU/mL，抗 dsDNA 阴性。鼻窦 CT 示鼻窦炎。2 月 11 日胸部 CT 示左肺上叶斑片影较前减轻，双侧胸水及心包积液较前减少，3 月 1 日起外院给予甲强龙 80 mg qd ×3 d→泼尼松 60 mg qd ×9 d，2019 年 3 月 13 日患者出现咯血，复查胸部 CT 示双肺弥漫磨玻璃影，上肺为主，双侧胸水，考虑弥漫性肺泡出血转来。急诊给予甲强龙 1 g qd ×3 d→500 mg qd ×2 d，IVIg 20 g qd ×2 d，CTX 0.4 g ivgtt qw，患者体温降至正常，关节痛缓解，仍少量咯血。今为进一步诊治收入急诊病房。发病以来，精神可，胃纳可，大小便无殊，体重无明显变化。

既往史：左耳听力减退 2 年。发现餐后血糖升高 10 余日。发现血压升高 1 周。

个人史：大量吸烟、饮酒史 40 余年，戒烟酒 2 个月。余无特殊。

查体：双肺呼吸音稍低，未闻及明显干湿啰音；心律不齐，可闻及早搏；四肢活动自如，双下肢无水肿。

诊疗经过：入院后完善相关检查。T 细胞亚群：LYM 668/μL，$CD4^+T\# 292/\mu L$，$CD8^+T\# 301/ML$，$CD4^+T/CD8^+T$ 0.97。免疫：LA 1.08，IgG 20.62 g/L，RF 61 IU/mL。ANCA 相关抗体谱：IF - ANCA（+）C1：80，PR3 - ANCA 138 RU/mL。抗 ENA 抗体谱：SSA - 60KD，SSA 阴性。ANA 18 项、抗 β2GP1 抗体、ACA、Coombs' 试验均为阴性。尿常规 + 沉渣：RBC 798.9/μL，PRO TRACE g/L。尿 ACR 1225 mg/g。24 h 尿蛋白定量 1.45 g/24 h。肌酐 82 μmol/L。肾脏超声：右肾体积增大，双肾囊肿。抗肾小球基底膜抗体阴性。心脏：CK 29 U/L，cTnI 0.019 μg/L，NT - proBNP

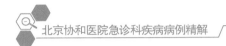
784 pg/L。治疗：甲强龙 80 mg qd ivgtt ×2 d→泼尼松 60 mg qd po + CTX 0.2 g qod。

出院医嘱： 嘱患者注意休息，适当锻炼，均衡饮食，避免劳累、受累、感染；原发病方面，继续泼尼松口服 60 mg，每日 1 次，并给予口服环磷酰胺片 0.2 g，隔日 1 次；注意监测血糖、血压，警惕高血糖、高血压、青光眼、消化道出血及感染等激素不良反应；定期复查血常规、肝功能、肾功能，如出现中性粒细胞减低，肝酶增高，立即免疫科门诊就诊，调整用药；鼻窦炎方面，定期耳鼻喉科就诊，复查听力等检查；如有不适，及时门急诊就诊。

此病例的最终诊断： ANCA 相关血管炎；弥漫性肺泡出血；心包积液；肾脏受累；鼻窦炎。

临床讨论

血管炎是指血管壁存在炎症性白细胞并伴有管壁结构的反应性损伤。血管完整性丧失（致出血）及管腔塌陷均可能导致下游组织缺血和坏死。一般而言，不同类型血管炎中受累血管的大小、类型和部位也各异。血管炎可为原发性疾病，也可继发于其他基础疾病。这类疾病的确切发病机制尚未知晓。血管炎往往很严重，有时可致命，需要迅速识别和治疗。受累器官的症状可能反映了单个或多个器官病变。受累器官的分布可提示某一特定类型的血管炎。

不同血管炎的诊断通常基于器官损伤模式、受累血管大小、组织病理学特征及诊断影像学上的特征性表现。尽管发热、乏力、体重减轻和关节痛等全身性症状对诊断血管炎既不特异也不敏感，但这些症状常存在于血管炎患者中。眼部炎症史，尤其是巩膜炎史，有时可见于血管炎患者中。持续性鼻腔结痂、鼻出血或其他上气道

笔记

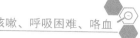

病变提示 GPA。急性足下垂或腕下垂可能是由缺血性病变引起的运动性神经病所致。肢体跛行（缺血性疼痛），尤其是在上肢或动脉粥样硬化低风险的个体中，提示多发性大动脉炎或巨细胞动脉炎所致的大动脉阻塞。仔细的体格检查有助于识别血管炎的可能部位并确定血管病损的范围、受累器官的分布及是否存在其他疾病。某些表现高度提示某种血管炎，如与多数性单神经炎相符的神经病理性改变所致触觉减弱和肢体运动无力，以及可触性紫癜实验室检查可能有助于识别血管炎类型、器官受累程度，或者识别到其他疾病。针对疑似血管炎患者的初步实验室评估应包括全血细胞计数、血清肌酐检测、肝功能检测、ESR 和（或）CRP、病毒性肝炎的血清学检查、血清冷球蛋白检测及尿液分析（含尿沉渣检测）。应进行血培养以帮助排除感染，如感染性心内膜炎。其他可能进一步帮助诊断的更具特异性的实验室检查包括：①抗核抗体，抗核抗体检查阳性可能支持存在系统性红斑狼疮等基础系统性风湿性疾病。②补体，血清补体水平较低，尤其是 C4 水平低下，可能见于混合性冷球蛋白血症和系统性红斑狼疮，但不存在于大多数其他类型的血管炎中。③抗中性粒细胞胞质抗体，尽管存在抗 PR3 或抗 MPO 的 ANCA 本身不具备充分的诊断意义，但在具有一定验前合理怀疑的患者中，存在这些抗体对诊断 ANCA 相关血管炎有极高的特异性（经常 > 95%）。④对于有呼吸系统症状和（或）咯血的患者，需行胸部 X 线片或 HRCT。⑤当存在神经肌肉疾病的症状时，如提示多数性单神经炎的表现，进行肌电图检查十分有帮助。⑥患者若存在提示 PACNS 的症状，应考虑进行腰椎穿刺及脑脊液分析。

血管炎的治疗原则与其他许多系统性自身免疫性风湿疾病相似，但具体的治疗方案取决于特定疾病的性质和严重程度。血管炎的处理方案一般包括以下几个方面。

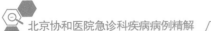

（1）诱导缓解：初始治疗的目标是诱导疾病缓解。初始治疗通常包括使用中至高剂量的糖皮质激素，某些类型的血管炎需加用免疫抑制剂。血管炎初始发病往往很快，诊断延迟或未能识别疾病累及范围并控制疾病进展会导致严重的病情，对于某些类型的血管炎来说甚至可能导致死亡。因此，血管炎初始治疗阶段可能比后续治疗阶段的治疗强度更大，包括高剂量用药或使用毒性风险较高的药物。

（2）维持缓解：一旦病情缓解，通常根据患者的耐受情况平稳减少糖皮质激素的剂量，以控制药物诱导毒性的产生。视具体情况，糖皮质激素和其他免疫抑制剂可能以某种特定剂量继续使用一段时间，然后依照针对具体疾病类型的治疗调整方案减量或停药（有时是在逐渐减量后停药）。维持缓解阶段的治疗目标是维持对疾病活动度的控制、防止减药或停药后疾病复发，并且最大限程度地降低药物毒性风险。

（3）监测：在积极治疗阶段，需要监测患者的疾病活动度和药物毒性，但大多数类型的血管炎在达到无药缓解后还需要监测疾病复发情况。

📋 病例点评

本例患者老年男性，亚急性病程，急性加重。以发热、咳嗽、喘息起病，病程中出现眼部红肿，双膝关节、肩关节痛，后出现咯血。辅助检查示轻度贫血，尿潜血及尿蛋白阳性，肌酐不高，炎症指标明显升高，MPO 及 PR3 明显升高，胸部 CT 提示双肺弥漫性磨玻璃影及实变影，上肺为著，双侧胸水；鼻窦 CT 示鼻窦炎。综上所述，诊断考虑 ANCA 相关血管炎，并且合并了弥漫性肺泡出血。

笔记

部分血管炎可能继发于其他结缔组织病，如 SLE，本例患者有多浆膜腔积液、肾脏受累、凝血功能异常。患者于外院行激素治疗，于激素减量过程中出现咯血，考虑弥漫性肺泡出血，此为 ANCA 相关血管炎活动引起的严重并发症，予权衡利弊后迅速开始激素冲击＋IVIg 20 g 及免疫抑制治疗，后患者咯血好转出院。

参考文献

1. SUNDERKÖTTER C H, ZELGER B, CHEN K R, et al. Nomenclature of Cutaneous Vasculitis：Dermatologic Addendum to the 2012 Revised International Chapel Hill Consensus Conference Nomenclature of Vasculitides. Arthritis Rheumatol，2018，70 （2）：171－184.

025 溶血、肝酶升高、血小板减少综合征 1 例

病历摘要

患者女性，28 岁，主诉：视物模糊、少尿、喘憋 2 周。患者于 2 周前因"妊娠 38 周，胎膜早破"就诊于当地医院，测血压 200/100 mmHg，查血常规、肾功能正常，尿蛋白（＋＋＋），予以静脉药物控制血压后（具体用药不详）行剖宫产术，分娩一男婴。术后患者无头晕、头痛等不适，复查血常规、肾功能未见明显异常，尿量每日约 1500 mL。产后第 2 天患者出现视物模糊，伴有喘憋，不能平卧，自觉尿量减少，无其他伴随症状，上述症状进行性加

重，查血常规：WBC 31.12 × 10^9/L，HGB 125 g/L，PLT 18 × 10^9/L。肝功能、肾功能：ALT 295 U/L，AST 579 U/L，Cr 358 μmol/L，Urea 10 mmol/L，K$^+$ 6.25 mmol/L，Na$^+$ 113.9 mmol/L，Cl$^-$ 96.6 mmol/L，LDH 1356 U/L。考虑患者"心力衰竭、急性肾损伤、电解质紊乱、子痫前期"。予以床旁血液净化、抑酸保肝、扩冠、强心、抗感染及输注悬浮红细胞、血小板、补充白蛋白（具体不详）等对症治疗。患者少尿、喘憋、视物模糊等症状进一步加重，为进一步治疗转至我院。发病以来，神清，睡眠差，食欲减退，小便量少，大便未见异常，体重无减轻。

既往史： 患者孕 24 周产检发现尿蛋白（+++），后未规律产检。分娩过程有输血史，过程顺利，无过敏反应。

月经史、婚育史： 初潮 14 岁，行经天数 3 ~ 5 天，月经周期 28 天。适龄婚育，育有 1 子 1 女，配偶及子女体健。

查体： T 37 ℃，P 130 次/分，R 35 次/分，BP 180/90 mmHg。神清语利，对答切题，端坐位，喘憋明显，呼吸浅快，颜面部、双上肢、双下肢水肿明显，压之可凹陷。颈静脉怒张。双肺呼吸音粗，双下肺可闻及吸气相水泡音，心率快，心律齐，各瓣膜听诊区未闻及杂音。腹软，腹壁脐下可见手术伤口，愈合好，全腹无压痛，肝肋下可及，肝颈静脉回流征阳性（颈静脉怒张、肝大、肝颈静脉回流征阳性和双下肢水肿，即体循环淤血征象，见于右心衰竭和大量心包积液），肠鸣音正常。

诊疗经过： 入院后完善相关检查。血常规：WBC 20.78 × 10^9/L，HGB 44 g/L，PLT 23 × 10^9/L。生化检查：ALT 305 U/L，Alb 35 g/L，TBil 38 μmol/L，DBil 12 μmol/L，Cr 432 μmol/L，K$^+$ 6.0 mmol/L，Urea 48.66 mmol/L，LDH 2450 U/L。心肌酶、凝血功能阴性。尿培养阴性。免疫指标：抗核抗体、抗中性粒细胞胞浆抗体、补体、免

疫球蛋白、狼疮抗凝物、抗磷脂抗体均为阴性。血涂片：红细胞大小不等，部分形态不规则，可见大红细胞及红细胞碎片。ADAMTS13活性正常，ADAMTS13抗体阴性。泌尿系统超声阴性。胸部CT：双肺明显肺水肿。眼科评估：双视神经乳头水肿，线状出血，符合双眼高血压视网膜病变（Ⅳ级）。B超引导下肾活检，免疫荧光：肾小球数目3个，IgG（++），局灶性血管伴颗粒样沉积。光镜：肾小球未见明显异常，基底膜略微僵硬。系膜区无明显病变，肾小管损害明显，为急性损害，存在各种管型，上皮细胞有脱落。血管未见明显异常。结合临床与免疫荧光，考虑急性肾小管坏死可能性大。

治疗方面：①原发病方面，考虑患者贫血、血小板减少原因为TMA可能，予氢化可的松300 mg ivgtt qd治疗，后根据肾脏病理结果，将激素逐渐减停。因入室时病程已两周，未行血浆置换治疗。监测血小板缓慢上升，$23 \times 10^9/L \rightarrow 28 \times 10^9/L \rightarrow 71 \times 10^9/L \rightarrow 104 \times 10^9/L$，间断予以红细胞输注纠正贫血，HGB 44 g/L → 62 g/L。②肾脏病方面：患者贫血、高钾、少尿、水容量负荷较重，7月12日至7月15日持续行床边持续肾脏替代治疗（continuous renal replacement therapy，CRRT），降低水负荷，同时无创通气支持下患者喘憋逐渐好转。7月17日至8月1日共行7次透析治疗，监测电解质平衡，尿素氮逐渐下降，Cr维持在600 μmol/L左右。患者肾损伤时间较长，加用慢性肾脏病非透析治疗，铁剂、叶酸、促红细胞生成素。7月24日开始出现尿量增多，进入ATN多尿期。后复查Cr逐渐下降到200 μmol/L左右。③血压方面：予硝酸甘油、硝普钠、乌拉地尔→硝普钠＋哌唑嗪→硝苯地平缓释片＋哌唑嗪→硝苯地平缓释片30 mg bid＋比索洛尔5 mg bid，目前血压控制在120~130/60~80 mmHg。

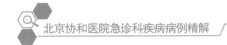

出院建议：①患者肾穿刺病理回报急性肾小管坏死，目前处多尿期，已停止血液透析，继续目前口服补液盐散（Ⅲ）口服（1 袋/次，1 次/日，温水 250 mL 冲服）。监测体重、出入量、肌酐、尿素氮、电解质变化情况，肾内科门诊定期随诊。②继续目前口服硝苯地平缓释片 30 mg bid（1 片/次，2 次/日）、比索洛尔 5 mg bid（1 片/次，2 次/日）治疗，监测血压变化，血压控制在 140/90 mmHg 以下，如血压升高，伴有头晕，头痛不适主诉，及时心内科门诊随诊。③继续叶酸、铁剂口服治疗，目前重组人促红素注射液 300 U 皮下注射（1 支/次，2 次/周）治疗，定期复查血常规、铁四项＋叶酸，根据结果调整重组人促红素注射液及铁剂用法用量，定期门诊就诊调整治疗。④双眼高血压视网膜病变Ⅳ级，定期眼科随诊。

鉴别诊断：HELLP 综合征需要鉴别的是原发性血栓性微血管病（thrombotic microanginopathy，TMA）综合征和继发性 TMA 样疾病。

（1）原发性 TMA 综合征包括血栓性血小板减少性紫癜（thrombotic thrombocytopenic purpura，TTP）、志贺毒素介导的溶血－尿毒综合征（shiga toxin－heomlytic uremic syndrome，ST－HUS），药物诱导的血栓性微血管病（drug induced thrombotic microangiopathy，DITMA），补体介导的 TMA 等。

（2）继发性 TMA 样疾病则包括子痫前期/HELLP 综合征，感染诱发、恶性肿瘤诱发、DIC 等。综合患者相关病史，特别是患者近期的孕产史，根据临床表现病因方面应鉴别子痫前期/HELLP 综合征、TTP/HUS、妊娠期急性脂肪肝。

①子痫前期是妊娠期急性肾损伤（acute kidney injury，AKI）最常见的原因，指既往血压正常的女性于妊娠 20 周以后新发高血压，伴蛋白尿或全身疾病的其他表现，如血小板降低、肝酶升高、

AKI、肺水肿、脑和（或）视觉障碍，通常为自限性表现，分娩后可逐渐好转。HELLP 综合征（hemolysis，elevated liver enzymes，and low platelets syndrome，HELLP 综合征）与子痫前期的关系存在争议，可能是子痫前期的一种严重形式，主要表现为溶血、肝酶升高、血小板降低。子痫前期/HELLP 综合征可表现出 TMA 的临床表现，但患者妊娠中期发现尿蛋白（＋），伴血压明显升高，分娩后出现肾脏受累、血小板降低，肝功异常，考虑子痫前期/HELLP 综合征可能性大。

②TTP 定义为 ADAMTS13 严重缺乏（即活性＜10%），与 ADAMTS13 缺乏相关的 TTP 主要发生在妊娠中期和晚期，通常 TTP 肾脏表现轻微，可伴有中枢神经系统、心脏、胰腺、甲状腺、肾上腺、肠黏膜和其他组织的异常。但患者 ADAM13 活性 100%，相关抗体阴性为不支持点。患者产后出血持续无尿，肾功能持续恶化，肾脏受累明确，但患者产后血小板降低呈现自限性表现，考虑 HUS 可能性小。

③妊娠期急性脂肪肝在妊娠晚期出现，临床表现可与子痫前期相符，但同时伴有低血糖、低纤维蛋白原血症、肝功能异常（高胆红素血症）及部分凝血活酶时间延长等肝功能不全甚至肝衰竭症状。患者无肝功能不全表现，为不支持点。

此病例的最终诊断：子痫前期/溶血、肝酶升高、血小板减少综合征；高血压视网膜病变Ⅳ级；剖宫产术后。

临床讨论

确定妊娠患者存在 AKI 后，识别 AKI 的病因非常重要。在采集病史和体格检查时需重点关注以下问题。

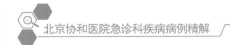
（1）发病时机。妊娠相关 AKI 常见病因取决于妊娠阶段。妊娠早期（＜20 周），AKI 最常由妊娠剧吐导致的肾前性问题，流产合并感染导致的急性肾小管坏死，与病毒（如流感病毒）或细菌感染和（或）脓毒症相关的 AKI 等因素引起。妊娠晚期，AKI 常由重度子痫前期，重度子痫前期伴 HELLP 综合征，血栓性血小板减少性紫癜或补体介导的溶血–尿毒综合征，妊娠期急性脂肪肝，出血相关的急性肾小管坏死（acute tubular necrosis，ATN）或急性肾皮质坏死等因素引起。

（2）可能引起肾前性 AKI 的病因（如妊娠剧吐）。

（3）可能引起 ATN/急性肾皮质坏死的病因（前置胎盘等相关的脓毒症或出血）。

（4）所有用药史。

（5）妊娠期间产检情况及结果，如血压、肾功能、尿常规等。

妊娠期 AKI 的诊治需注意在寻找病因的同时予积极对症支持治疗，在病因尚不明确的情况下，充分评估利弊后可予经验性治疗。辅助检查方面可按照以下阶段进行。

（1）基本评估：尿常规＋镜检，24 h 尿蛋白/尿蛋白肌酐比值，尿培养；HGB、PLT、血涂片、TBil、DBil、LDH；AST、ALT；肾脏超声。

（2）非妊娠相关 AKI 病因检查：补体、ANA、ANCA 等。

（3）若患者有溶血表现和血小板降低，需测定补体蛋白和 ADAMTS13 水平。

（4）若 AKI 在血小板降低和溶血得到缓解后仍持续存在，需肾活检确认诊断和评估预后。

治疗包括基本对症治疗、AKI 治疗和病因治疗。AKI 治疗注意维持水电解质平衡、清除毒素，及时评估 CRRT 指征。

笔记

🏥 病例点评

本例患者青年女性，急性病程，孕 38 周发现血压升高，追溯病史患者孕 24 周产检发现尿蛋白（+++），后未规律产检。患者产后出现血红蛋白、血小板降低，血涂片可见破碎红细胞，LDH 升高，出现无尿，伴有肾功能恶化。首先考虑患者有 TMA 可能。

子痫前期的根治性治疗是分娩。具体处理需要考虑孕周和是否合并严重表现（新发神经系统症状、高血压、肝功能异常、血小板下降、肾功能异常、肺水肿）两个因素。如本例患者，孕 24 周发现尿蛋白（+++），但无高血压等严重表现，此时可采取期待治疗，但治疗期间需监测血压、母亲症状、胎儿健康情况（每日胎心监测、每周 1～2 次羊水超声）、尿量、血常规、肝功能、肾功能（2 次/周），该患者未规律监测，直到出现高血压、胎膜早破，此时已孕 38 周，出现严重表现，有尽快分娩指征。分娩期需进行持续母体和胎儿监测，严密监测液体平衡，避免过度补液，临产前严重高血压可通过拉贝洛尔、肼屈嗪或口服硝苯地平治疗，可考虑使用硫酸镁预防子痫发作，通常疗程持续至产后 24 小时，但需密切监测患者肾功能、镁浓度。产后的治疗尚无明确方案，以对症支持治疗为主，但需注意对于高血压、少尿、血小板减少的患者尽量避免使用非甾体类抗感染药控制疼痛。

参考文献

1. PHIPPS E, PRASANNA D, BRIMA W, et al. Preeclampsia: Updates in Pathogenesis, Definitions, and Guidelines. Clin J Am Soc Nephrol, 2016, 11 (6): 1102 – 1113.

026 溶血尿毒综合征1例

病历摘要

患者女性，27岁，主诉：停经26周，双下肢浮肿1周余，呼吸困难4天。患者于2015年9月12日停经，2015年10月10日于外院发现宫内早孕，于当地医院规律孕检无特殊，监测血常规、尿常规、血压正常。2016年3月4日患者无明确诱因出现双下肢可凹性水肿，并逐渐加重；3月5日自测血压160/90 mmHg，无其他不适，未予重视。3月9日凌晨1时突发下腹痛，约半小时1次，伴便意；3小时后患者腹痛加重，间隔时间缩短，出现阴道出血，量约200 mL，无头晕、心悸、黑蒙等不适，立即就诊当地医院，查中孕B超未见胎心搏动（自述），考虑妊娠高血压、胎死宫内，即行腰麻下剖宫产术+宫腔填塞术，术中以ROA娩出一男婴，无呼吸、心跳，羊水约100 mL，清亮。胎盘完全剥离。胎盘、胎膜娩出完整，检查子宫表面可见散在蓝色淤斑，收缩欠佳，子宫腔填塞宫纱一卷，留置盆腔引流管一根。术后血常规：WBC $28.97 \times 10^9/L \rightarrow$ $19.76 \times 10^9/L$，NEUT% 92%，HGB 102 g/L→85 g/L，PLT $61 \times 10^9/L \rightarrow$ $36 \times 10^9/L$。肝功能、肾功能：ALT 49 U/L→57 U/L，AST 222 U/L→265 U/L，Alb 24 g/L，Cr 188→266 μmol/L，BUN 9.04 mmol/L，LDH 4300 U/L。凝血功能检查：PT 15 s，APTT 25.5 s，Fbg 0.45 g/L，FDP 485.2 μg/mL，D-Dimer 80 mg/L。3P试验阳性。当地医院考虑HELLP综合征、DIC可能，术后予硫酸镁解痉、硝普钠控制血压，

笔记

并补液、输注红细胞、血浆、血小板等对症支持治疗，患者出现呼吸困难、端坐呼吸，持续无尿，给予血液净化治疗。3 月 10 日就诊我院急诊，查血常规：WBC 19.11 × 10^9/L，NEUT% 82.6%，HGB 61 g/L，PLT 37 × 10^9/L。RET% 2.39%。肝功能、肾功能：ALT 38 U/L，Cr 309 μmol/L→497 μmol/L，LDH 3597 U/L。凝血功能检查：D - Dimer 9.25 mg/L，其余无特殊。心脏 3 项：cTnI 3.824 μg/L，CKMB 4.2 μg/L，CK 365 U/L。PCT > 10 ng/mL。血涂片：红细胞大小不等，可见少许红细胞碎片及球形红细胞。考虑 HUS 可能，入院后患者持续无尿，肌酐逐渐升高，予输注血浆，厄他培南抗感染治疗，硝苯地平控释片控制血压治疗，3 月 11 日起行肾脏替代治疗，3 月 12 日、3 月 13 日行单膜血浆置换，为进一步诊治入急诊监护病房。

既往史、药物过敏史：既往体健，否认药物过敏史。

生育史：适龄结婚，孕 2 产 0，第一次妊娠时间 2014 年 7 月，孕早期行人工流产（具体孕周不详），过程顺利。

查体：贫血貌，上肢皮肤可见散在小片状紫癜。右肺呼吸音低，双下肺可闻及少量细湿啰音，腹膨隆，下腹部可见横行手术切口，约 10 cm，腹软，下腹部触诊轻压痛，无反跳痛。

诊疗经过：入室后完善检查。血常规：PLT 30 × 10^9/L，WBC 23.88 × 10^9/L，NEUT% 73.9%，HGB 56 g/L。RET% 5.44%。肝功能、肾功能全项：K^+ 3.4 mmol/L，Alb 36 g/L，AST 59 U/L，LD 1584 U/L，Urea 24.59 mmol/L，hsCRP 17.45 mg/L，ALT 7 U/L，Cr 628 μmol/L。心脏 3 项：CK 241 U/L，cTnI 0.633 μg/L，CKMB - mass 0.2 μg/L。DIC 全套：Fbg 1.67 g/L，D - Dimer 5.64 mg/L，FDP 20.4 μg/mL，PT 12.3 s，INR 1.10，APTT 30.3 s。BNP 489 ng/L。PCT 4.92 ng/mL。CMVPP65 阴性。CMV - DNA < 500 copies/mL，EBV - DNA < 500 copies/mL。免疫球蛋白 + 补体：IgG 6.21 g/L，C3

0.658 g/L，C4 0.093 g/L。ESR 7 mm/h。ANA 18 项、ANCA、AECA、LA、抗磷脂抗体谱、Coombs' 试验均为阴性。ADAMTS13 活性正常，ADAMTS13 抑制物阴性。补体因子 H 抗体阴性。补体因子 H 浓度：116.70 μg/mL（247.0 ~ 1010.8 μg/mL）。右侧胸腔积液诊断性穿刺，胸水常规：外观血性混浊，CBC 36 060 × 10^6/L，WBC 56 × 10^6/L，MONO 46 × 10^6/L，NEUT 10 × 10^6/L，黎氏试验阳性，比重 1.015；乳糜试验阳性；胸水生化检查：TP 15 g/L，ADA 1.2 U/L，Alb 11 g/L，LD 275 U/L，Glu 5.8 mmol/L，TC 0.67 mmol/L，TG 0.18 mmol/L。考虑漏出液可能大，予积极利尿治疗。

治疗上，入室后继续血浆置换治疗（3 月 12 日至 17 日，共 6 次），3 月 18 日至 20 日予输注血浆每日 400 ~ 600 mL，3 月 16 日始加用泼尼松 60 mg qd po，间断行血液透析治疗，患者血小板逐渐升高，至 3 月 19 日升至正常，LDH 3597 U/L → 627 U/L，RET% 2.39% → 12.45%。3 月 18 日起患者尿量逐渐增多（200 mL/d → 2000 mL/d），血肌酐呈缓慢下降趋势，酸碱、电解质正常，3 月 29 日暂停透析治疗，观察肾功能变化。4 月 2 日将泼尼松改为 55 mg po qd。

出院情况：患者无发热，无不适主诉，查体时神志清，精神可，HR 80 次/分，BP 130/82 mmHg，SpO$_2$ 100%，心肺查体阴性，腹壁可见横行切口，腹软，无压痛，双下肢无明显水肿。

出院医嘱：嘱患者出院后每日监测血压、尿量，记 24 h 出入量，每周监测肾功能、电解质；继续目前泼尼松 55 mg qd 至 4 月 9 日减为 50 mg qd。激素逐渐减量，每周减量 5 mg，至 30 mg qd 后每两周减量 5 mg，至 15 mg qd 后肾内科随诊指导激素减量；定期监测血常规、凝血、乳酸脱氢酶、网织红细胞等变化；注意体温、PCT、氧合情况，警惕感染；观察腹壁血肿大小变化，必要时行 B 超复查、妇科随诊。

鉴别诊断：溶血尿毒综合征（hemolytic uremic syndrome，HUS）需考虑与以下疾病进行鉴别鉴别。

（1）HELLP综合征：是以溶血（微血管病性血涂片表现）、肝酶升高和血小板减低为特征的一组综合征，多发生于孕20周以后，溶血发作前有蛋白尿和高血压史、肝功能异常和血小板减少；HELLP综合征重症患者可伴有弥散性血管内凝血。终止妊娠为HELLP综合征最有效治疗方法。

（2）血栓性血小板减少性紫癜：为血栓性微血管病的一种，常表现为发热、急性肾功能衰竭、神经系统受累等；目前已知其病因可能是由于编码vWF剪切酶ADAMTS13的基因突变或血清中存在ADAMTS13抗体而导致ADAMTS13活性下降，因此vWF不能被剪切而在患者血浆中形成异常大分子vWF从而造成血小板聚集。TTP常常继发于感染、肿瘤、SLE、抗磷脂抗体综合征、药物、妊娠等。

（3）噬血细胞综合征：常表现为发热、肝脾肿大、血三系减低、高甘油三酯血症、Fbg减低，骨髓穿刺可见吞噬血细胞现象，噬血细胞综合征常常继发于病毒感染、淋巴瘤或自身免性疫疾病等。

（4）系统性红斑狼疮：常见于育龄期女性，妊娠为其诱发或加重因素，皮肤、肾脏、中枢神经系统、血液系统等为常见受累，实验室检查可出现贫血、血小板或白细胞减低、活动性尿沉渣、肾功能异常，血清ANA、抗dsDNA、抗Sm为常见自身抗体。

此病例的最终诊断：溶血尿毒综合征；肺部感染；胎死宫内（孕26周）；高血压原因未明。

临床讨论

　　HUS分为腹泻相关型和非腹泻相关型，前者又称典型HUS，主

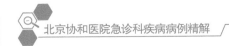

要由产志贺毒素大肠埃希菌（shiga toxin – producing escherichia coli，STEC）感染所致，常见于儿童；后者又称非典型 HUS，继发性非典型 HUS 常见病因包括感染、药物、妊娠或自身免疫疾病。非典型 HUS 患者常存在补体调节异常，可出现补体 C3、补体 C4、补体因子 H 降低，或补体 H 因子抗体。

非典型 HUS 的治疗方法主要有如下几种：①血浆置换或输注：引入依库珠单抗前非典型 HUS 急性发作期一线治疗，在等待补体检测和基因分型结果同时，需尽早对疑似 HUS 患者开始经验性血浆治疗。②依库珠单抗（人源化 C5 单克隆抗体）：约半数补体介导 HUS 患者会对血浆治疗有反应；对于无反应患者推荐依库珠单抗治疗。事实上，目前依库珠单抗已作为非典型 HUS 一线治疗。依库珠单抗作为补体阻滞药物，能结合补体蛋白 C5，阻止补体激活，减少内皮损伤、血栓形成。③肾移植或肝肾联合移植：终末期肾病患者可行肾移植；而对疾病复发可能性较高者可采取肝肾联合移植。

🏥 病例点评

本例患者为青年女性，急性病程，临床主要表现为双下肢水肿，之后出现无尿、呼吸困难；辅助检查提示血两系减低（血小板、血红蛋白），尿常规见尿蛋白，肌酐急进性升高，乳酸脱氢酶明显增高，血涂片见红细胞碎片，考虑血栓性微血管病。进一步查患者补体 C3、补体 C4 减低、补体因子 H 减低，考虑诊为非典型溶血尿毒综合征。此患者补体 H 因子抗体阴性，因子 H 减低原因考虑因子 *H* 基因突变可能性大，此基因的突变是补体介导 HUS 患者中最常发现的遗传异常，在所有补体介导 HUS 患者中，因子 *H* 基因突变者的结局最差。该病的自然病程使 60% ～ 70% 的患者在起病 1 年内进展至终末期肾病或死亡。

血浆置换曾是 HUS 一线治疗。血浆置换可以清除有缺陷的突变蛋白和因子 H 抗体及恢复正常功能性补体蛋白，还可使急性肾损伤患者避免容量超负荷与高血压风险。由于补体介导的 HUS 患者数日内可发生不可逆的肾损伤，在等待补体检测结果的同时，需尽早对所有疑似非感染性 HUS 的患者开始经验性血浆治疗。依库珠单抗的出现为血浆治疗反应不佳患者带来了希望。因目前国内此药物不易获得，多数患者的治疗仍以血浆置换为主。

参考文献

1. LOIRAT C, FAKHOURI F, ARICETA G, et al. An international consensus approach to the management of atypical hemolytic uremic syndrome in children. Pediatr Nephrol, 2016, 31 (1): 15 - 39.

027 朗格汉斯细胞组织细胞增生症 1 例

病历摘要

患者男性，29 岁，主诉：烦渴、多饮、多尿 6 年余，咳嗽、喘憋 2 月余。患者 6 年前无诱因出现烦渴、多饮、多尿，每日饮水增加至 10 L 以上，日间及夜间尿量分别约 4 L、2 L，伴性欲下降、左眼视物模糊、颜面及躯干水肿、颜面部色素沉着，未诊治。3 年前外院行头颅 MRI 示"垂体柄增粗",行 γ 刀手术治疗,术后予醋酸去氧加压素片(弥凝)口服,自诉日间饮水量降至 3 ~ 4 L。近 1 年前上述症状加重就诊,监测尿常规:SG≤1.005。血渗透压 304 ~ 307 mOsm/(kg·H_2O),尿渗透压 107 ~ 121 mOsm/(kg·H_2O)。甲功:TSH 2.710 μIU/mL,FT3 2.78 pg/mL,FT4 1.201 ng/dL,T3 0.569 ~ 1.254 ng/mL,T4 8.53 μg/dL。血 F 0.092 ~ 9.82 μg/dL(10 时),ACTH 25.8 ~ 108.0 pg/mL,24 h UFC 4.50 μg。PTH 17.3 pg/mL。甲状腺超声:甲状腺弥漫性病变,左叶囊性小结节。眼底示双眼上方视野缺损,右眼以鼻侧为主。头颅 MRI:视交叉及下丘脑肿胀,下丘脑区增强后明显强化,垂体后叶短 T_1 信号显示不清。2016 年 2 月胸部 CT 如图 27 - 1 所示。考虑"中枢性尿崩症",继续口服弥凝、十一酸睾酮、甲泼尼龙片等治疗,患者诉症状有所好转。

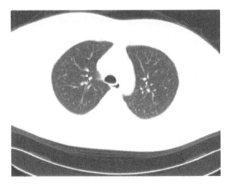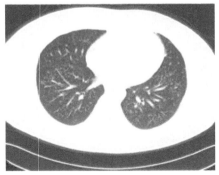

图 27 - 1　患者入院前胸部 CT

　　患者于 2 个月前无诱因出现发热,T_{max} 40 ℃,伴刺激性咳嗽,偶有胸痛、胸闷,活动耐量下降,轻微活动即感喘憋,转来我院急诊,查血常规、肝功能、肾功能无特殊。抗可溶性核抗原抗体阴性。T 细胞亚群 3 项:$CD4^+T/CD8^+T$ 2.8,$CD4^+T\%$ 65.7%。影像学检查见图 27 - 2 至图 27 - 5。肺功能:FEV_1 1.82 L,占预计值的

42.9%；FEV_1/FVC 54.55，占预计值的 65.5%；TLC 6.14 L，占预计值的 88%；DLCO 5.07，占预计值的 43.7%。支气管镜见左上叶、右上叶开口可见少量稀薄血迹，BALF 淡血性。结果回报：病原学阴性。肺泡灌洗液细胞分类：（回收 37 mL），细胞总数 13×10^6 个，吞噬细胞 73%，中性粒细胞 7%，淋巴细胞 18%，嗜酸性粒细胞 2%。为进一步明确诊断收入综合病房。

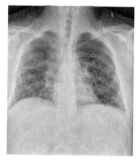 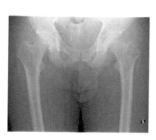 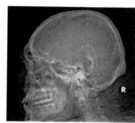

图 27-2 胸部 X 线片　　图 27-3 股骨 X 线片　　图 27-4 头颅 X 线片

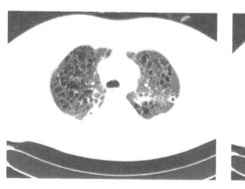

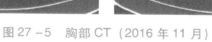

图 27-5 胸部 CT（2016 年 11 月）

患者起病来，饮食睡眠可，大便基本正常，小便如上述，体重下降约 10 kg。病程中否认皮疹、关节痛、雷诺现象、脱发、光过敏、口眼干等免疫色彩表现。

既往史： 2016 年 2 月腹部超声示"脂肪肝、肝大"；2016 年 3

月出现牙龈萎缩,牙根松动,自诉诊断为"牙周炎"。否认高血压、冠心病、糖尿病等慢性病史,否认肝炎、结核、伤寒、疟疾等传染病史,否认重大手术、外伤及输血史,否认药物、食物过敏史。

个人史、家族史: 生于原籍,无外地久居史。否认疫区、疫水、牧区、鸟类、牛、羊、粉尘等接触史,否认特殊化学品及放射性物质接触史。吸烟10余年,3支/天,已戒1个月,偶有饮酒,否认嗜酒。预防接种史不详。

诊疗经过: 入院后完善相关检查。血气分析:pH 7.384,$PaCO_2$ 36.0 mmHg,PaO_2 78.5 mmHg,HCO_3^- 21.0 mmol/L,Lac 1.8 mmol/L。全血细胞分析:PLT 215 × 10^9/L,WBC 6.22 × 10^9/L,NEUT% 58.3%,HGB 141 g/L。生化检查:GGT 136 U/L,ALP 28 U/L,ALT 96 U/L,AST 100 U/L,LD 374 U/L,Na^+ 148 mmol/L,Urea 2.37 mmol/L,UA 631 μmol/L,PA 198 mg/L,TC 6.23 mmol/L,TG 4.01 mmol/L,HDL – C 0.50 mmol/L,ApoA1 0.73 g/L,ApoB 1.63 g/L,hsCRP 16.77 mg/L,C3 1.859 g/L。ESR 14 mm/h。凝血功能检查:PT 13.1 s,D – Dimer 1.20 mg/L。IGF1 49 ng/mL,GH 0.1 ng/mL。TSH3 5.718 μIU/mL,FT4 0.784 ng/dL。F < 0.50 μg/dL,ACTH 37.8 pg/mL。FSH 0.25 IU/L,T 0.21 ng/mL,LH 0.30 IU/L,PRL 32.46 ng/mL。Uosm 360 mOsm/(kg·H_2O)。甲状腺及颈部淋巴结超声:未见明显异常。肝、胆、胰、脾超声检查:重度脂肪肝;泌尿系统超声未见明显异常;彩超引导甲状腺穿刺术因病灶较小、患者呼吸动度较大,无法配合穿刺操作失败。全身骨显像:双侧股骨及胫骨异常所见,不除外朗格汉斯组织细胞增生症。

治疗结合患者症状体征及影像学检查,考虑朗格汉斯细胞组织细胞增生症可能性大。结合内分泌科会诊意见,予弥凝、甲泼尼龙片等药物替代治疗。行骨穿+活检,病理回报无明确病因。口腔科取牙根活检。胸外科行全麻下"胸腔镜下左肺上叶楔形切除活检术"。术中全肺胸膜可见多发弥漫囊性病变，以下肺为著。楔形切除左肺上叶舌段边缘约 3 cm×3 cm 三角形肺组织一块。病理回报：（右下牙根）病变符合朗格汉斯细胞组织细胞增生症；免疫组化结果显示 CD1a（＋），CD3 散在（＋），CD20 散在（＋），Langerin（＋），S－100（＋），Ki－67（index 20%）。患者目前症状稳定，治疗方面暂无调整，予出院，嘱出院后尽快血液科住院行朗格汉斯细胞组织细胞增生症相关治疗。

鉴别诊断： 患者肺部主要表现为多发囊泡、结节，需与其他肺部囊性病变鉴别。

（1）淋巴管平滑肌瘤病：该病多见于女性，实验室可通过 VEGF－D 来筛查，该患者非易患人群，且 LAM 难以用一元论来解释垂体受累的表现，故考虑 LAM 可能性小。

（2）干燥综合征：肺部受累可有囊性改变，但患者无口眼干燥、腮腺肿大、猖獗性龋齿等干燥综合征表现，且相关抗体抗 SSA、抗 SSB 阴性。

（3）间质性肺炎：临床症状以憋气、咳嗽起病，肺外可合并结缔组织病、AIDS、自身免疫性甲状腺疾病、淋巴增生性疾病等，但间质肺不能解释该患者病程及疾病全貌。

此病例的最终诊断： 朗格汉斯细胞组织细胞增生症；甲状腺弥漫性病变；重度脂肪肝；高脂血症。

🔬 临床讨论

由于朗格汉斯细胞组织细胞增生症（Langerhans cell histiocytosis，LCH）是一种罕见的可影响多个器官系统的疾病，其诊断基于受累组织的病理学评估。根据形态学标准可怀疑为朗格汉斯细胞组织细胞，通过免疫组化染色 CD1a 和 CD207 为阳性或通过电子显微镜发现 Birbeck 颗粒来确诊。LCH 治疗上包括戒烟（肺受累者）、激素或激素联合免疫抑制剂的化疗方案。

LCH 是一种罕见的组织细胞疾病，最常见特征为单发或多发性溶骨性骨病变，活检显示细胞核形似豆状的组织细胞浸润，并可伴有或不伴有骨骼外病变（最显著的为皮肤、淋巴结、肺、胸腺、肝脏、脾脏、骨髓或中枢神经系统）的组织细胞浸润。所有年龄组中均有 LCH 的诊断，但最常见于 1～3 岁的儿童。发病率：儿童 3～5/百万，成人 1～2/百万，其中男性为主要发患者群。

LCH 患者的临床表现根据病变累及部位和范围的不同而不同。在大约一半患者中，该病局限于单个器官系统（如骨）。急性播散性多系统疾病最常见于 3 岁以下的儿童，而累及单个器官的更为慢性的疾病则更常见于年长儿童和成人。成人的主要症状为皮疹、呼吸困难或呼吸急促、烦渴和多尿、骨痛、淋巴结肿大、体重减轻、发热、牙龈肥大、共济失调和记忆问题。疾病发展速度不同，且从首发症状出现到诊断之间的时间可非常的长。在这种情况下，尿崩症通常是始发症状，直到在病程晚期出现其他症状才被发现是由 LCH 引起的。

（1）骨：大多数患者存在骨受累，并且可发生于身体任何部位的骨。尽管有些病变无症状，但患者可能主诉骨的局部区域疼痛；检查通常可发现突起的质软压痛点。放射影像学检查通常显示为细胞溶解性"打孔样"外观，有时候伴有软组织肿块。

（2）皮肤：约 40% 的患者可见皮肤受累。最常见的皮肤表现为位于腋窝、腹股沟褶、生殖器或肛周区域的湿疹性皮疹（类似于念珠菌感染）或溃疡性病变。

（3）肺：肺受累发生在大约 10% 的病例中。成人较儿童多见，肺受累在成人中，吸烟是一个关键的致病因素。肺受累患者可能无症状，或在自发性气胸后就诊，或因干咳、呼吸困难、胸痛或全身性症状而就诊。高分辨率 CT 扫描是最为敏感的诊断性检查方法，它可显示 LCH 的特征性囊肿和结节。

（4）脑：中枢神经系统受累的风险随骨受累部位的不同而不同。面骨或颅前/中窝的骨病变是"中枢神经系统风险"病变，其中中枢神经系统受累的发病率大约为 25%。最常见的症状是尿崩症和神经退行性变症状（共济失调、认知功能障碍）。磁共振上的发现包括垂体柄增厚；脑桥、基底核和小脑白质增强；肿块性病变；脑膜增强。

病例点评

虽然朗格汉斯细胞组织细胞增生症最常见特征为单发或多发性溶骨性骨病变，但需要注意这是一个全身性疾病，常常以系统损害起病，呼吸困难、烦渴和多尿都可以是常见的成人患者表现，以尿崩症起病者并不少见。此患者青年男性，起病时主要表现为中枢性尿崩，而后出现咳嗽、憋气等症状，影像学提示垂体及肺、骨等部位受累，其中双肺表现为早期的多发结节，晚期的多发囊泡，既往有吸烟史，综合全身各个脏器的受累情况，诊断方面需要考虑到 LCH 可能。

参考文献

1. XU K F, FENG R, CUI H, et al. Diffuse Cystic Lung Diseases：Diagnostic Considerations. Semin Respir Crit Care Med, 2016, 37 (3)：457 – 467.

028 肉毒中毒1例

病历摘要

患者男性，37岁，主诉：恶心、呕吐、呼吸困难、视物模糊3周。3周前患者食用一个自制的"臭鸡蛋"后出现恶心、呕吐胃内容物，腹胀，停止排气、排便，伴呼吸困难、胸闷症状逐渐加重，并出现口舌发僵、言语欠清、视物模糊，气短明显，伴咳嗽咳痰，痰量较多、黏稠、黄色至暗灰色。当地医院查血常规：WBC 13.98×10^9/L，HGB 146 g/L，PLT 216×10^9/L。肝功能、肾功能：Cr 115.2 μmol/L，Urea 14.2 mmol/L，Alb 47 g/L，TBil 35.3 μmol/L，DBil 11.6 μmol/L，ALT 84 U/L，AST 31 U/L。血脂肪酶、淀粉酶阴性。ABG：pH 7.389，PaCO$_2$ 49.6 mmHg，PaO$_2$ 64.0 mmHg，HCO$_3^-$ 28.8 mmol/L，Lac 2.25 mmol/L，BE 3.4 mmol/L。hsCRP 90.95 mg/L。凝血功能检查：PT 13.7 s，APTT 27.4 s，Fbg 4.8 g/L，INR 1.15。腹部X线片显示少量积气。考虑肠梗阻可能，予禁食水、胃肠减压、灌肠、抗感染治疗，患者可间断排气、排便，但仍咳黄痰，气短加重，平卧位憋气，端坐呼吸，痰量较多，鼻导管吸氧难维持，胸部CT提示双肺斑片状实变模糊影，其内可见支气管充气像（图28-1至28-3）。考虑肺部感染，3日后转入重症监护病房，给予无创呼吸机辅助通气，亚胺培南西司他汀、莫西沙星抗感染治疗，气短减轻，仍有舌头僵硬，言语稍欠清。完善检查提示：痰培养产酸克雷伯菌，菌量中等；G试验 62.6 pg/mL；PCT阴性。当地医院予气管插管后，次

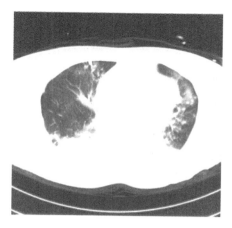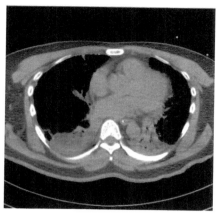

图 28 -1　患者胸部 CT（双下肺层面）

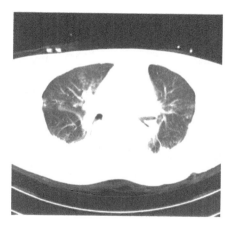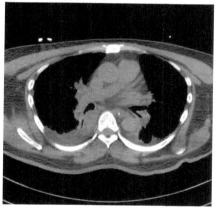

图 28 -2　患者胸部 CT（肺动脉层面）

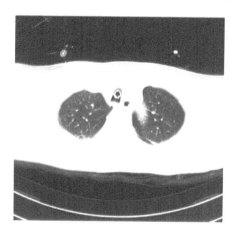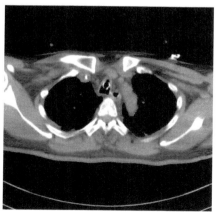

图 28 -3　患者胸部 CT（主动脉弓层面）

日发热，T_{max} 37.3 ℃，为进一步诊治，转入我院。

既往史： 近 5 年发现高血压，BP_{max} 150/80 mmHg，未规律治疗。否认冠心病、糖尿病等慢性病史，否认肝炎、结核、伤寒、疟疾等传染病史，否认重大手术、外伤及输血史，青霉素皮试阳性，皮肤外涂酒精过敏，否认食物过敏史。

个人史： 生于原籍，无外地久居史。否认疫区、疫水接触史，否认特殊化学品及放射性物质接触史。吸烟 20 年，10 支/天，无饮酒嗜好。

查体： T 37.5 ℃，P 85 次/分，R 18 次/分，BP 114/66 mmHg，SpO_2 97%（机械通气）。气管插管接呼吸机辅助通气，E4VtM6，双眼睑下垂，左侧为著，双眼各向运动轻度受限，可见眼球震颤，双侧瞳孔等大正圆，对光反射灵敏，左眼外展露白 4 mm，右眼外展露白 4 mm。双下肺呼吸音减低，未闻及干湿啰音，心率 82 次/分，心律齐，各瓣膜听诊区未闻及病理性杂音。腹软，无压痛、反跳痛，肠鸣音 3 次/分，四肢无浮肿，巴氏征未引出。

诊疗经过： 入院后完善相关检查。全血细胞分析：WBC 14.26×10^9/L，NEUT% 81.1%。肝、肾、胰功能检查均为阴性。ESR 54 mm/h，hsCRP 117.78 mg/L。血气分析：大致正常。血肉毒杆菌毒素阴性。便培养阴性。床旁超声提示右侧膈肌运动 3 cm，左侧膈肌运动 1.6 cm。头颅 CT 阴性。腰椎穿刺：压力 > 330 cmH_2O，脑脊液常规、生化、细胞数阴性。肌电图：上下肢 SSR 异常。

试验性治疗原发病，给予肉毒杆菌抗毒素 20 000 U im q12h×7 d，用药第 2 天，患者视物模糊、吞咽功能、眼球运动、眼睑下垂及膈肌运动均较前明显好转。复测床旁超声：床旁超声测膈肌运动左侧 4.0 cm，右侧 4.0 cm。继续加用肉毒杆菌抗毒素 20 000 U im qd×14 d，后改为 10 000 U ih qd，后调整药物为隔日 1 次，每 3 日 1 次，每 4

日1次，每5日1次，逐渐减停。

入院后复测患者血压偏低，波动于90/50 mmHg，HR 70～80次/分，给予小剂量去甲肾上腺素泵入升压。住院期间，患者下床活动时反复出现一过性意识障碍，考虑为直立性低血压，考虑与原发病导致自主神经受累相关，给予患者穿戴弹力袜，后逐渐减停血管活性药物，平卧位循环稳定，仍有体位性低血压表现，较前好转，下地活动半小时无头晕、黑蒙，原发病逐渐好转后，血压回升。肺部感染：呼吸机辅助通气，加强翻身、拍背，促进痰液引流，考虑吸入性肺炎可能性大，给予经验性加用头孢他啶＋甲硝唑抗感染治疗，根据痰培养结果加用氟康唑抗真菌，1周后行SBT试验通过，予拔除气管插管。

患者自述口干，能下地活动，之后发现自己无汗。向患者父亲追问病史，追忆起吃自腌臭鸡蛋后，有与患者类似的症状，只是轻得多。

出院医嘱：嘱患者转急诊留观病房继续治疗；低盐饮食，适当休息，警惕感染加重；肉毒杆菌感染方面，继续予肉毒杆菌抗毒素肌肉注射，继续穿弹力袜，缓慢改变体位，密切监测卧立位血压，警惕低血压晕厥；肺部感染方面，加强翻身拍背，促进痰液引流，监测体温、炎性指标变化。

此病例的最终诊断：肉毒杆菌感染；重症肺炎；高血压（1级，中危组）。

临床讨论

患者起病初期有不洁饮食史诱因，有恶心、呕吐等胃肠道症状，同时伴有口舌发僵、言语不清、视物模糊等症状。应用肉毒杆菌抗毒素治疗有效，考虑临床诊断肉毒杆菌感染。

肉毒中毒诊断标准

（1）流行病学资料：可疑接触史或群体发病。

（2）临床表现：①典型的眼部症状，口咽肌、四肢肌受累，呼吸肌无力，特别是序贯发生，无感觉神经障碍；②排除其他神经‑肌肉系统疾病，如格林‑巴利综合征、重症肌无力、脑血管病等。

（3）实验室检查：①病原学检查；②毒素监测（剩余食物、血清、排泄物→送307医院）；③肌电图检查。

（4）应用肉毒杆菌抗毒素治疗有效。

具备第（2）条为疑似诊断。临床诊断：（1）+（2）或（2）+（4），有条件行（3）条，具备（2）①+（3）①或（2）①+（3）②可诊断。

病情分级：①轻度：仅有眼肌受累，可有胃肠道症状或全身不适；②中度：除了眼肌受累，口腔部肌肉受累；③重度：以上症状基础上，出现呼吸肌受累。

肉毒杆菌中毒的潜伏期一般为 12～36 h，其特异性症状可分为4组：①眼部症状：眼睑下垂，视物模糊，复视，斜视。A型肉毒杆菌毒素中毒远视差、近视正常，B型则相反；②口舌咽部症状：张口困难，咀嚼无力，伸舌困难，言语不清，构音不良；③吞咽困难：咽部紧缩感，呛咳，流涎；④肢体及呼吸肌麻痹：抬头困难，四肢软瘫，尿潴留，呼吸困难，呼吸衰竭。肉毒杆菌抗毒素用来治疗1岁以上儿童及成人肉毒中毒。

🏥 病例点评

肉毒中毒是一种由肉毒梭状芽孢杆菌的神经毒素引起的罕见且致命的神经麻痹综合征。肉毒杆菌是革兰阳性专性厌氧菌，分为A

笔记

型、B 型、C 型、D 型、E 型、F 型、G7 型，其中 A 型、B 型、E 型、F 型可引起人类中毒，我国最常见的是 A 型。与肉毒中毒相关的典型食物是家庭自制罐头、发酵鱼肉、药草浸过的油和长时间保持温热的食物。

肉毒中毒的治疗分为原发病治疗和支持治疗。原发病治疗：A 型、B 型肉毒杆菌抗毒素 20 000 U im 或 ivgtt，q12h；轻度肉毒中毒疗程一般不少于 5 ~ 7 d，中度中毒一般不少于 7 ~ 10 d，重度中毒一般不少于 21 d，剂量及疗程需根据病情调整。支持治疗：①饮水呛咳，不能进食者，可给予鼻饲，促进胃肠蠕动；②口腔护理，防止误吸，一旦误吸，及时经验性抗感染；③保证热量、足够液体，可给予大剂量维生素 C、B 族维生素等；④呼吸机受累者，需机械通气。

笔记

胸痛、心悸

029　肉芽肿性多血管炎合并主动脉夹层 1 例

病历摘要

　　患者男性，27 岁，主诉：胸闷、胸痛 1 年余，眼红 3 个月，发热、咳嗽 1 个月。患者于 2016 年 1 月无明显诱因出现胸闷、胸痛，伴乏力，无咳嗽、咳痰、咯血，无发热、盗汗。至当地医院行胸部 CT 平扫（图 29 - 1）、主动脉 CTA（图 29 - 2）。胸部 CT 显示右肺中叶可见大片团块影，伴空洞形成。主动脉夹层，纵隔可见多个淋巴结。

笔记

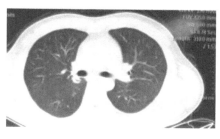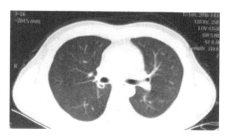

图 29 - 1　入院前胸部 CT 平扫

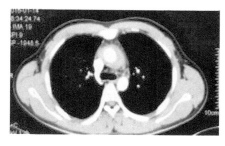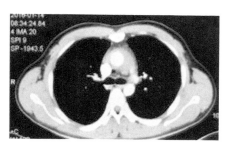

图 29 - 2　入院前主动脉 CTA

当地医院考虑主动脉夹层，行升主动脉及主动脉弓置换术。术中见心包腔内淡红色积液，心脏表面纤维素条索与壁层粘连，心包增厚；主动脉外膜水肿，与心包粘连，主动脉管壁明显变硬变厚，弹性差。术后予强心、利尿等治疗，未再胸痛。

2016 年 11 月无诱因出现左眼红、瘙痒及胀痛，伴少许脓血性分泌物，无视力减退、视野缺损，对症治疗后无明显改善。2016 年 12 月无诱因出现发热，T_{max} 38.5 ℃，伴咳嗽、咳少量白痰，偶有暗红色血丝痰，流涕、间断血涕，偶有胸闷、胸痛，左眼视力下降，无咯鲜血、呼吸困难等。当地医院给予经验性抗感染治疗（莫西沙星 + 美洛西林 → 万古霉素 + 美罗培南），患者仍间断有 38.5 ℃ 体温，咳嗽、咳痰及眼部症状无好转。

既往史、个人史、家族史： 吸烟史 6 年，平均 10 支／日；饮酒史 10 年，社交饮酒。已戒烟戒酒 1 年余。其余无特殊。

笔记

查体：T 36 ℃，P 86 次/分，R 13 次/分，SpO$_2$ 98%。BP 左上肢 153/90 mmHg，右上肢 126/94 mmHg。发育正常，营养良好，神志清晰，自主体位，安静面容，查体合作。全身皮肤黏膜未见黄染、出血点、破溃。全身浅表淋巴结未触及肿大。头颅大小正常无畸形，无压痛、肿块、结节。眼睑无水肿、下垂，左眼球结膜充血、红肿，右睑结膜无充血、出血、苍白、水肿，巩膜无黄染，双侧瞳孔等大正圆，对光反射灵敏。耳鼻无异常分泌物，乳突无压痛，鼻旁窦无压痛，双耳听力正常。口唇红润，口腔黏膜无溃疡、白斑，咽无充血，双侧扁桃体无肿大，舌体无胖大，伸舌居中，无震颤。颈软无抵抗，颈静脉无怒张，气管居中，双侧甲状腺无肿大，双侧颈总动脉、锁骨下动脉及腹主动脉可闻及收缩期吹风样杂音。胸廓正常，双肺呼吸运动对称，双侧语颤对称，无胸膜摩擦感，双肺呼吸音清，未闻及明显干湿啰音及胸膜摩擦音。前正中线可见一长约30 cm 手术瘢痕，心前区无隆起及凹陷，心界正常，心率86 次/分，心律齐，心前区可闻及收缩期吹风样。周围血管征阴性。腹软，无压痛、反跳痛，肠鸣音 3 次/分，肝脾肋下、剑突下未及，麦氏点、双输尿管点无压痛，Murphy 征阴性。脊柱无畸形、压痛，四肢关节活动自如，四肢无浮肿，右侧桡动脉搏动较左侧稍弱，双足背动脉搏动正常。腱反射对称存在，双侧巴氏征阴性。

诊疗经过：入院后完善相关检查。血、尿、便常规，肝功能，肾功能大致正常。炎症指标：ESR 22 mm/h，hsCRP 7.75 mg/L，IgG 14.68 g/L，IgA 1.51 g/L，IgM 2.35 g/L，Fer 303 ng/mL，C3 1.296 g/L，C4 0.303 g/L。感染指标：PCT < 0.5 ng/mL，G 试验 50.50 pg/mL，GM 试验 0.62 μg/L，EBV - DNA、CMV - DNA 阴性，PPD 试验阴性，T. SPOT - TB 阴性。免疫指标：ANA 18 项、抗 ENA 阴性，ANCA：PR3 - ANCA > 200 RU/mL，IF - ANCA（+）

C1：20，MPO – ANCA 阴性，RF 99.1 IU/mL，IgG4 1050 mg/L（80～1400 mg/L）。影像学：锁骨下动脉超声显示头臂干远心段狭窄可能性大，头臂干远心段管壁增厚，需除外大动脉炎所致；上肢动脉超声显示右上肢动脉频谱呈狭窄下游改变；腹主动脉超声、下肢动脉超声未见明显异常。眼底、OCT、视野等未见明显异常。鼻窦冠状 CT：未见明显异常。主动脉管壁/心包病理：病变累及主动脉壁及其周围组织，可见较多淋巴细胞、浆细胞、中性粒细胞及散在多核巨细胞，伴坏死及微脓肿形成。病变符合肉芽肿性多血管炎（granulomatosis with polyangiitis，GPA）。胸部 CT：右上肺大片影伴多发空洞形成（图 29 – 3）。主动脉 CTA（图 29 – 4）：主动脉弓分支多发血管炎性改变，腹腔干、肾动脉多发狭窄和动脉瘤样改变。

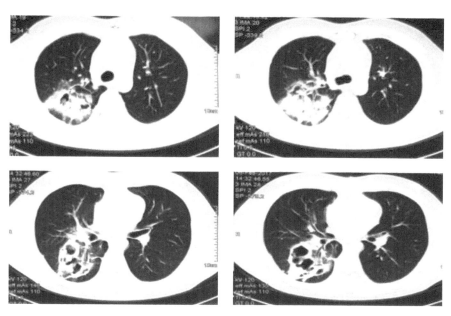

图 29 – 3　胸部 CT

治疗上给予甲强龙 80 mg ivgtt qd × 2 w→甲强龙 1 g × 3 d→泼尼松 70 mg po qd × 3 w→泼尼松 65 mg po qd × 1 w，此后规律减量；

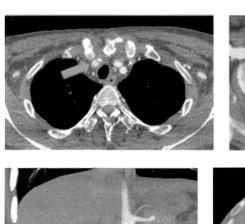
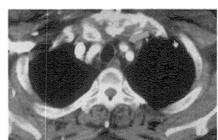
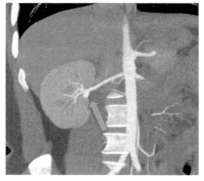
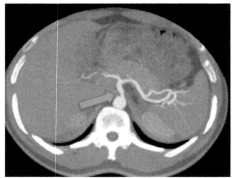

图 29 - 4　主动脉 CTA

IVIg 20 g × 3 d；环磷酰胺 0.2 g qod ivgtt × 4 w→环磷酰胺 100 mg qod po + 吗替麦考酚酯 0.5 g tid po。复方磺胺甲恶唑片 2 片 qd 预防性抗感染治疗。发热、咳嗽、咳痰、胸痛、关节痛及眼部症状明显缓解。

出院医嘱：嘱患者注意休息，加强营养，适当活动，避免过度劳累、预防感染；原发病方面，继续激素治疗，泼尼松 60 mg/日（12 片），每 1 周减 5 mg（1 片），至 40 mg/d（8 片），并于 1 个月后复诊决定下一步用量，继续碳酸钙 + 骨化三醇防治骨质疏松等对症支持治疗；继续免疫抑制剂治疗，环磷酰胺 0.1 g（2 片），隔日 1 次，口服治疗（已累积 9.625 g），吗替麦考分酯分散片 0.5 g（1 片），每日 3 次，口服治疗。注意监测血常规、肝功能、肾功能，如 WBC < 4 × 10⁹/L、PLT < 100 × 10⁹/L 或 ALT > 100 U/L 暂时停用，复诊调整用药；1个月后免疫科门诊随诊，如有不适，及时门急诊就诊。

鉴别诊断：肉芽肿性多血管炎又称韦格纳肉芽肿（Wegener's granulomatosis，WG）属于小血管炎，较少累及大血管（大、中、小血管炎均可累及各种大小的动脉，只是相应血管炎更易累及相应大小的血管，小血管炎可以有大血管受累的表现），需注意与以下疾病相鉴别（图29-5）。

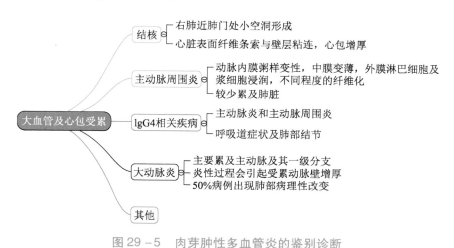

图29-5　肉芽肿性多血管炎的鉴别诊断

此病例的最终诊断：①肉芽肿性多血管炎；②大血管病变：主动脉夹层、升主动脉及主动脉弓置换术后；③肺部病变：肺内团块影；④眼部病变：左眼角膜病变。

临床讨论

根据1990年美国风湿病学会WG分类标准（表29-1），本例患者符合胸部影像学异常显示，结节、固定位置的浸润或空洞。病理活检提示动脉或血管周围区域的肉芽肿性炎症。患者经激素及环磷酰胺治疗后症状好转，考虑为GPA可能性大。GPA是一种坏死

笔记

性肉芽肿性血管炎，主要侵犯上呼吸道、下呼吸道及肾脏，亦可侵及皮肤、眼、心脏、关节及神经系统等，多为 c - ANCA、抗 PR3 抗体多为阳性，且与病情活动性相关。

表 29 - 1   1990 年 ACR 的 WG 分类诊断标准

序号	分类	诊断标准
1	鼻或口腔炎症	痛性或无痛性口腔溃疡，脓性或血性鼻腔分泌物
2	胸部 X 线片异常	胸部 X 线片示结节、固定浸润病灶或空洞
3	尿沉渣异常	镜下血尿（红细胞 > 5/高倍视野）或出现红细胞管型
4	病理性肉芽肿性炎性改变	动脉壁或动脉周围，或血管（动脉或微动脉）外区域由中性粒细胞浸润形成肉芽肿性炎性改变

2011 年美国风湿病学会等推荐将 "Wegener 肉芽肿" 改名为 "GPA"。GPA 是一种坏死性肉芽肿性血管炎，病变累及小动脉、静脉及毛细血管，偶尔累及大动脉，其病理以血管壁的炎症为特征，主要侵犯上呼吸道、下呼吸道和肾脏，通常从鼻黏膜和肺组织的局灶性肉芽肿性炎症开始，逐渐进展为血管的弥漫性坏死性肉芽肿性炎症。临床常表现为鼻和鼻旁窦炎、肺病变和进行性肾功能衰竭。还可累及关节、眼、耳、皮肤，亦可侵及心脏、神经系统等。该病男性略多于女性，发病年龄在 5 ~ 91 岁，40 ~ 50 岁是本病的高发年龄。

GPA 临床表现多样，可累及多系统。典型的 GPA 有三联征：上呼吸道、肺和肾病变。上呼吸道常为首发症状，如持续性流涕、鼻出血，甚至鞍鼻；咽鼓管的阻塞能引发中耳炎，导致听力丧失。肺部受累是基本特征之一，如 80% 以上的患者将在整个病程中出现肺部病变；胸闷、气短、咳嗽、咯血及胸膜炎是最常见的症状；约 1/3 的患者肺部影像学检查有肺内阴影，可缺乏临床症状。肾脏损

笔记

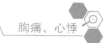

害，大部分病例有肾脏病变，出现蛋白尿、红细胞尿、白细胞尿及管型尿；无肾脏受累者称为局限型 GPA；部分患者在起病时无肾脏病变，但随病情进展可逐渐发展至肾小球肾炎。眼部受累，可累及眼的任何结构，表现为结膜炎、角膜溃疡、视网膜血管炎等。其他如皮肤黏膜、神经系统、关节病变等。

患者有上呼吸道症状，肺内出现结节、浸润及空洞影时，在常规筛查感染、肿瘤等疾病时，应考虑到血管炎的可能性。

诱导缓解期的治疗，大剂量激素（1 mg/kg）+CTX（3~6 个月，终生累积量≤25 g），或者激素 + 利妥昔单抗；重要脏器受累，如肾衰（Cr > 500 μmol/L）或肺出血，需考虑血浆置换治疗。

病例点评

根据 1990 年美国风湿病学会 WG 分类标准，患者存在胸部典型影像学特点及肉芽肿性多血管炎的病理结果，考虑肉芽肿性多血管炎诊断明确。未经治疗的 GPA 病死率可高达 90% 以上，经激素和免疫抑制剂治疗后，GPA 的预后明显改善。大部分患者通过用药，尤其是糖皮质激素加环磷酰胺联合治疗和严密的随诊，能诱导和维持长期的缓解。影响预后的主要因素是高龄、难以控制的感染和不可逆的肾脏损害。

参考文献

1. NTATSAKI E, CARRUTHERS D, CHAKRAVARTY K, et al. BSR and BHPR guideline for the management ofadults with ANCA – associated vasculitis. Rheumatology (Oxford), 2014, 53 (12): 2306 – 2309.

030 抗磷脂综合征合并肺动脉栓塞 1 例

病历摘要

患者男性，54 岁，教师，主诉：突发胸痛、喘憋 5 天。患者 5 天前无明显诱因于上楼梯时突发胸痛、喘憋、气短，休息后可缓解，平地活动无明显异常，就诊外院查心脏彩超显示左室壁增厚，三尖瓣轻度反流，中度肺动脉高压（53 mmHg），左室舒张功能减低。D – Dimer 10.6 mg/L。胸部 CT 平扫未见异常。给予丹参、单硝酸异山梨酯、低分子肝素等治疗症状无明显缓解，伴双小腿疼痛、拒按，无明显水肿，另出现低热 T_{max} 37.5 ℃。当地医院考虑肺栓塞可能性大，因考虑肌酐升高，未行 CTPA 检查，建议转至上级医院，遂于 3 天前就诊于我院急诊，查 SaO_2 95% 。血气分析：pH 7.429，PaO_2 72.3 mmHg，$PaCO_2$ 33.5 mmHg。生化检查：Cr 177 $\mu mol/L$，cTnI 0.128 $\mu g/L$，D – Dimer 10.56 mg/L，超声示双侧小腿肌间静脉血栓形成可能，CTPA 示右肺动脉主干远端、双侧分支多发血栓形成，诊断"肺栓塞"明确，予肝素泵入维持 APTT 45 ~ 60 s，患者气短、喘憋缓解，双小腿疼痛缓解，未再发热，无明显皮肤、黏膜出血表现，为进一步诊治收入 EICU 病房。

既往史： 肾结石，高血压。

个人史： 偶饮酒，吸烟 20 年，6 ~ 7 支/天。

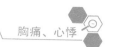

查体： P 63 次/分，R 19 次/分，BP 161/76 mmHg，SpO_2 96%（鼻导管 3 L/min），神志清楚，双肺未闻及干湿性啰音，心律齐，各瓣膜区未闻及杂音，腹软，无压痛，双下肢水肿，足背动脉搏动正常。

诊疗经过： 患者入院后完善辅助检查。血气分析：pH 7.405，$PaCO_2$ 38.3 mmHg，PaO_2 67.0 mmHg，Lac 1.8 mmol/L。血常规：WBC 7.43×10^9/L，NEUT% 70.4%，HGB 139 g/L，PLT 301×10^9/L。血涂片阴性。生化检查：Cr 151 μmol/L，NT – proBNP 180 pg/mL，cTnI < 0.017 μg/L，ALT 28 U/L，Alb 39 g/L，TBil 7.1 μmol/L，DBil 1.7 μmol/L，K^+ 4.0 mmol/L，BNP 23 ng/L。凝血功能检查：PT 14.1 s，INR 1.16，Fbg 4.26 g/L，APTT 81.8 s，TT > 150 s，D – Dimer 3.86 mg/L。HCY 43.7 μmol/L。尿常规：BLD 200 Cells/μL，PRO TRACE g/L，WBC NEG Cells/μL。炎症指标：ESR 32 mm/h，hsCRP 9.44 mg/L，PCT 无明显异常。血液/肿瘤：血/尿免疫固定电泳 3 项、肿瘤标志物阴性；血清蛋白电泳 α1 5.6%。24 h 尿蛋白定量：未见明显异常。易栓症：APC 抵抗、蛋白 C、蛋白 S 均为阴性，AT – Ⅲ 62%。HbA1c 5.2%，TSH3 6.285 μIU/mL。抗磷脂抗体谱：ACA（+），β2GP1 29 RU/mL。抗核抗体谱（18 项）：ANA（+）H1:320；补体 2 项、抗 ENA（4+7）、LA 阴性。

床旁超声心动图：双房增大，主动脉瓣增厚，轻度主动脉瓣关闭不全，左室松弛功能减低。下肢深静脉超声：双侧小腿肌间静脉血栓形成可能。彩色多普勒超声：轻度脂肪肝，双肾多发结石，右肾集合系统分离伴输尿管上段扩张，右肾囊肿。MRU 常规：右侧输尿管膀胱入口附近结石；右侧肾盂、肾盏、输尿管全程积水扩张。头颅 CT 平扫：未见明显异常。CTPA：双肺动脉多发肺栓塞；双下肺胸膜下多发斑片索条影；双肺门、纵隔多发小淋巴结；双侧

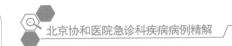

胸膜增厚；甲状腺右侧叶钙化灶，建议进一步超声检查；肝顶部囊肿可能。血管超声：肾动脉、肠系膜血管、髂动脉未见明显异常；右侧锁骨下动脉起始处斑块形成。PET - CT：全身未见明确恶性肿瘤征象；十二指肠降部代谢增高；双肺下叶索条斑片影，未见代谢增高，陈旧性病变可能；右肾盂内结石，前列腺增大伴钙化；部分腰椎退行性变。

会诊： 眼科会诊表示屈光不正，眼底未见异常。血液科会诊：首先考虑弥漫性结缔组织病（connective tissue disease，CTD）相关血栓形成，肝素/低分子肝素抗凝治疗 2 周可过渡口服抗凝，监测 D - Dimer。免疫内科会诊：考虑 APS 可能性大，加用羟氯喹 0.2 g bid，监测尿常规，查眼底情况，继续抗凝治疗，但须进一步除外其他高凝、血栓因素；筛查其他动静脉血管情况，如条件允许可行 PET - CT，筛查血管炎 + 肿瘤。

入院后考虑肺栓塞诊断明确，血流动力学稳定，予肝素抗凝逐步过渡为低分子肝素，肝素抗凝期间查抗凝血酶 X 因子活性 83.8%。肝素、低分子肝素抗凝满 2 周后过渡为口服华法林（华法林敏感性基因检测：*CYP2C9* 基因型 *CYP2C9 × 1/ × 1*，*VKORC1* 基因型 *VKORC1 - 1639 AA*），12 月 21 日查 INR 2.48 已达标，复查凝血 D - Dmier 下降至正常，双下肢深静脉超声较前无明显变化。病因方面：筛查血液/肿瘤未见异常，易栓症筛查 AT - Ⅲ 62%，血液科会诊考虑血栓后改变；免疫科考虑 CTD，APS 可能大，继续给予抗凝、羟氯喹治疗，定期免疫门诊随诊。双肾结石、急性肾功能不全方面，遵泌尿外科意见加用盐酸坦索罗辛治疗，适当饮水，患者间断排石，复查肌酐水平逐渐下降至 102 μmol/L，尿常规未见明显异常，12 月 10 日复查泌尿系统超声右肾囊肿，左肾可疑小结石，前列腺增大伴钙化。

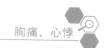

出院医嘱： 患者出院后嘱其继续口服华法林 4.5 mg（1.5 片），每日 1 次，注意监测 INR，目标 INR 2～3，呼吸内科门诊随诊，复查 CTPA、下肢静脉彩超；羟氯喹每次 0.2 g（2 粒），每日 2 次，风湿免疫内科随诊，复查炎症指标、抗磷脂抗体谱、抗核抗体谱等免疫相关指标，定期复查眼底；盐酸坦索罗辛 0.2 mg（1 粒），每晚 1 次，餐后服用，泌尿外科随诊，必要时复查泌尿系统超声；硝苯地平控释片 30 mg（1 片），每日 1 次，监测血压，早晚各 1 次，建议血压控制在 100～140/60～90 mmHg。

此病例的最终诊断： 肺栓塞；弥漫性结缔组织病（抗磷脂抗体综合征可能性大）；双小腿肌间静脉血栓形成；双肾多发结石；高血压（2 级，高危组）。

🔬 临床讨论

本例患者为中年男性，表现为活动后突发喘憋、气短，伴有双下肢疼痛，辅助检查提示 D－Dmier 升高，心肌酶轻度升高（0.128 μg/L），心脏超声提示可能肺动脉高压，双下肢深静脉超声示双侧小腿肌间静脉血栓形成，CTPA 可见右肺动脉主干远端、双侧分支多发血栓形成，综合上述症状体征及辅助检查，考虑急性肺栓塞诊断明确。

临床上一旦肺栓塞诊断明确，初始评估至少需要考虑 3 个方面：①严重程度评估：即是否存在血流动力学不稳定。血流动力学不稳定的肺栓塞也称为大块或高危型肺栓塞。血流动力学稳定的肺栓塞，若伴有右心室劳损则称为次大块或中危型肺栓塞，无右心室劳损证据时则称为低危型肺栓塞。血流动力学不稳定肺栓塞是指引起低血压的肺栓塞。本例患者病程中无明显低血压、休克，但有右心功能不全（肺动脉高压）和心脏标志物升高，评估为中高危型肺栓塞。②病因评估：肺栓塞患者血栓形成的病因可分为遗传性和获得性两类。遗传性血栓形成倾向是 VTE 的一种遗传倾向。遗传性高凝状态的最常见原因为因子 V Leiden 突变和凝血酶原基因突变，占 50%～60% 的病例。其余大部分病例为蛋白 S、蛋白 C 和抗凝血酶缺陷。获得性危险因素或易感因素包括既往血栓事件、近期大手术史、存在中心静脉置管、创伤、制动、恶性肿瘤、妊娠、使用口服避孕药或肝素、骨髓增生性疾病、抗磷脂综合征等。本例患者需要重点评估筛查获得性因素，包括恶性肿瘤、骨髓增殖性疾病及抗磷脂综合征等，在排除获得性因素后再考虑遗传性因素所致。③初始治疗：该患者肺栓塞诊断明确，属于中高危人群，血流动力稳定，出血风险低，应该考虑行抗凝治疗，另外需要密切监测血流动力学情况，若出现病情加重，可能需要行溶栓或有创呼吸、血流动力学支持等措施。

抗磷脂综合征（antiphospholipid syndrome，APS）的定义由以下两方面组成：①血浆中存在至少 1 种被称为抗磷脂抗体（antiphospholipid antibody，aPL）的自身抗体。②出现以下临床表现中的至少 1 种：静脉或动脉血栓形成，或妊娠并发症。目前，国际上认可的 3 大抗磷脂抗体包括抗心磷脂抗体、抗 β2GP1 及狼疮抗凝物。APS 可作为原发疾病发生，或可在有基础全身性自身免疫性疾病的情况下发生。本例患者肺栓塞诊断明确，同时存在抗 β2GP1，ANA（+）H1：320，无恶性肿瘤证据，考虑结缔组织病并发 APS 可能性大，虽然无法确定为哪一种类型的 CTD。治疗上，针对肺栓塞方面，加用了抗凝治疗（肝素→低分子肝素→华法林）；CTD 方面，加用了羟氯喹的口服治疗。

笔记

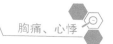

病例点评

这是 1 例诊断考虑为抗磷脂综合征所致肺栓塞的患者。抗磷脂综合征是一种非炎症性自身免疫病，临床上以动脉、静脉血栓形成、习惯性流产及血小板减少等症状为表现，血清中存在抗磷脂抗体，上述症状可单独或多个存在。抗磷脂综合征可分为原发性和继发性，继发性多见于系统性红斑狼疮或类风湿关节炎等自身免疫性疾病。主要是对症治疗，抗凝治疗主要针对血栓患者，常用的抗凝药物包括肝素、低分子肝素、华法林等。临床上部分罕见的可能危及生命的 APS 患者被称为灾难性抗磷脂综合征（catastrophic antiphospholipid syndrome，CAPS），特征为广泛的血栓性病变，并伴有器官损害，应早期积极治疗，包括抗凝、糖皮质激素，以及对重症病例还要进行血浆置换和（或）静脉注射免疫球蛋白治疗，临床上需警惕。

031 嗜铬细胞瘤危象 1 例

病历摘要

患者女性，24 岁，主诉：恶心、呕吐 3 天，胸闷、胸痛伴喘憋 1 天。患者于 3 天前受凉后出现咳嗽、咳痰，伴恶心、呕吐，无发热、头晕、头痛，自服感冒药物（具体不详），症状较前减轻。昨日 8 时患者恶心、呕吐较前加重，呕吐胃内容物，无呕血及咖啡样物，伴头痛，就诊于某县级医院，行颅脑 CT 未见出血，不除外脑炎。胸腹盆 CT：心影饱满，心包积液；右侧少量胸腔积液；胆汁淤积；右肾上腺区混杂密度影。给予甘露醇脱水治疗，效果不佳，遂转院至某医学院附属医院就诊。查血常规：WBC 34.61×10^9/L，NEUT% 82.3%。生化检查：AST 54 U/L，LDH 856 U/L，CK 402.25 U/L，CKMB 95.87 U/L，Cr 201 μmol/L。血气分析：pH 6.92，PaO_2 117 mmHg，$PaCO_2$ 36 mmHg，Lac 10.8 mmol/L。不除外"心肌炎"，建议转院，遂来我院急诊就诊，转院途中胸闷、憋喘症状较前明显加重，伴明显胸痛及意识障碍。入急诊抢救室后予气管插管、机械通气，持续泵入多巴胺升压，WBC、PCT 及 Lac 均升高，考虑合并重症感染，胃肠道感染可能，肺部感染不除外，留取血培养并应用亚胺培南+盐酸万古霉素抗感染治疗，治疗过程中 Cr 上升，K^+ 6.4 mmol/L，少尿，考虑急性 AKI，给予 CRRT 治疗，因患者多脏器功能衰竭，病情危重，转入 EICU 继续治疗。

既往史：长期中-重度贫血，头痛 2 年余，病因不详。

个人史、家族史：均无特殊。

查体：T 36.5℃，BP 98/48 mmHg［去甲肾上腺素 0.3 μg/（kg·min）］，HR 133 次/分，SpO_2 100%（呼吸机通气，VC 模式，VT 300 mL，f 18 次/分，FiO_2 21%）。镇静状态，双肺呼吸音粗，未闻及干湿啰音，心律 133 次/分，心律齐，无杂音，腹软，肠鸣音 3 次/分，四肢无浮肿，病理征未引出。

诊疗经过：患者于 2018 年 11 月 29 日至 2019 年 2 月 3 日在我院住院治疗。血常规：WBC 30.08×10^9/L，NEUT% 84.7%，HGB 86 g/L，MCV 70.4 fl，PLT 233×10^9/L。生化检查：ALT 383 U/L，TBil 7.0 μmol/L，Alb 40 g/L，Cr 210 μmol/L，Urea 12.99 mmol/L，K^+ 4.1 mmol/L。凝血功能检查：PT 25.4 s，INR 2.16，APTT 146.4 s，TT > 150 s，D - Dimer 11.46 mg/L。心肌酶谱：CK 3025 U/L，

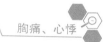

CKMB - mass 87.9 μg/L，cTnI 32.174 μg/L，Myo 11 080 μg/L。NT - proBNP：8736 pg/mL。MEN 筛查：（ - ）；PCT < 0.05 ng/mL。甲状腺及颈部淋巴结超声：未见明显异常。血 F（8 时）8.4 μg/dL，血浆 ACTH（8 时）21.7 pg/mL，血 F（0 时）< 0.50 μg/dL。

血/尿毒物检验阴性。病毒学：RV - IgG（ + ），CMV - IgG（ + ），HSV - 1 - IgG（ + ），RV - IgM、CMV - IgM、HSV - 1 - IgM 均为阴性。感染：留取外周血 + 导管血培养，未培养出致病菌。免疫：ANA、ANCA 无异常。血浆儿茶酚胺及其代谢产物：NMN 12.50 nmol/L→7.55 nmol/L，24 h 尿儿茶酚胺：NE 75.22 μg/24 h，E 1.09 μg/24 h，DA 51.08 μg/24 h。PTH、性激素 + PRL、肿瘤标志物无异常。生长抑素受体显像：右肾上极水平生长抑素受体可疑表达病灶，余全身各部位始终未见异常放射性减低或浓聚区。断层显像：右肾上腺区约 3.2 cm×4.1 cm 类圆形肿块影，呈不均匀放射性摄取异常增高，结合病史，考虑神经内分泌肿瘤可能性大。肾上腺超声：右肾上腺区囊实性占位，实性为主，血流丰富，不除外嗜铬细胞瘤。MIBG 显像结果未归。

头颅 CT 显示双侧大脑实质肿胀，灰白质分界欠清，右侧显著；右侧脑实质可疑片状密度减低影；左侧上颌窦炎性改变可能。ECHO：心脏结构与功能未见明显异常，LVEF：72%。心肌灌注延迟成像动态 MRI 均未见明显异常。延迟扫描左室侧壁中段心肌心外膜下及心肌中层斑片样延迟强化，符合心肌炎表现。TCD：颅内血管血流无异常。头常规 MRI：左侧上颌窦、蝶窦及右侧筛窦黏膜增厚；余无异常。下肢深静脉彩超、四肢动脉彩超、颈动脉及椎动脉彩超、肾动脉彩超未见异常。乳腺及腋窝淋巴结超声：双乳实性结节，BI - RADS 3。

治疗方面给予气管插管 + 机械通气，维持呼吸功能稳定，12 月

3 日脱机拔管，并鼓励咳痰；应用血管活性药物维持 MAP 65 ~ 70 mmHg，每日保持液体负平衡，减轻心脏负荷，尿量约 2000 mL/d；口服比索洛尔控制心室率；应用哌拉西林他唑巴坦 4.5 g q8h 控制感染；予以多烯磷脂酰胆碱及异甘草酸镁保肝治疗；输注 2 U 红细胞纠正贫血，并给予口服铁剂及复合维生素。逐渐过渡至正常饮食，体温稳定后于 12 月 7 日停用抗生素；加用辅酶 Q 10 片、盐酸曲美他嗪营养心肌治疗；继续予琥珀酸亚铁及维生素 C 补铁治疗。

结合病史及相关内分泌检查提示，患者嗜铬细胞瘤诊断基本明确，遵内分泌科会诊意见，加用酚苄明治疗，目前维持酚苄明 5 mg q8h，控制血压，伊伐布雷定 5 mg bid，控制心率。入院后继续口服酚苄明 5 mg q8h、伊伐布雷定 5 mg bid，患者有鼻塞，每日排 1 次成形软便，体重较前增加 3.5 kg，每日监测卧立位血压提示立位血压较卧位下降，SpO_2 98%，双手肢端稍凉，无潮湿。考虑患者右肾上腺嗜铬细胞瘤定性、定位诊断明确。泌尿外科会诊考虑患者手术适应证明确，可转入泌尿外科择期行手术。于 2019 年 1 月 28 日在全麻下行腹腔镜右肾上腺嗜铬细胞瘤切除术，当日夜间顺利脱机拔管，血压、心率维持平稳，术后第 4 天拔除尿管，术后第 5 天拔除肾周引流管，恢复顺利，予以出院。术后病理回报：肾上腺嗜铬细胞瘤。免疫组化结果：Melan - A(-)，AE1/AE3(-)，CgA(+)，Ki - 67（index 1%），S - 100（支持细胞 + ），α - inhibin（灶 + ），Calretinin(-)，Syn(+)，Vimentin(+)。

鉴别诊断： 患者主要表现为心脏损害，病因方面，需鉴别各种原因相关的心肌损害。

（1）免疫相关：患者青年女性，为自身免疫病高发人群。但患者无自身免疫病相关临床表现，查 ANA、ANCA 均为阴性，考虑可

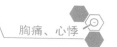

能性较小。但仍需警惕免疫相关大动脉炎可能，监测患者四肢血压，如病情许可，行外周动脉超声检查。

（2）其他感染：如细菌性心肌炎。患者病程中出现低热，WBC、PCT 升高，不除外细菌感染可能。但患者细菌培养阴性，病程具有自限性，此为不支持点。继续完善病原学检查，排除诊断。

（3）毒物相关：患者毒检阴性，考虑可能性较小。

（4）嗜铬细胞瘤相关：患者以胃肠道症状急性起病，后出现心脏受累，右肾上腺区混杂密度影，不能除外嗜铬细胞瘤所致心肌病。需继续查血/尿儿茶酚胺及其代谢产物水平，排除诊断。

（5）贫血相关：患者长期中 – 重度贫血，心脏受累早期可致高容量心脏病变。但贫血相关心肌病常为慢性病程，此次急性起病不能除外贫血性心肌病参与可能。

此病例的最终诊断：右肾上腺嗜铬细胞瘤；儿茶酚胺性心肌病；双侧乳腺结节。

临床讨论

　　嗜铬细胞瘤危象的定义是儿茶酚胺突然大量释放后出现的机体血流动力学不稳定，最终导致器官功能损害或丧失。嗜铬细胞瘤危象最常见的表现是高血压危象或儿茶酚胺性心肌病，全身其他各系统功能障碍可表现为心肌病、心肌梗死、心律失常、心源性休克、肺水肿、急性呼吸窘迫综合征、咯血、脑卒中、椎动脉夹层、急性肾损伤、急性肝损伤、肠梗阻、肠穿孔、血糖异常、乳酸性酸中毒、酮症酸中毒、横纹肌溶解、血栓症、肾上腺出血等。

　　为诊断和评估是否存在嗜铬细胞瘤，我们需要完善相关检验和

笔记

检查。当满足下述检验结果中的 1 项或多项时，即为儿茶酚胺分泌瘤检测阳性。24 h 尿液分馏甲氧肾上腺素类物质和儿茶酚胺：NMN > 900 μg/24 h 或 MN > 400 μg/24 h，去甲肾上腺素 > 170 μg/24 h，肾上腺素 > 35 μg/24 h，多巴胺 > 700 μg/24 h。血浆分馏甲氧肾上腺素类物质：血浆 MN 和 NMN 的正常范围取决于采集血样的方法为抽血前禁食 1 夜，并留置导管 20 分钟后取血；该方法排除嗜铬细胞瘤的诊断临界值为 MN < 0.3 nmol/L，NMN < 0.66 nmol/L。

定位嗜铬细胞瘤——通常首先行腹腔和盆腔 CT 或 MRI 检查。因肿瘤直径大多在 3 cm 或 3 cm 以上，两项检查均可发现几乎所有的散发性肿瘤，故两者都是合理的首选检查。如果存在嗜铬细胞瘤的临床和生化证据，但腹腔和盆腔 CT 或 MRI 检查结果为阴性，首先应当重新考虑诊断。如果仍然考虑嗜铬细胞瘤的可能性较大，下一步可行 [123]I 间位碘代苄胍（metaiodobenzylguanidine，MIBG）闪烁成像。MIBG 是一种类似去甲肾上腺素的化合物，会被肾上腺素能组织摄取。MIBG 扫描可发现 CT 或 MRI 不能发现的肿瘤，或者在 CT 或 MRI 检查结果为阳性时检测到多发肿瘤。

本例患者为青年女性，受凉后出现 MODS（累及心、肝、肾、胃肠道）、心力衰竭、心源性休克、严重心律失常，化验提示心肌酶明显升高，合并急性肝功能、肾功能损伤，ECHO 提示 EF 值明显减低，符合暴发性心肌炎诊断。入院后完善毒检、病原学检查，细菌培养无阳性结果。患者在病程第 3 天病情到达高峰，对症支持治疗后病情逐渐好转，有自限性倾向，考虑患者病毒性心肌炎可能性大。但血常规提示 WBC 升高，无明确病毒相关病原学证据，此为不支持点。需继续完善相关抗原、血清学指标，如柯萨奇病毒、细小病毒 IgM 抗体。明确诊断需依靠心肌活检，但结合患者临床特点，考虑诊断相对明确。心肌活检病原性阳性率相对较低，且当前

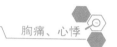

病情逐渐好转，考虑可继续当前对症支持治疗，暂不行心肌活检。待患者肾功能好转后完善 CMR 检查，明确心肌永久及可逆性病变情况，指导预后。

📋 病例点评

本例患者为青年女性，恶心、呕吐起病，迅速出现胸闷、胸痛伴喘憋，急性左心衰，原因不明，CT 发现的右肾上腺区混杂密度影给了我们关键的提示，深入检查明确了右肾上腺嗜铬细胞瘤，从而解释了全貌，并且通过手术彻底解决了问题。

儿茶酚胺分泌瘤是一类罕见的肿瘤，可能仅发生于不到 0.2% 的高血压患者中。据估计，嗜铬细胞瘤的年发病率大约为每年 0.8/ 百万。然而这一估计值可能偏低，因为一项病例系列研究发现，有 50% 的嗜铬细胞瘤是通过尸检诊断的。尽管嗜铬细胞瘤可能发生于任何年龄，但最常见于三四十岁，且在男性与女性中同样常见。约 50% 的嗜铬细胞瘤患者有症状，且症状通常是阵发性的。

嗜铬细胞瘤患者的经典症状三联征包括：阵发性头痛、发汗、心动过速。约一半患者有阵发性高血压；其余患者中大多数有原发性高血压（以往称为"特发性"高血压）或血压正常。大多数嗜铬细胞瘤患者并没有这 3 种经典症状，而具有原发性高血压的患者可能有阵发性症状。大约 95% 儿茶酚胺分泌瘤位于腹部，其中 85%～90% 位于肾上腺内（嗜铬细胞瘤），5%～10% 是多发性的。10%～15% 儿茶酚胺分泌瘤在肾上腺外，被称为分泌儿茶酚胺的副神经节瘤。约 10% 的儿茶酚胺分泌瘤是恶性的（一项报道中为 8.5%，另一项报道中为 13%）。

笔记

恶性嗜铬细胞瘤在组织学及生化方面与良性肿瘤相同。存在恶性嗜铬细胞瘤的唯一可靠线索是肿瘤局部侵袭周围组织和器官（如肾脏、肝脏）或远处转移，远处转移甚至可发生于手术切除后 20 年。因此，即使病理检查认为嗜铬细胞瘤或副神经节瘤为"良性"，所有患者仍需要长期随访以确认其确为良性。

参考文献

1. 陈彦. 嗜铬细胞瘤危象. 福建医药杂志，2017，39（2）：15－19.

032 特发性系统性毛细血管渗漏综合征 1 例

病历摘要

患者女性，40 岁，主诉：反复心悸、胸闷伴水肿 1 年半，加重 1 周。1 年半前，患者无诱因出现咽痛，2 日后出现心悸、胸闷气短，否认发热、咳嗽、咳痰、胸痛，伴左下肢疼痛，NRS 8 ~ 9 分，否认肿胀、皮温升高，逐渐出现全身水肿（颜面为著），伴有双下肢疼痛、麻木。因喘憋、水肿症状加重，就诊当地医院，测 BP 90/75 mmHg、HR 142 次/分，血气分析（FiO_2 50%）：pH 7.255，$PaCO_2$ 30.8 mmHg，PaO_2 277.6 mmHg，HCO_3^- 11.7 mmol/L，Lac 6.4 mmol/L。血常规：WBC 50.6×10^9/L，NEUT 40.4×10^9/L，HCT 75.1%，HGB 226 g/L，PLT 433×10^9/L。肝功能、肾功能：Alb 16.2 g/L，Cr 108 μmol/L。考虑低血容量性休克，予静脉输入

白蛋白、补液容量支持、血液滤过等，胸闷、水肿明显好转，复查血常规：WBC $16.5 \times 10^9/L$。

1年前，患者开始反复发作胸闷气短、全身水肿（颜面为著），每月发作2~3次，多次就诊急诊查血常规WBC（13.4~31.7）× $10^9/L$，曾查血免疫固定电泳：IgG κ（+），尿 κ（+），每次予补液（晶体＋胶体）治疗后可好转。

此后患者仍间断发作，频率由每月4次逐渐增加至每月6次，为进一步诊治就诊我院门诊，查血常规：WBC $13.51 \times 10^9/L$，HCT 35.8%。血涂片：未见明显异常。免疫指标：C3 0.659 g/L↓、C4 0.10 g/L；抗核抗体、抗双链DNA、抗可溶性核蛋白抗体、抗中性粒细胞胞浆抗体、抗磷脂综合征相关抗体均为阴性，血IgG κ型M蛋白、尿游离κ型M蛋白均为阳性。1周前再次发作心悸、胸闷、水肿、低血压，急诊抢救室予积极抗休克治疗后，为进一步诊治收入急诊综合病房。

病程中，患者否认发热、皮疹、光过敏、雷诺现象，否认口干／眼干、口腔／会阴溃疡、肌肉／骨／关节／关节红肿热痛等。发病以来，患者饮食、睡眠欠佳，大小便正常，体重无明显下降。

既往史：无慢性病、传染病、重大手术、外伤史。

个人史：无食物、药物过敏史，无特殊化学品及放射性物质接触史，无动物接触史及生牛肉、羊肉接触史。

月经史、婚育史：月经正常。孕2产2，子女体健。

家族史：否认家族中有类似疾病史、肿瘤、遗传病史。

查体：心肺腹无特殊。双上肢近远端肌力Ⅴ级，双下肢近端肌力Ⅳ级。左下肢膝以下触痛觉减弱。

诊疗经过：患者入院后完善相关检查。血常规：WBC $15.54 \times 10^9/L$，NEUT $10.62 \times 10^9/L$；肝功能、肾功能、心肌酶、凝血无特殊。炎

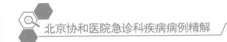

症指标：ESR 2 mm/h，hsCRP 0.15 mg/L，IL-6 11.5 pg/mL，IL-8 660 pg/mL↑，IL-10 4.8 pg/mL，TNF-α 26.8 pg/mL。免疫指标：补体、免疫球蛋白、补体、抗核抗体谱均为阴性。肿瘤标志物：M 蛋白 5.5%（3.90 g/L），血游离 κ 链 58.5 mg/L，游离 λ 链 22.5 mg/L，游离 κ/λ 2.6；血 IgG κ 型 M 蛋白（+），尿游离 κ 型 M 蛋白（+）。内分泌指标：甲功、FSH、LH、T、E、P 基本正常，VEGF 982 ng/L↑。骨穿涂片+活检正常。腰椎穿刺脑脊液：压力 160 mmH$_2$O，外观无色透明，细胞总数 1×10^6/L，CSF-Pro 0.40 g/L，CSF-Cl$^-$ 110 mmol/L，CSF-Glu 2.5 mmol/L，细胞学未见明显异常。超声心动图正常。四肢动脉/深静脉、下肢浅静脉超声无特殊。上肢浅静脉超声：右侧锁骨下静脉血栓形成。肌电图：左腓神经损害（感觉纤维）。全身骨显像：未见异常代谢增高灶。神经内科会诊：目前左腓神经病变与 M 蛋白关系不明确，继续观察病情变化，必要时完善神经活检；继续营养神经对症支持治疗。

住院期间患者再发胸闷、憋气，逐渐出现全身水肿、肢端皮温降低，伴有少尿，测 BP 75/50 mmHg、HR 122 次/分，查 WBC 40.59×10^9/L、HCT 68.3%，Alb 28 g/L。结合患者临床特点，考虑特发性系统性毛细血管渗漏综合征（idiopathic systemic capillary leak syndrome，ISCLS）诊断基本明确，合并 M 蛋白，目前暂无明确临床意义，继续监测。治疗方面，给予大量补液（晶体+胶体，包括白蛋白及琥珀酰明胶），纠正休克同时，予 IVIg 10 g ivgtt qd×3 d，患者血压、心率逐渐恢复正常，水肿完全消退、体重恢复，WBC 降至 7.60×10^9/L、Alb 升至 38 g/L；患者症状平稳，并无特殊不适。根据文献报告，拟后续予小剂量 IVIg 维持，每月 2.5~10 g 静脉输注，出院观察症状，监测体重、尿量，门诊随诊；患者 M 蛋白

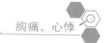

意义未明，血液内科、神经内科长期随诊，定期复查 SPE、IFE、sFLC 等，必要时加沙利度胺治疗。上肢血栓方面，与华法林口服抗凝治疗，检测 INR 2～3。

出院医嘱：嘱患者出院后继续静脉输注 IVIg（每月 5～10 g），规律复查，及时急诊就诊；如有 M 蛋白明显升高或血游离轻链比值显著改变，血液内科门诊随诊，必要时可考虑加用沙利度胺；华法林抗凝治疗，检测 INR 2～3；继续口服甲钴胺（3 次/日、1 片/次），神经内科门诊随诊。

鉴别诊断：本病诊断为排除性诊断，需排除其他引起该表现的疾病。

（1）低白蛋白合并低血容量：快速发生的低白蛋白血症主要考虑丢失/转移，途径主要有消化道、肾脏、第三间隙；患者症状发作时无大量蛋白尿、消化系统症状等证据，目前主要考虑为白蛋白转移到第三间隙所致低白蛋白血症。

（2）喘憋、气短：主要应鉴别肺栓塞（pulmonary embolism，PE）。PE 可急性起病，导致胸闷、气促等，急性右心衰可致水肿，患者存在肢体血栓病史，PE 不能除外；但难以解释发作性水肿、水肿颜面部较重而下肢较轻的特点。

（3）严重感染性休克导致的毛细血管渗漏综合征：前提是有明确的感染，逐渐出现脓毒症，感染性休克非常严重时才可能导致毛细血管渗漏。而此患者反复发作都无相应的改变，可基本除外。

此病例的最终诊断：特发性系统性毛细血管渗漏综合征；单克隆免疫球蛋白血症（IgG κ 型）；左侧腓神经损害（感觉纤维）；右侧锁骨下静脉血栓形成。

临床讨论

特发性系统性毛细血管渗漏综合征是一种以严重低血压、低白蛋白血症和血液浓缩发作为特征的罕见疾病。全世界已报道的 ISCLS 约为 150 例，主要发生于中年人，但也有小至 5 月龄的儿童病例的报道。尽管许多 ISCLS 患者伴有单克隆丙球蛋白病，但本病的病因尚不清楚，目前存在多种假说，涉及单克隆丙球蛋白的作用、血管内皮生长因子和血管生成素 2 异常、内皮细胞凋亡、白细胞介素 – 2 的参与、炎症介质包括白三烯类和 TNF – α 的作用。ISCLS 发作通常呈现出 3 个阶段：前驱期、液体外渗期和液体恢复（补充）期。发作频率和严重程度存在明显的患者间差异。有些患者一生仅发作 1 次，而有些患者每年发作数次。前驱期：约 50% 的患者可在发作前 1～2 日出现前驱症状，如激惹、乏力、腹痛、恶心、四肢肌痛、烦渴及体重突然增加，约 30% 的患者有前驱性上呼吸道感染或流感样疾病伴发热。液体外渗期：毛细血管渗漏于前驱期后 1～4 日发，表现为低血压、血液浓缩和低白蛋白血症的三联征，其他表现包括全身水肿、腹水、双侧胸腔积液、心包积液，以及脑水肿和脑病。液体恢复（补充）期：数日后外渗期结束，外渗的体液被吸收回血管内，特征是维持血容量所需的静脉补液量减少，患者在此期发生血管内容量超负荷和肺水肿的风险较高。不过也有少数患者呈现慢性进展病程，表现为进行性全身水肿及胸腔和心包积液。

ISCLS 最终是一个排除性诊断，诊断条件是患者出现 1 次或多次血管内低血容量、全身水肿和诊断性三联征（低血压、血液浓缩和低白蛋白血症）的发作，并且无可识别的其他原因。存在单克隆

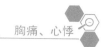

丙球蛋白病支持本病的诊断，但不是必要指标。鉴别诊断包括严重脓毒症或脓毒性休克、金黄色葡萄球菌中毒性休克综合征（toxic shock syndrome，TSS）、全身性过敏反应（系统性肥大细胞增多症的表现之一或某种特定变应原造成的反应）和某些药物反应。ISCLS 偶可表现为急性皮肤水肿而无低血压，此时需除外遗传性血管性水肿。

治疗方面，每次发作前后都必须评估容量状态、组织灌注、血压及有无肺水肿。尤其需关注患者是否有从发作的外渗期向恢复期转换的征象。早期恢复灌注的措施包括连续输注静脉用液体（优选晶体液），大部分胶体液不适用于 ISCLS 患者，因为分子量≤200 KDa 的蛋白（如白蛋白）在外渗期会从血管内渗漏至间质间隙；静脉血管加压药可能有助于出现心源性肺水肿的患者或接受充分液体复苏后仍有低血压的患者；需要时可使用血管活性药和输红细胞治疗。补液期间同时检测再灌注评估指标：如平均动脉压、$ScvO_2$、CVP 和尿量等，虽然乳酸盐水平常在灌注恢复后仍然是升高的，但其水平持续上升则提示灌注不足复发，提示按照上述方法重新恢复灌注。转化至恢复期后，治疗重点转而防止出现血管内容量超负荷及其并发症，几乎所有患者均需在恢复期使用利尿剂，伴有肾功能不全的患者可能需要采取超滤。

在过去的 10 年中，多个病例报道显示，每月输注 1 次 IVIg 可降低部分患者的发作频率。大多数病例报告使用的静脉剂量为每月 2 g/kg，也有研究报告发现每月 1 g/kg 的剂量也有效。也有一些报道关于特布他林和茶碱，但许多支持证据均发表于 IVIg 推荐之前，不同的研究使用了多种剂量，较为合理的计量为缓释茶碱（给药使血清浓度达到 10~20 μg/mL）和特布他林（5 mg，4 次/日）。其他有报道的并获得不同程度成功的预防治疗包括：糖皮质激素、螺内酯、

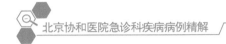
吲哚美辛、白三稀调节药物、维拉帕米、环胞素和银杏叶提取物。

病例点评

本例患者为中年女性，慢性病程，主要表现为反复发作的心悸、胸闷、气紧及全身水肿。实验室检查见白蛋白降低，WBC、HCT 明显升高提示可能存在血液浓缩。补液、纠正低白蛋白血症治疗后患者症状好转。结合患者的临床表现，发作性低血压－血液浓缩－低白蛋白血症三联征，符合毛细血管渗漏综合征（capillary leak syndrome，CLS）表现，考虑特发性系统性毛细血管渗漏综合征可能性大。CLS 分为原发性、继发性两种，其中继发性 CLS 常见于各种存在全身性炎症状态的疾病，如 CTD、继发特殊药物、全身变态反应性疾病、脓毒症等，但患者发作间期无多系统受累证据，查补体、抗体等免疫指标无阳性提示；发病前无可疑药物如重组 IL－2、G－CSF、干扰素－α、吉西他滨、西罗莫司、阿维 A 等使用史；患者既往无过敏史及哮喘、皮炎、荨麻疹、过敏性鼻炎等变态反应性疾病病史；病程中体温始终不高，无感染灶证据。故均无证据提示，考虑原发性 CLS 可能性大。患者入院后再发典型症状，前期液体外渗期予积极补液容量支持后缓解，根据文献经验，予 IVIg 长期输入治疗预防再次发作，还需监测单克隆免疫球蛋白，警惕转化血液系统恶性肿瘤风险。

参考文献

1. MARRA A M, GIGANTE A, ROSATO E. Intravenous immunoglobulin in systemic capillary leak syndrome: a case report and review of literature. Expert Rev Clin Immunol, 2014, 10 (3): 349 – 352.

笔记

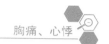

033 乌头碱中毒1例

病历摘要

患者男性，49岁，主诉：心悸、乏力8天，加重1天。患者4月2日无明显诱因出现心悸、上肢乏力、麻木感，伴头皮、面部、嘴唇、舌头麻木，伴头晕、黑蒙、视物不清，无头痛，伴轻度恶心。一般出现在上午10点及晚上8~9点，持续1~2 h，睡眠后可好转。无发热，无肢体活动不利，无抽搐。于4月3日就诊当地医院急诊科，当时测血压76/54 mmHg，当地查心电图示频发室性期前收缩，心房纤颤，完全右束支传导阻滞。查血常规、生化、凝血、心肌酶未见明显异常。颅脑MR及颅脑DWI未见异常。4月4日，晨起复查血压可升至91/58 mmHg，心电图为窦性心律；建议就诊心内及神经内科，自诉均无异常发现，未予治疗。后发现血压与体位可能相关，卧位好转，站位加重。但患者症状未缓解。4月5日就诊北京某医院，考虑焦虑状态、睡眠障碍，予心神宁片1 g tid po，症状缓解不明显。4月9日，患者上述症状加重，并出现胸部麻木感、下肢乏力、麻木感，遂于4月10日就诊我院急诊，查血压58/38 mmHg（左），61/42 mmHg（右），脉搏66次/分，SpO_2 100%，遂收入急诊科抢救室。自起病以来，患者精神、食欲一般，睡眠不佳，大小便正常。

既往史：既往2年因腰椎间盘突出口服中药治疗（具体不详），8天前自行外涂活力霜（成分不详），并于当地行针灸及理疗。

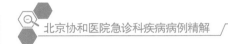

个人史、家族史：均无特殊。

查体：BP 58/38 mmHg，HR 67 次/分，SpO₂ 100%。神志清，对答可，皮肤黏膜查体无特殊，双肺呼吸音清，未闻及明显干湿啰音，左侧瞳孔 4 mm，右侧瞳孔 4 mm，直接、间接对光反射灵敏。腹软，无明显压痛及反跳痛，肠鸣音可闻及。双下肢无水肿，四肢肌力及肌张力正常，双侧病理征未引出。

诊疗经过：患者于 2018 年 4 月 10 日至 2018 年 4 月 11 日在我院住院治疗。血气分析：pH 7.46，PaCO₂ 30 mmHg，PaO₂ 163 mmHg，HCO₃⁻ 21.5 mmol/L，Lac 2.1 mmol/L。血常规：WBC 5.20×10⁹/L，NEUT% 50.2%，HGB 160 g/L，PLT 209×10⁹/L。肝功能、肾功能：ALT 36 U/L，TBil 24.8 μmol/L，Alb 44 g/L，Cr 115 μmol/L，K⁺ 3.5 mmol/L。胰功能、心肌酶谱无异常。NT-proBNP 183 pg/mL。凝血、PCT、血氨无异常。hsCRP 1.32 mg/L。外送毒物检测结果：乌头碱 15 ng/mL。

考虑患者为中药乌头碱中毒导致频发室性期前收缩，对症支持并停用相关药后，患者心律恢复窦性心律，血压正常，未诉特殊不适。追问病史，患者末次服药为前 1 日上午，予活性炭及导泻治疗，同时拟行血液灌流治疗，以帮助乌头碱排出体外。但患者及其家属拒绝行血液灌流并签字，后自动出院。出院时患者神清语利，持续心电监护均为窦性心律，无发热、肢体麻木乏力、胸闷憋喘、心悸、头晕、黑蒙等。BP 104/64 mmHg，HR 82 次/分，SpO₂ 100%（鼻导管 2 L/min），双肺呼吸音清，未闻及干湿啰音，心律齐无杂音，腹软无压痛及反跳痛。

此病例的最终诊断：乌头碱中毒；心律失常；频发室性期前收缩；房颤；低血压；腰椎间盘突出。

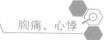

临床讨论

本例患者为中年男性，急性病程。临床表现为反复发作快速心律失常伴血流动力学不稳定，伴乏力、麻木等神经系统症状，近期有多种用药史。诊断方面首先需除外药物中毒，需尽快完善毒物检查，停用所有成分不明药物，必要时行血浆替换；其次需警惕神经系统疾病，患者表现为肢体麻木、乏力，伴有发作性低血压症状，考虑定位于运动神经、周围神经系统及自主神经系统，神经内科协助评估病情，必要时完善神经系统影像学评估。

虽然很少见，但在摄入一些有毒植物（如夹竹桃、有毒棋盘花、杜鹃花、乌头、紫杉、藜芦）后，可发生缓慢性心律失常和快速性心律失常。室性心动过速或室颤及尖端扭转型室性心动过速是附子（乌头碱）、藜芦和紫杉中毒的特征。有室性心律失常，而一般情况尚稳定者，最初可用胺碘酮治疗。对于由附子（乌头）中毒引起尖端扭转型室性心动过速或其他多形性室性心律失常的患者，建议采用硫酸镁（20～50 mg/kg，最大单次剂量 2 g）进行治疗。

病例点评

我国民间广泛用川乌、草乌、附子及其炮制品等含乌头碱类中药泡酒饮或炖肉食用治疗风湿性关节炎、治跌打损伤、腰痛及其他关节疼痛等病症。由于此类药物有较大毒性，因煎煮时间不当、饮用过量、误服、自服等常发生中毒，由心脏毒性产生的严重心律失常导致死亡的病例常有报道。

乌头碱对心脏的毒性作用是兴奋心脏迷走神经，使节后纤维释放大量乙酰胆碱，从而降低窦房结的自律性和传导性，引起窦性心动过缓、窦性停搏或房室传导阻滞。乌头碱还有对心肌的直接作用，使心肌兴奋，传导和不应期不一致，复极不同步而易形成折返，从而发生严重室性心律失常，甚至室颤而死。由于乌头碱可使心肌细胞 Na^+ 通道开放，加速 Na^+ 内流，促使细胞膜去极化，提高自律组织快反应细胞的自律性，导致心律失常。

据报道，重度中毒患者采用急诊床旁血液灌流治疗后，临床症状持续时间及心电图恢复正常时间明显缩短，病情很快好转。由于乌头碱属双酯型二萜类生物碱，亲脂性强，可通过活性炭吸附血液灌流清除。可见在急性乌头碱中毒早期行血液灌流治疗，可迅速纠正心律失常，使心电图恢复正常，疗效显著。

参考文献

1. COULSON J M, CAPARROTTA T M, THOMPSON J P. The management of ventricular dysrhythmia in aconite poisoning. Clin Toxicol（Phila），2017，55（5）：313 – 321.

2. VARDON BOUNES F, TARDIF E, RUIZ S, et al. Suicide attempt with self – made Taxus baccata leaf capsules：survival following the application of extracorporeal membrane oxygenation for ventricular arrythmia and refractory cardiogenic shock. Clin Toxicol（Phila），2017，55（8）：925 – 928.

笔记

腹痛、腹胀

034. 宫内妊娠合并输卵管妊娠破裂 1 例

病历摘要

患者女性，29 岁，主诉：突发上腹痛 12 小时，孕 9 周$^{+6}$。患者 12 小时余前突发腹痛，表现为上腹部持续性剧烈疼痛，伴呕吐胃内容物 3 次，外院超声检查：宫内早孕（存活），双侧卵巢未显示，腹腔积液。因诊断不明确转至我院急诊，就诊过程中仍持续上腹痛不能缓解，并出现一过性晕厥。我院复查 B 超：宫内早孕（可

笔记

见胎心搏动），双侧附件区未探及囊实性包块，腹盆腔积液。予以诊断性腹腔穿刺抽出不凝血，查 BP 100/65 mmHg，Lac 8.0 mmol/L，血红蛋白逐渐下降（130 ~ 120 g/L），考虑存在失血性休克而收入抢救室。半日尿量 200 mL。

个人史、既往史： 均无特殊，患者为自然受孕。

家族史： 有家族多胎妊娠史。

查体： HR 106 次/分，BP 128/84 mmHg，RR 23 次/分，SpO_2 100%，神志清楚，皮肤湿冷，急性痛苦病容，心肺查体未见明显异常，腹部轻微膨隆，全腹触诊软，上腹部、剑突下触痛明显，拒绝按压，肝脾触诊肋下未及，移动性浊音阳性，肾区叩痛双肾为无叩痛，肠鸣音正常，双下肢不肿。妇科专科查体：宫颈举摆痛（+），子宫双附件触诊不满意，未触及压痛及反跳痛。

诊疗经过： 入院后检测 HGB 呈进行性下降，120 g/L→99 g/L，Cr 127 μmol/L。考虑存在腹腔内出血，但原因不明确。请妇产科、基本外科会诊，拟急诊上台行剖腹探查。患者家属担心孕妇安危，希望术前明确诊断，强烈要求放弃胎儿，遂安排腹盆 CTA 检查，发现腹盆腔积液，右侧附件区异常血管影，考虑造影剂外溢。遂由妇产科急诊行全麻下腹腔镜探查 + 右侧输卵管开窗术 + 人工流产术，术中见右侧输卵管壶腹部异位妊娠破裂，直径约 3 cm，腹腔内见血液及血块约 1000 mL，行右卵管异位妊娠灶开窗术（图 34 - 1），

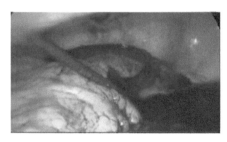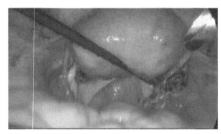

图 34 - 1　右卵管异位妊娠灶开窗术

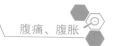

并行人工流产术。术后安返病房，患者恢复良好，于术后第 5 天拆线出院。

出院医嘱：嘱患者出院后全日休息 4 周，避免劳累；禁止盆浴及性生活 4 周；2 周后妇科门诊复查；不适随诊。

此病例的最终诊断：宫内妊娠合并异位妊娠；右输卵管壶腹部妊娠（破裂型）；完全流产（人工型）；腹腔内出血；失血性休克。

临床讨论

腹痛十分常见。多数患者的病因为良性和（或）自限性，初始评估目标是识别哪些患者存在严重病因、可能需要尽快干预。病史询问应确定疼痛是急性还是慢性，以及疼痛和伴随症状的详细特征。所有患者都应接受生命体征检查和腹部检查。其他体格检查取决于病史。若患者的生命体征不稳定、腹部检查显示腹膜炎征象，或腹痛病因可能危及生命（如急性肠梗阻、急性肠系膜缺血、穿孔、急性心肌梗死、异位妊娠），那就应将其转至抢救室。对于腹痛伴腹腔穿出不凝血、血红蛋白下降，应考虑实质性脏器破裂。需要尽快手术探查。另外，此患者入室时虽血压未低于 90/60 mmHg，但已有乳酸升高，皮肤湿冷，尿量减少，考虑存在组织灌注不良引起的微循环障碍，失血性休克可以明确诊断。

病例点评

在自然受孕状态下，宫内妊娠合并异位妊娠非常罕见，估计发生率约为 1/30 000。随着人工辅助生殖技术（assisted reproductive technology，ART）的出现，宫内妊娠合并异位妊娠的发生率明显上

笔记

升，有文献报道可达到 1.5/1000 ART 妊娠。绝大多数异位妊娠发生在输卵管，另外有发生在子宫颈、卵巢、宫角、腹腔及既往剖宫产瘢痕处种植的报道。宫内妊娠合并异位妊娠患者通常表现为停经、下腹痛、附件包块、腹膜刺激及子宫增大，部分患者可出现由于异位破裂所致的休克表现。若 B 超发现宫腔内孕囊及异位妊娠，通常不难诊断。但本文所分享的病例属于比较少见的情形，我们分析该患者上腹痛的原因可能是因为腹腔内大出血引起腹膜刺激所致，而多次 B 超未发现患者附件区存在包块可能是因为右输卵管壶腹部妊娠破裂导致该处孕囊变小导致 B 超不容易察觉。根据异位妊娠植入部位确定，应采用侵袭性最小的治疗方法对其进行处理，并同时尽可能保留同时存在的宫内妊娠（尤其对有生育要求的患者）。输卵管切除术是同时存在输卵管妊娠的标准手术治疗，应作为血流动力学不稳定或存在输卵管破裂其他表现的患者的一线治疗。当异位妊娠未破裂时，在超声引导下妊娠囊内局部注射是一种有效的治疗方法，可选择药物包括氯化钾和高渗葡萄糖。

035 急性间歇性卟啉病 1 例

病历摘要

患者女性，22 岁，主诉：腹痛伴呕吐 6 天，抽搐 3 天。患者于 6 天前无明显诱因出现腹痛，伴恶心、呕吐，进食后加重，呕吐胃内容物及黄绿色液体，无发热、胸痛，无腹泻、黑便，无头晕、晕厥，未予重视及诊治。3 天前患者无诱因突发全身抽搐，四肢僵直

（阵挛样抽搐），眼球凝视伴意识丧失持续约 30 分钟未缓解，就诊于当地医院，予"安定"治疗后好转。患者于 1 天前下腹部疼痛再发并加重，伴抽搐（症状同前）持续 3 分钟后缓解，为求进一步诊治，就诊于我院急诊。患者自发病以来，食欲精神差，小便正常，有排便、排气，体重无明显变化。

既往史： 既往体健，否认药物、食物过敏史，否认心脏病、高血压、糖尿病等慢性疾病史，否认结核、肝炎、伤寒、疟疾等传染病史，否认手术、外伤及输血史，预防接种史不详。

个人史、家族史： 生于原籍，无外地久居史。否认疫区、疫水接触史，否认特殊化学品及放射性物质接触史。无吸烟、饮酒等不良嗜好。21 岁结婚，育有 1 子，配偶及儿子体健。目前产后 2 个月。否认家族中类似疾病史。

查体： T 36.5 ℃，BP 129/92 mmHg，P 122 次/分，R 22 次/分，SpO_2 100%。神清，精神差，查体合作。瞳孔等大等圆，直接对光反射灵敏，间接对光反射灵敏。心肺查体未及异常。腹软，下腹部压痛，无反跳痛及肌紧张，肝脾触诊肋下未及，肠鸣音正常，双肾无叩痛，移动性浊音阴性。双下肢按压无水肿。四肢肌力及肌张力正常。腱反射正常，巴氏征、Hoffmann 征、克氏征双侧均为阴性。

辅助检查： 血常规：PLT 269×10^9/L，WBC 11.05×10^9/L，NEUT% 85.0%，RBC 4.45×10^{12}/L，HGB 131 g/L。肝、肾、胰功能 + 电解质 + 血糖：ALT 40 U/L，TBil 16.5 μmol/L，DBil 5.5 μmol/L，K^+ 4.3 mmol/L，Cl^- 76 mmol/L，Na^+ 108 mmol/L↓，Ca^{2+} 2.23 mmol/L，Cr 45 μmol/L，Glu 6.8 mmol/L，LIP 181 U/L，AMY 47 U/L。腹部超声：肝、胆、胰、脾、肾未见明显异常。腹部 X 线片：腹部肠腔积气（图 35 - 1）。尿卟胆原：PBG 阳性，细胞内锌卟啉：FEP 5.3 μg/g，HGB↑。

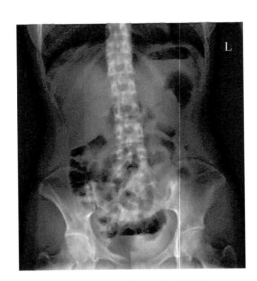

图 35 -1　腹部立位 X 线片

诊疗经过： 入院后完善检查。肌酶：CK 16 858 U/L→71 865 U/L→ 24 405 U/L → 6509 U/L → 3363 U/L，cTnI 阴性。脑脊液生化检查： CSF - Glu 3.5 mmol/L，CSF - Cl⁻ 90 mmol/L，CSF - Pro 0.24 g/L； 脑脊液常规：细胞总数 0，脑脊液细胞学、病原学（细菌及真菌涂 片 + 培养，抗酸染色，墨汁染色，隐球菌抗原）均为阴性，脑脊液 免疫荧光病理 6 项（Hu、Yo、Ri）、免疫组化 6 项（VGKC、NMDA） 均为阴性。头颅 MRI：双侧顶叶皮层及皮层下白质斑片状异常信号 影，双侧壳核体积减小、离子沉积，符合卟啉病表现。结合患者尿 卟胆原阳性、细胞内锌卟啉升高，考虑急性间歇性卟啉病诊断 明确。

治疗上给予高糖静脉滴注治疗，因外周血管不能耐受，行 PICC 置入术后继续高糖静脉滴注，患者腹痛症状逐渐好转。另外， 患者低钠考虑卟啉病相关抗利尿激素分泌异常综合征（syndrome of inappropriate antidiuretic hormone，SIADH）可能性大，积极补充高 渗盐水，每日血钠上升 8 ~ 10 mmol/L。后未再发抽搐。之后继续予多潘立酮、莫沙必利促胃肠动力，甲钴胺、B 族维生素营养神经，倍他乐克控制心率等对症支持治疗后，患者病情平稳，出院。

出院医嘱：嘱患者出院后尽量避免诱发因素，如吸烟、饮酒，依托咪酯，安替比林，巴比妥类，卡马西平，肌肉安定，氯硝西泮，达那唑，双氯芬酸，麦角碱衍生物，雌激素，甲/乙琥胺，灰黄霉素，肼屈嗪，眠尔通，硝苯地平，呋喃妥因，奥卡西平，苯妥英钠，孕酮和合成孕激素，吡嗪酰胺，利福平，安体舒通，柳氮磺吡啶，磺胺类抗生素，他莫昔芬，丙戊酸等；若腹痛时可予氯丙嗪、冬眠合剂对症止痛；注意腹痛症状、大小便情况，如有不适，及时门急诊就诊；必要时完善基因检查。

此病例的最终诊断：急性间歇性卟啉病；低钠血症；抗利尿激素分泌异常综合征。

临床讨论

急性间歇性卟啉病（acute intermittent porphyria，AIP）的临床表现主要由于神经系统异常所致，包括感觉、运动、肠道及自主神经异常：①神经 - 肌肉系统：癫痫发作、感觉丧失、肌无力、呼吸麻痹、精神异常、头/颈/胸/肢体疼痛、四肢瘫痪；②消化系统：腹痛（85%～95%）、呕吐、便秘、腹泻；③心血管系统：高血压、心动过速。因此，对于不明原因的反复发作内脏神经症状（包括腹痛、便秘、呕吐等），肌无力，头、颈、胸及肢端疼痛，精神症状等的成年患者，需警惕急性间歇性卟啉病可能。患者可有家族史，但家族史阴性并不能除外该病诊断。对于有症状的患者，尿卟胆原（porphobilinogen，PBG）阳性可确诊该病，因为尿卟胆原具有较高的敏感性和特异性。因此，①尿 PBG 阳性：提示急性卟啉病；②尿

PBG 阴性，尿卟啉↑：若临床怀疑，可进一步查尿 δ－ALA、血/便卟啉；③尿 PBG 阴性，尿卟啉阴性：可排除急性卟啉病。故急性期需完善的检查包括血卟啉、红细胞游离原卟啉、尿卟啉等。酶活性检测或基因检测可确诊该病。急性间歇性卟啉病的发作常由药物、吸烟、月经、妊娠、饥饿、劳累、感染、创伤及精神应激所诱发，本病出现腹痛时，需与急腹症，如腹膜炎、胰腺炎等鉴别；出现精神神经症状时，需与皮肌炎、周围神经病等鉴别；出现尿胆原阳性时，需与铅、金、砷、酒精、苯、四氯化碳中毒，再生障碍性贫血、实质性肝病、结缔组织病、白血病等引起的症状性卟啉尿相鉴别。

病例点评

AIP 是一种常染色体显性遗传性疾病，由胆色素原脱氨酶（porphobilinogen deaminase，PBGD）部分缺乏所致，使得胆红素合成途径中卟胆原转变为尿卟啉原受阻，前体卟胆原和 δ－氨基－γ－酮戊酸（δ－aminol evulinic acid，δ－ALA）在体内蓄积。尽管 AIP 常染色体显性遗传，但由于其外显率低，许多有突变的患者并没有临床症状。急性间歇性卟啉病急性发作的有效治疗由许多部分组成，包括：①尽可能停用会诱发肝卟啉病的药物，以及戒酒和戒烟；②迅速治疗可能引起发作的并发感染及其他疾病；③合理治疗高血压、疼痛及电解质紊乱，尤其是由于 SIADH 引起的低钠血症；④应该有可用的床旁肺量测定以检测早期延髓性麻痹，肺活量持续下降者应立即入住重症监护病房以进一步监护，必要时提供机械通气支持；⑤药物治疗推荐氯高铁血红素治疗，但国内目前无药。静脉糖原负荷建议用于轻度发作早期治疗，推荐采用 300～500 g 静脉

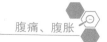

用葡萄糖治疗，通常以 10% 的溶液给药。然而，大量自由水的稀释效应可能使低钠血症风险增加。如能耐受可给予口服葡萄糖聚合物溶液。如不能经口进食或肠饲，则可能需要胃肠外营养（高营养支持）方案。

036 肾综合征出血热 1 例

病历摘要

患者男性，67 岁，主诉：腹痛、腰痛伴发热 7 天。2019 年 3 月 1 日，患者鼻塞、流涕后出现腹痛及腰痛，伴全身乏力、纳差，自诉有发热，但未测体温，无咳嗽、咳痰，无腹泻，无尿频、尿急、尿痛，无头痛、头晕，无眼眶痛，尿量较前有所减少，自诉尿量每天约 300 mL，自行服用感冒药、镇痛药（具体不详）后未见明显好转。3 月 3 日，患者上述症状加重，出现有头晕、头痛，与体位变化相关，未测体温，患者在当地卫生所就诊，进行输液治疗（具体不详），上述症状未见好转，尿量同前。3 月 4 日，患者在某市医院就诊，测 T 37.2 ℃，BP 80/60 mmHg（自诉平日 BP 130/90 mmHg）。尿常规：PRO（＋＋＋），RBC 969/μL，WBC 161/μL。腹部超声提示"脂肪肝，右肾囊肿，前列腺增大，脾大"。考虑患者肾炎可能，建议患者转院。3 月 5 日，就诊某市中心医院，未测体温，查血常规：PLT 62×10^9/L，WBC 17.32×10^9/L，MONO% 17.5%，NEUT% 52.5%，BASO% 3.1%，MONO 17.5×10^9/L，NEUT 9.09×10^9/L，

BASO $0.54 \times 10^9/L$。尿常规：PRO（＋＋＋），RBC $984/\mu L$，WBC $86/\mu L$。生化检查：ALT 357.7 U/L，AST 431.7 U/L，Alb 33.9 g/L，TG 3.97 mmol/L，Cr 379.1 $\mu mol/L$，Urea 25.02 mmol/L。腹部超声提示"双肾弥漫性损害，右肾囊肿，前列腺增生"。考虑患者流行性出血热可能，给予输液治疗（具体不详），尿量较前略有增加，大约每日 600 mL，但患者腹痛及腰部疼痛较前加重，建议患者转院治疗。3 月 6 日，患者来我院急诊就诊，测生命体征：BP $106/70$ mmHg，HR 69 次/分，SpO_2 96%；完善血常规：PLT $78 \times 10^9/L$；生化检查：Alb 31 g/L，ALT 331 U/L，Cr 467 $\mu mol/L$，Urea 31.59 mmol/L；尿常规：BLD 80 Cells/μL；腹部超声未见明显异常；予监测出入量、碳酸钙片补钙、易善复保肝、呋塞米利尿治疗，尿量较前增加，大约每日 1000 mL。自起病以来，精神、睡眠欠佳，饮食、食欲差，3 月 1 日至 3 月 5 日，入量自诉每日 $500 \sim 800$ mL，此后入量较前增加。大便隔天 1 次，小便如上述，体重未见明显改变。

既往史： 白癜风病史 10 余年，未予特殊诊治。2017 年因颈部"脂肪瘤"行切除术。

个人史、家族史： 均无特殊。

查体： 胸部、腹部、双上肢可见牛奶白样斑片，颈前部皮肤可见红色皮疹，左侧前臂可触及 1 个大小约 1 cm 的皮下结节，质韧，无压痛。

诊疗经过： 患者 2019 年 3 月 7 日至 2019 年 3 月 15 日于我院住院治疗，入院后完善相关检查。血常规：PLT $95 \times 10^9/L$，WBC $8.93 \times 10^9/L$，MONO $0.82 \times 10^9/L$，EOS $0.62 \times 10^9/L$。血气分析：pH 7.37，$PaCO_2$ 35 mmHg，PaO_2 87 mmHg，HCO_3^- 19.5 mmol/L，BE 4.5 mmol/L。尿常规：RBC $13.8/\mu L$。生化检查：K^+ 3.4 mmol/L，Alb 31 g/L，Ca^{2+} 2.05 mmol/L，Urea 32.50 mmol/L，ALT 212 U/L，

笔记

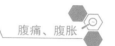

Cr 453 μmol/L。粪便常规：褐色软便，OB 阳性。24 h 尿蛋白定量：0.48 g/24 h，24 h 尿量 3350 mL。

流行性出血热抗体 – IgM：阳性。TORCH – IgM、巨细胞病毒 DNA + EB 病毒 DNA、肥达外斐反应试验、细小病毒 B19 – IgM、尿培养 + 计数 + 药敏：阴性。

ESR 2 mm/h，Fer 589 ng/mL，hsCRP 4.56 mg/L，PCT 1.00 ng/mL。

肿瘤标志物：NSE 17.2 ng/mL，SCCAg 1.6 ng/mL，余阴性。

血清免疫固定电泳（IgA + IgG + IgM）：IgG λ 阳性。血清蛋白电泳：α1 7.0%，Alb% 53.4%，M 蛋白% 1.3%，M 蛋白 0.80 g/L。尿免疫固定电泳 3 项：阴性。尿轻链 2 项：KAP（尿）< 1.85 mg/dL，LAM（尿）< 5.00 mg/dL。血涂片：中性分叶 47%，MONO% 14%，嗜酸性粒细胞 11%，嗜碱性粒细胞 2%，异形淋巴细胞 1%。

ANCA、ANA、抗肾小球基底膜抗体检测、抗 GBM 均为阴性。

胸部 CT 显示右肺上叶少许斑片影；右肺下叶小结节；右肺门淋巴结钙化；纵隔多发小淋巴结；双侧胸膜稍增厚。腹盆 CT 提示肝胃间隙及腹膜后腹主动脉旁多发淋巴结；肝右叶小囊肿可能；胃内长条状高密度；右肾囊肿；左肾肾盂饱满，左肾结石；前列腺增大。超声心动图提示左房轻度增大。

血液内科会诊：①建议完善骨髓涂片 + 活检，待结果后决定下一步处理；②待 Cr 恢复后复查 NT – proBNP、24 h 尿蛋白定量；③血液内科随诊，每年 1 次。泌尿外科会诊：①左肾结石诊断明确；②口服排石颗粒 1 袋 tid、盐酸坦索罗辛 0.2 mg qn；③泌尿外科门诊随诊。

治疗：①原发病方面：予监测出入量，积极补液，维持电解质稳定。②肝功能方面：予易善复保肝治疗，监测转氨酶变化。③单克隆免疫球蛋白血症：入院后完善血清免疫固定电泳，IgG λ 阳性；

笔记

血清蛋白电泳，M 蛋白% 1.3%，M 蛋白 0.80 g/L；考虑有 M 蛋白血症，请血液科会诊，完善骨髓穿刺、活检，定期血液内科门诊随诊。④肾结石方面：完善腹盆 CT 提示肾结石，请泌尿外科会诊，予排石颗粒 1 袋 tid、盐酸坦索罗辛 0.2 mg qn 治疗，嘱患者定期泌尿外科门诊随诊，警惕肾结石加重。患者病情好转，准予出院，向患者及其家属交代出院注意事项。

出院医嘱：嘱患者出院后避免劳累，注意监测体温，维持出入量平衡；追骨髓穿刺结果，血液内科门诊就诊；此后每年血液内科门诊随诊 1 次；定期复查肝功能、腹部超声，低脂饮食，消化内科门诊随诊；定期复查泌尿系统超声，泌尿外科门诊随诊；定期皮肤科门诊就诊；如有任何不适，及时门急诊就诊。

此病例的最终诊断：流行性出血热；急性肾功能损伤；急性肝功能损伤；左肾结石；意义未明的单克隆免疫球蛋白血症可能（IgG λ 为主）；右肾囊肿；白癜风。

🔬 临床讨论

汉坦病毒导致的临床综合征也被称为流行性出血热，是以鼠类为主要传染源的自然疫源性疾病。人类可通过吸入含病毒的气溶胶颗粒，或接触受感染啮齿动物的尿液、分泌物或粪便而感染汉坦病毒。可能是通过改变人体气道条件，吸烟是普马拉病毒感染的一种危险因素。每个病毒种的啮齿类传病媒介都不同，但包括小鼠、田鼠、鼩鼱和大鼠。

汉坦病毒感染最突出的肾脏组织病理学表现是急性肾小管间质性肾炎，炎性浸润主要由单个核细胞和 CD8 淋巴细胞组成。其他常见的间质改变，包括髓质血管的淤血和扩张、出血进入髓质组织、

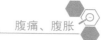
间质水肿，以及肾小管细胞坏死和变性。

典型症状

（1）发热期：主要表现为病毒血症及全身毛细血管损害引起的症状，发热，通常在 38 ~ 40 ℃，三痛（头痛、腰痛、眼眶痛）及恶心、呕吐、胸闷、腹痛、腹泻等症状。皮肤黏膜（脸、颈部、上胸部）发红。

（2）低血压休克期：多在发热 4 ~ 6 天，体温开始下降时或退热后不久，主要为失血浆性低血容量休克。

（3）少尿期：24 h 尿量少于 400 mL，与低血压期常无明显界限。

（4）多尿期：肾脏组织逐渐恢复，但由于肾小管重吸收功能未完全恢复，导致尿量增多，持续 7 ~ 14 天。

（5）恢复期：肾功能逐渐恢复。尿量、症状逐渐恢复。

流行性出血热不仅会造成肝功能、肾功能受损，严重者还可危及生命。在有高热、头痛、腹痛和背痛的患者中，应考虑流行性出血热的可能性。询问病史时应了解患者是否因职业（如务农、林业和诱捕动物）或其他情形（如军事活动、危急状况、露营）而导致了暴露于啮齿动物的风险增加。

提示此诊断的实验室发现包括白细胞增多、C－反应蛋白升高、血小板减少、血清肌酐水平升高、蛋白尿和血尿。汉坦病毒感染的诊断可通过血清学检测来确定。血清 IgM 1∶20 以上和 IgG 抗体 1∶40 为阳性，恢复期血清 IgG 特异性比急性期有 4 倍升高也可诊断。值得注意，与一般的病毒感染不一样的是，流行性出血热患者的白细胞通常是明显升高的。

目前尚没有针对汉坦病毒的特异性抗病毒治疗。虽然一项纳入 242 例血清学证明感染的患者的前瞻性双盲研究发现，静脉用利巴

笔记

韦林治疗可降低死亡率，但其他研究并未证实这些益处，因此治疗限于支持治疗。

头痛和背痛可能需使用镇痛药，但应避免使用 NSAIDs。血小板减少患者可能需要输注血小板，如果对常危及生命的并发症给予充分的支持治疗（可能需要收入重症监护病房和给予透析），许多患者都会完全恢复。

对于 AKI 患者，即便需要透析，但如果能从最初的严重疾病中存活下来，也通常能够恢复。

病例点评

本例患者为老年男性，急性病程，临床表现为发热、血小板下降，肌酐升高，腰痛，颈部皮肤红色皮疹、结膜充血，辅助检查提示血常规白细胞不高，有鼠类接触史，外送标本流行性出血热 IgM 阳性。综上，考虑患者流行性出血热诊断明确。此类疾病需要与登革热、其他细菌感染、免疫、肿瘤等相鉴别，患者筛查肿瘤指标及免疫指标均阴性，未见其他感染证据，且外送流行性出血热特异性抗体阳性，患者诊断明确。

另外，值得注意，虽然本病四季均可发病，但有明显的高峰季节。黑线姬鼠传播者，11 月至次年 1 月达高峰，个别地区在 5—7 月又可出现一次小高峰。家鼠传播者 3—5 月为高峰。在高峰季节出现的高热肾功不全患者，更应警惕本病。

流行性出血热无特异性治疗，仅需对症支持治疗。及时把握透析指征，多尿期警惕电解质紊乱等。

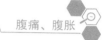
037 肝脓肿合并化脓性腹膜炎 1 例

病历摘要

患者女性，55 岁，主诉：发热、腹痛 20 天。患者 2019 年 1 月 20 日无诱因出现发热，T_{max} 40.5 ℃，伴畏寒、寒战，伴全腹胀痛，右下腹为主，VAS 8~9 分，无恶心、呕吐、排气排便停止，无咳嗽、咳痰、头晕、头痛、尿急、尿痛。1 月 24 日于当地医院就诊，查体：全腹压痛、反跳痛及肌紧张，右上腹为重。完善血常规：WBC 11.4×10^9/L，NEUT% 74.4%，HGB 118 g/L，PLT 255×10^9/L；肝功能、肾功能无异常；腹部超声：肝右叶强回声团，大小约 7.8 cm × 6.4 cm；胆囊结石；胆总管无增粗，胰腺无异常。胸部 X 线片：膈下游离气体（未见片）。诊断考虑"消化道穿孔"，1 月 24 日全麻下行剖腹探查 + 腹腔清理术，术中见腹腔下腹部及盆腔大量脓性液体，探查其他脏器未见异常；吸出脓液约 1000 mL，并生理盐水反复冲洗腹腔。术后头孢哌酮/舒巴坦抗感染治疗，患者体温控制不佳，腹痛未缓解，2 月 3 日复查腹部超声，肝右叶见两处不均匀回声区（15.4 cm × 7.0 cm、7.7 cm × 7.3 cm），肝脓肿待除外。

患者当天就诊我院急诊，完善血常规、肝功能、肾功能大致同前；腹部超声提示肝右叶见两处低至无回声区，较大者约 16.1 cm × 8.3 cm × 12.6 cm，较小者约 6.3 cm × 7.1 cm，脓肿不除外。胸腹 CT：右肺大量胸腔积液，肝脓肿伴局部积气（图 37 - 1）。2 月 3 日起应用亚胺培南 0.5 g q4h 抗感染治疗，患者体温高峰逐渐下降，腹痛症状基本缓解。2月9日起体温持续正常。现为行进一步诊治收入我科。自起病以来，患者精神、饮食一般，大小便正常。体重无明显增减。

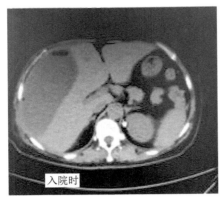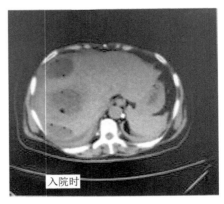

图 37-1　腹部 CT

既往史：高血压 20 余年，收缩压最高 220 mmHg，规律口服替米沙坦＋氨氯地平控制血压，血压控制不佳；糖尿病 4 年余，不规律口服二甲双胍，未监测血糖；2018 年 11 月因肢体麻木诊断"脑梗死"，输液（具体不详）治疗后好转。

个人史：长期吸烟史。

家族史：无特殊。

查体：生命体征平稳，心律齐，右下肺呼吸音消失，双肺未闻及干湿啰音；腹软，腹壁可见手术瘢痕，中段愈合差，见少量棕黄色渗液，全腹无压痛、反跳痛和肌紧张，肝区叩痛阳性；双下肢不肿。

诊疗经过：患者于 2019 年 2 月 10 至 2019 年 3 月 11 日在我院住院治疗，入院后完善相关检查。血常规：WBC 5.75×10^9/L，NEUT% 73.3%，HGB 105 g/L，PLT 302×10^9/L，CRP 36.0 mg/L。尿常规、便常规均为阴性。生化检查：ALT 22 U/L，Alb 27 g/L，

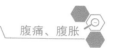

TBil 7.2 μmol/L，K$^+$ 3.8 mmol/L，Cr 35 μmol/L。血脂 4 项：TG 2.13 mmol/L，LDL – C 4.06 mmol/L。心肌酶：CK、CK – MB、cTnI、NT – proBNP 均为阴性。糖化血红蛋白：13.0%。PCT 阴性。肝脓肿引流液常规：白色混浊，CBC 199 719 × 10^6/L，NEUT% 79.9%，黎氏试验阳性；乳糜试验阳性；引流液生化检查：TP 43 g/L，Alb 22 g/L，ADA 260.8 U/L，LD 30 765 U/L，Glu 0.1 mmol/L，TC 2.24 mmol/L，TG 1.11 mmol/L，Cl$^-$ 95 mmol/L；细菌涂片、培养、药敏、真菌培养、药敏、抗酸染色、全自动化厌氧培养均为阴性；全自动化需氧培养：肺炎克雷伯菌 ESBL 阴性。

2019 年 2 月 13 日胸腹盆增强 CT 对比 2019 年 2 月 7 日本院老片：右侧胸腔积液，较前减少，右肺中下叶膨胀不全，较前好转。肝脏上缘脓肿可能，气体较前减少，大小大致同前；肝脏外缘脓肿内新见引流管置入后改变，较前明显缩小；胆囊多发结石，位置较前改变；左侧肾上腺多发低密度结节，大致同前，腺瘤可能；右侧腹壁肿胀伴多发渗出改变，较前部分吸收好转；前腹壁局部皮肤不连续，较前好转，皮下多发片絮影，大致同前。

2019 年 3 月 4 日胸腹增强 CT 对比 2019 年 2 月 25 日本院老片：肝脓肿引流后，肝脏上缘脓肿，较前减小，原气体影此次未见（图 37 – 2）；肝包膜下引流管置入后，积液较前略少；右侧腹壁肿胀伴多发渗出改变，大致同前；前腹壁局部皮肤不连续，较前好转，皮下多发片絮影，大致同前。右侧胸腔积液，较前增多，右肺中下叶膨胀不全，较前明显减轻。

治疗：①肝脓肿方面，入院后继续亚胺培南 0.5 g q4h 抗感染治疗，并于 2 月 11 日及 2 月 15 日行 CT 引导下肝脓肿穿刺引流术，但患者仍间断发热，每日 1 个热峰，T$_{max}$ 37.8 ℃，可自行降至正常，无畏寒、寒战等伴随症状。2 月 20 日，尝试将抗生素降级为头孢他啶后患者体温高峰明显升高，T_{max} 39.1℃，遂再次升级为亚胺培南。2月25日行CT引导下右侧胸腔积液置管引流术，之后患者体温持续正常，2月28日起抗生素降级为头孢他啶，监测患者无发热、腹痛等不适。3月6日复查胸腹盆CT：胸水及肝周脓液已基本消失；肝右叶脓肿较前明显缩小，且已无液性暗区（图37-3）；完善介入科会诊后，予拔除胸腔及肝脓肿引流管；3月8日抗生素更换为头孢曲松钠2 g qd，患者无不适。②腹部伤口方面，入院后予定期换药，2月11日整形外科于床旁行腹部伤口清创＋VSD术，过程顺利，2月25日缝合伤口，监测伤口愈合好，无明显渗血、渗液。③糖尿病方面，入院后予门冬胰岛素6 U/6 U/8 U（早餐前6 U、午餐前6 U、晚餐前8 U）、甘精胰岛素10 U（睡前）控制血糖，血糖控制可。

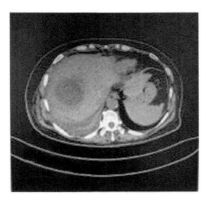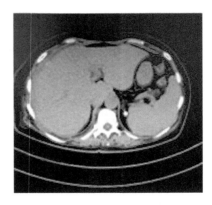

图37-2 治疗后复查腹部CT　　　图37-3 出院时复查胸腹盆CT

出院医嘱： 嘱患者出院后低盐、低脂、糖尿病膳食；肝脓肿方面，继续头孢曲松钠2 g qd（1次/日，2 g配于100 mL生理盐水，静脉输液）抗感染治疗，地衣芽孢杆菌活菌胶囊0.5 g tid（2粒/次，3次/日）调节肠道菌群，至少每周复查2次血常规、肝功能、肾功能；糖尿病方面，继续门冬胰岛素6 U/6 U/8 U（早餐前6 U、午餐前6 U、晚餐前8 U）、甘精胰岛素10 U（睡前）控制血糖，密切监测血糖，每 3 个月复查糖化血红蛋白，内分泌科门诊随诊；高血压方面，密切监测血压，必要时加用降压药物；如有不适，及时门急诊就诊。

此病例的最终诊断：肝脓肿；急性化脓性腹膜炎；右侧大量胸腔积液；剖腹探查 + 腹腔清理术后；胆囊多发结石；2 型糖尿病；高血压（3 级，很高危）；陈旧性脑梗死。

临床讨论

肝脓肿根据病原学划分，可分为细菌性肝脓肿及原虫性肝脓肿：①细菌性肝脓肿：最常由肠道感染经门静脉循环播散至肝脏，或胆道感染直接播散至肝脏导致。也可能在全身感染时由动脉血行播散引起。常见病原体为大肠埃希菌、肺炎克雷伯菌。此外，肝脓肿的患者也常伴有厌氧菌的感染。②原虫性肝脓肿：最常见致病菌为阿米巴原虫，典型表现为果酱样大便。

肝脓肿是最常见的内脏脓肿，细菌性肝脓肿占内脏脓肿的 48%，且占腹腔脓肿的 13%。危险因素包括糖尿病、潜在的肝胆或胰腺疾病及肝移植，在东亚地区，肺炎克雷伯菌是细菌性肝脓肿的主要原因。

肝脓肿的重要途径为胆道感染直接播散，相当多的病例存在基础胆道疾病，如胆结石或恶性梗阻。与肠漏和腹膜炎有关的细菌性肝脓肿，常是在 1 次或 1 次以上门静脉脓毒血症发作后产生。偶尔脓肿源自手术或穿通伤，包括摄入异物移动所致的损伤。

肝脓肿也可能由全身循环的血行播散引起。若为链球菌或葡萄球菌所致的单微生物肝脓肿，则应迅速评估其他感染源，特别是感染性心内膜炎。肝脓肿最常累及肝右叶，很可能因为与肝左叶和尾

笔记

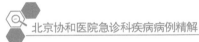
状叶相比，右叶更大且血供更丰富。肝脓肿也可能伴有门静脉炎（门静脉感染性化脓性血栓形成，典型临床表现是发热和腹痛。其他常见症状包括恶心、呕吐、厌食、体重减轻。约90%的患者出现发热，50%~75%的患者出现腹部症状）。

细菌性肝脓肿常通过病史、临床检查和影像学检查，以及脓液抽吸和培养而诊断。CT及超声检查是首选的诊断方式。脓肿必须与肿瘤和囊肿区分。肿瘤的影像学表现为实性，且可能含有钙化区。肿瘤内坏死及出血可能导致液体充盈表现，在这种情况下，通过影像学检查与脓肿鉴别较为困难。囊肿表现为积液不伴有周围环靶征或充血。在CT或超声引导下穿刺抽取的样本应送至实验室进行革兰氏染色和培养（需氧培养和厌氧培养）。应在实验室检查申请中特别要求进行厌氧培养。血培养是十分必要的，高达50%的患者血培养呈阳性。

细菌性肝脓肿的治疗应该包括引流和抗生素治疗。直径≤5 cm的单个脓肿可行细针抽吸或经皮穿刺置管引流。直径>5 cm的单个脓肿优选经皮置管引流，而不是细针抽吸。在未获得脓肿革兰氏染色和培养结果前，应给予经验性广谱静脉抗生素治疗。抗生素治疗应持续4~6周。

🗂 病例点评

本例患者为中年女性，急性病程，发热、腹痛起病，伴明显畏寒、寒战，外院辅助检查示白细胞升高，中性粒细胞为主；炎症指标升高；腹部超声示肝右叶占位，肝脓肿可能；腹部X线片见膈下游离气体，查体见全腹肌紧张，行剖腹探查术见腹盆腔大量脓液。既往糖尿病病史，血糖控制不佳。综上所述，肝脓肿诊断基本明确，诱因可能为血糖控住不佳。值得注意的是，此患者有化脓性腹膜炎，且曾有腹部积气，以至于被当作消化道穿孔行腹部探查，考虑到肺炎克雷伯菌可以产气，同时引起了肝脓肿和腹腔感染，能解释全貌。

肝脓肿治疗有赖于积极引流脓液和足量足疗程的抗生素。本例患者入院后亚胺培南抗感染、积极引流治疗后感染已得到初步控制，脓肿在出院时已较前明显缩小。肝脓肿的抗感染疗程常需至少4～6周；本例患者出院后应继续抗感染，直至 CT 影像显示脓肿病灶消失。

038 肠系膜上动脉栓塞 1 例

病历摘要

患者女性，84 岁，主诉：腹胀 1 天，腹痛 14 小时。1 天前患者进食生冷食物后出现腹胀，持续 5～6 小时后缓解，伴有发热，T_{max} 37.5 ℃，无明显腹痛、恶心、呕吐、腹泻等不适。14 小时前患者腹胀加重，并出现中上腹部疼痛，后逐渐波及至全腹痛，腹痛逐渐加重，VRS 10 分，无放射痛，伴有腹泻及便血，初为便中带血，后为鲜血（出血量不详），伴有头晕、恶心、呕吐，呕吐物为胃内容物，无呕血、晕厥等。5 小时前患者就诊于北京某医院，查血常规、肝功能、肾功能及凝血功能。WBC 12.15×10^9/L，NEUT% 90.90%，RBC 4.25×10^{12}/L，HGB 122 g/L，PLT 220×10^9/L，D - Dimer 1.86 mg/L。腹部 CTA：肠系膜上动脉闭塞。该医院给予曲马

笔记

多后患者腹痛较前好转。入室后次日诊断性腹腔穿刺抽出不凝血。

既往史：高血压 10 余年，血压最高 170/80 mmHg，现口服比索洛尔半片，血压控制在 130/50 mmHg。发现房颤 3 年，未抗凝。23 年前，不慎摔倒后出现左侧桡骨骨折，外固定治疗。

个人史、家族史：均无特殊。

查体：T 38.5 ℃，P 92 次/分，R 23 次/分，BP 172/63 mmHg，SpO_2 84%。急性痛苦面容，呼吸急促，胸廓正常无畸形，双肺呼吸音清晰，双下肺可闻及散在细湿啰音。心律不齐，第一心音强弱不等，心率 96 次/分，心音正常，各瓣膜区未闻及明显杂音。腹部膨隆，全腹触诊软，剑突下及右上腹压痛明显，全腹未见明显反跳痛。肝、脾触诊，肋下未及。移动性浊音阴性。肾区叩痛双肾为无叩痛，肠鸣音微弱。四肢：双下肢按压轻度凹陷性水肿。

诊疗经过：入室后完善相关检查。全血细胞分析：WBC $19.58 \times 10^9/L$，NEUT% 94.3%，RBC $4.32 \times 10^{12}/L$，HGB 127 g/L，PLT $108 \times 10^9/L$。凝血功能检查：PT 13.8 s，INR 1.20，Fbg 4.40 g/L，D-Dimer 2.24 mg/L。PCT 0.14 ng/mL。血气分析：pH 7.39，$PaCO_2$ 40 mmHg，PaO_2 77 mmHg，Lac 1.4 mmol/L，HCO_3^- 23.9 mmol/L，BE -0.5 mmol/L。生化检查：K^+ 3.5 mmol/L，TBil 15.6 μmol/L，DBil 3.5 μmol/L，Urea 4.45 mmol/L，Glu 9.3 mmol/L，ALT 20 U/L，Cr 49 μmol/L，CKMB-mass 0.9 μg/L，cTnI < 0.017 μg/L，AMY 50 U/L，LIP 88 U/L。

易栓检查：NSE 31.9 ng/mL↑，余无异常。抗凝血酶、抗磷脂抗体、狼疮抗凝物、系统性血管炎相关自身抗体谱、抗核抗体谱均阴性。心脏彩超：左房增大；轻度二尖瓣关闭不全；主动脉瓣及二尖瓣环退行性变。心电图：房颤律，HR 95 次/分。腹盆增强 CT + CTA：肠系膜上动脉闭塞（图 38-1）；右半结肠肠壁略增厚伴强化。胸部 CT：双肺多发斑片影，双侧胸腔积液。

治疗：禁食、禁水，补液。基本外科 + 血管外科会诊，建议手术治疗，家属考虑患者高龄，签字拒绝手术。采取保守治疗：①肠系膜血栓方面：持续肝素静脉泵入，目标 APTT 40～50 s，10 天后改为利伐沙班 10 mg po q12h。②感染方面：亚胺培南 1 g ivgtt q8h，后降级为头孢他啶 2 g ivgtt q8h + 甲硝唑 0.5 ivgtt q8h。③心脏方面：倍他乐克 6.25 mg bid 控制心室率。④营养支持方面：静脉营养。患者腹部体征消失后逐步过渡饮食。治疗 2 周复查腹部 CTA：原肠系膜上动脉栓塞处已通畅（图 38 - 2）。

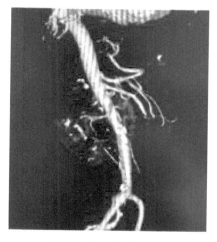 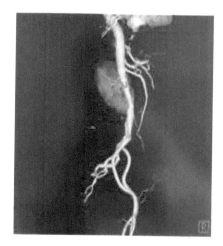

图 38 - 1　腹盆 CTA　　　　图 38 - 2　抗凝治疗 2 周
复查腹部 CTA

鉴别诊断：对于老年患者的急性腹痛，应常规排除急性中毒、急性心肌梗死、肺部感染、糖尿病酮症酸中毒。

（1）急腹症：可能的原因为急性胃穿孔、急性肠梗阻、急性胰腺炎、肠系膜栓塞。诊断或排除的方法是腹腔穿刺、完善淀粉酶、腹部增强 CT + CTA、腹部立卧位片检查。

（2）急性中毒：需重点询问服药病史，以及其他一些可引起急腹症、昏迷的毒性物质，如工业强酸、强碱、食物中毒等可导致胃肠穿孔而引起急性弥漫性腹膜炎的表现。

（3）肺部感染、肺栓塞：老年患者如有低氧，需排除下肺感染诱发的腹痛。同时患者 D－Dimer 升高，有下肢肿胀，也不能除外肺栓塞，可行肺部影像学检查以明确。

（4）糖尿病酮症酸中毒：不少患者糖尿病以其严重并发症酮症酸中毒为首发表现，临床上可先表现为，消化道症状，如腹痛、呕吐，需高度警惕，床旁快速血糖可明确，同时需完善尿常规检查。

此病例的最终诊断：肠系膜上动脉栓塞；腹腔感染；持续性心房纤颤；肺部感染；高血压；左侧桡骨陈旧性骨折。

临床讨论

急性肠系膜动脉闭塞的两个主要原因是肠系膜动脉栓塞和肠系膜动脉血栓形成。肠系膜上动脉栓塞性闭塞是最常见的急性肠系膜缺血原因。

（1）肠系膜动脉栓塞最常由左心房、左心室、心脏瓣膜和主动脉近端的血栓脱落造成，它们可能会部分或完全阻塞动脉管腔。另外，22%～50% 的感染性心内膜炎患者会发生全身性栓塞，其中内脏栓塞的发生率仅次于脑栓塞。常见既往栓塞史。肠系膜动脉栓塞中，1/3～1/2 的患者存在急性栓塞性闭塞的典型临床三联特征：老年、心房颤动（或其他栓塞来源）以及与体格检查结果不相符的严重腹痛。肠排空异常、恶心和呕吐也较为常见，但血便较少见，除非存在晚期缺血。患者之前应用的抗血栓治疗方案可能不足以改善病情。约 1/3 的患者存在既往栓塞事件。全面血管检查对这些患者而言特别重要，其中需检查颈动脉、上肢及下肢脉搏，以确定有无

笔记

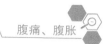

与同时性栓塞有关的灌注减少证据。超过 20% 的急性肠系膜栓塞为多发性。

（2）动脉血栓形成一般在动脉粥样硬化引起的严重狭窄部位。肠系膜循环急性血栓形成常在具有慢性肠系膜缺血病史的患者中作为叠加现象发生。SMA 或腹腔干的血栓形成通常发生于血管起始部，由于侧支循环的逐步建立，一般至少要累及两根肠系膜大动脉才会发生显著症状。另外，腹部创伤、感染或肠系膜血管夹层造成的血管损伤也会引起肠系膜动脉血栓形成。发生急性肠系膜血栓形成性闭塞的典型患者为已知存在外周动脉疾病，有或没有已确诊的慢性肠系膜缺血，后者可能表现为长期餐后腹痛、厌食和体重减轻等症状。

确诊肠系膜动脉闭塞依赖于影像学检查证实肠系膜动脉内闭塞。存在肠梗死体征的患者一般是在手术室内得到诊断。

肠系膜动脉闭塞患者治疗上主要是评估患者是否适合接受血管介入治疗，以及闭塞是栓塞性还是血栓性，闭塞类型会影响所需的介入治疗方式。

（1）对于血流动力学稳定且无晚期肠缺血临床体征的部分患者（如慢性闭塞急性发作），如果血管影像学检查显示侧支循环血流良好，则可在肝素抗凝治疗的同时进行观察。

（2）对于手术风险高的广泛透壁梗死（如从小肠到横结肠中段）患者，舒缓治疗可能是最佳选择。

（3）若患者存在腹膜炎或晚期肠缺血放射学特征（游离气体和广泛积气）等需立即剖腹手术的指征且手术风险低，则应立即送至手术室进行剖腹探查。肠切除术最好推迟至肠系膜动脉血运重建之后，以尽可能多地挽救肠道；但在实践中实现该方案的机会不多。肠系膜栓塞的传统治疗方法为开放性外科取栓术，这种方法不仅能尽快清除血栓，还能直接评估肠道活力。

（4）若患者血流动力学稳定且没有晚期肠缺血的临床或放射学征象，那么血管腔内治疗可能是合适的首选疗法。

病例点评

本例患者为老年女性，急性起病，以腹痛、便血为主要临床表现。查体：低氧，双下肺闻及散在细湿啰音。房颤，腹部膨隆，剑突下及右上腹压痛明显。既往有高血压病史和房颤史。辅助检查炎性指标、D - Dimer 升高，CTA 提示可疑肠系膜上动脉闭塞。考虑到患者持续性心房纤颤未抗凝，患者应为心房纤颤、心房扩大、心房内血栓形成、脱落，导致肠系膜上动静脉栓塞。考虑到患者有明确腹部压痛，不能完全除外肠坏死，最佳方法为及时手术取栓，但家属考虑患者高龄，拒绝了手术治疗。经过积极抗凝的保守治疗 2 周，复查患者血管成功再通，实属不易。

039 急性脂源性胰腺炎 1 例

病历摘要

患者男性，30 岁，主诉：腹痛 2 天，发热 1 天。2019 年 6 月 25 日晨起后出现上腹部疼痛不适，无恶心、呕吐，无发热，无憋喘、胸闷，无尿频、尿急、尿痛，就诊于北京市某医院，血常规：

WBC（11.73 ~ 12.23）× 10^9/L，NEUT% 86.11% ~ 81.94%，PCT 0.40 ng/mL，CRP 137.2 mg/L，血 AMY 314.6 U/L，尿 AMY 1661.9 U/L，ALT 67.1 U/L，TBil 45.2 μmol/L，DBil 12.0 μmol/L，行腹部 CT 提示急性胰腺炎，伴肾周液体聚集（图 39 - 1），给予"头孢类"抗生素抗感染，对症补液支持（具体不详），效果不明显，仍有上腹疼痛。6 月 26 日，出现发热，T$_{max}$ 38.4 ℃。6 月 27 日为进一步诊治来我院，完善血常规：WBC 16.38 × 10^9/L，NEUT% 84.9%，NEUT 13.06 × 10^9/L，肝、肾、胰功能：AMY 354.6 U/L，LIP 1005 U/L，肝功能、肾功能无异常。心肌酶正常，TG 8.34 mmol/L，Ca^{2+} 1.8 mmol/L，PCT 0.58 ng/mL，CRP > 160 mg/L，LDH 385 U/L，AST 300 U/L。考虑急性胰腺炎，脂源性可能性大，腹腔感染不除外，为进一步诊治收入病房。患者发病以来，精神稍差、睡眠可，禁食、禁水状态，每日可自行排气，未排便，尿量每日 800 ~ 1000 mL，体重无明显变化。

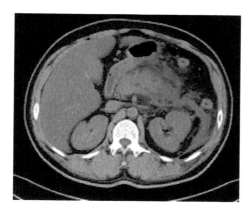

图 39 - 1　腹部 CT

既往史：体检发现血脂偏高 2 年（具体不详），未行治疗及监测。

个人史、家族史：均无特殊。

查体：生命体征平稳，BMI 28.7 kg/m²，剑突下及左上腹部压痛阳性，双侧下腹部压痛阳性，无反跳痛及肌紧张，心肺及神经系统查体无特殊。

诊疗过程：患者入院后予胰岛素 8 U/h 静脉泵入降脂、头孢他啶 2 g q8h + 甲硝唑 0.5 g q8h 抗感染及肠外营养支持，同时密切监测血糖，给予高糖防治低血糖。监测血脂，6 月 29 日降至正常，停用胰岛素，过度为非诺贝特 200 mg qn po。患者仍有间断发热，T_{max} 38.2 ℃腹痛缓解，可自行排气、排便，无余伴随症状。因患者经口进食后再次腹痛，于 7 月 1 日置入空肠营养管过度肠内营养，患者耐受可。7 月 3 日患者发热缓解，无不适主诉，复查血常规及 CRP 基本正常，头孢他啶及甲硝唑疗程满 2 周停用，同时，肠内营养过度为每日百普力 1500 mL + 每日白水 500 mL，患者未诉腹痛，排气、排便正常，复查腹部 B 超胰腺渗出较前明显减少。

出院医嘱：嘱患者出院后继续服用非诺贝特 200 mg qn po 控制血脂，警惕肝功能异常、横纹肌溶解等药物不良反应；肠内营养支持治疗，监测有无腹部不适及排气、排便异常，消化科随诊逐步过渡经口进食；如有不适，门急诊及时就诊。

此病例的最终诊断：急性胰腺炎（脂源性，中度）；腹腔感染。

临床讨论

高甘油三酯血症（hypertriglyceridemia，HTG）是急性胰腺炎常见病因之一。在所有急性胰腺炎病例中 HTG 占 1%～14%，在妊娠期胰腺炎病例中 HTG 多达 56%。

HTG 定义为空腹血清甘油三酯 > 150 mg/dL(1.7 mmol/L)。根据甘油三酯升高程度，HTG 可分为：轻度（150～199 mg/dL，即

1.7~2.2 mmol/L）、中度（200~999 mg/dL，即 2.3~11.2 mmol/L）、重度（1000~1999 mg/dL，即 11.3~22.5 mmol/L）、极重度（≥2000 mg/dL，即 >22.6 mmol/L）。血清甘油三酯 >1000 mg/dL（11.3 mmol/L）时，是急性胰腺炎的重要高危因素。

原发性（遗传性）和继发性的脂蛋白代谢疾病都与 HTG 相关。前者多为家族性，与基因异常相关，后者常见的原因包括糖尿病控制不佳、酗酒、肥胖、妊娠等。

诊断 HTG 患者的急性胰腺炎与诊断其他病因所致急性胰腺炎相同，要求存在下述 3 项标准中至少 2 项：①急性发作持续性剧烈上腹疼痛（常辐射至背部）；②血清脂肪酶或淀粉酶升到 ≥正常上限的 3 倍；③影像学检查（增强 CT、MRI 或经腹超声检查）发现急性胰腺炎的典型表现。

HTG 患者的治疗包括降低血清甘油三酯和治疗急性胰腺炎，目的是阻断胰腺炎的持续进展和控制器官衰竭。

HTG 的主要初始治疗方式为血浆分离置换和胰岛素。

有至少 1 个下述棘手特征的患者建议采用治疗性血浆置换（therapeutic plasma exchange，TPE）进行初始治疗。

（1）低钙血症的征象。

（2）乳酸酸中毒。

（3）全身炎症反应加重的征象（2 个或更多）：①体温 >38.5 ℃ 或 <35.0 ℃；②心率 >90 次/分；③呼吸频率 >20 次/分或 $PaCO_2$ < 32 mmHg；④白细胞计数 >12 000/mL 或 <4000/mL，或未成熟（带状）白细胞 >10%。

（4）器官功能障碍或多器官衰竭加重的征象。

没有上述特征的患者，应以 0.1~0.3 U/（kg·h）的速度予静脉胰岛素，持续使用到甘油三酯水平降至 <500 mg/dL（5.6 mmol/L）。

笔记

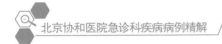

胰岛素可通过增强脂蛋白脂肪酶活性而快速降低血清甘油三酯水平，比贝特、他汀等口服降脂药更具实用性。

HTG 患者需接受长期治疗以预防急性胰腺炎复发和 HTG 的其他并发症。治疗内容包括药物治疗和膳食脂肪限制。其他非药物干预措施包括肥胖患者减肥、有氧运动、避免使用浓缩糖和升高血清甘油三酯的药物，以及糖尿病患者严格控制血糖。对于非药物性干预后甘油三酯水平仍持续高于 886 mg/dL（10.0 mmol/L）的患者，建议开始药物治疗以降低胰腺炎风险。

急性胰腺炎的治疗为支持治疗，包括疼痛控制、目标导向性静脉补液（尤其是最初 24 小时）以及纠正电解质和代谢紊乱。大部分轻度胰腺炎患者无须进一步治疗，在禁食、禁水后，通过简单的补液支持，可在 3～7 日恢复。中度和重度胰腺炎患者需接受更为密切的监测，因为他们存在一过性（＜48 小时）或持续性（＞48 小时）的器官功能衰竭，以及局部或全身并发症。腹痛常是急性胰腺炎患者的主要症状。充分的疼痛控制需要静脉给予阿片类药物，例如吗啡和芬太尼，通常采用患者自控镇痛泵给药。

轻度胰腺炎患者通常恢复较快，因而不需要启动营养支持。如果疼痛减轻且炎性标志物减少，患者即可在耐受的情况下早期（24 小时内）开始摄入软食。若患者没有肠梗阻的证据，也没有明显的恶心和（或）呕吐，我们最初通常会采用低渣、低脂的软食。

对于重度胰腺炎患者，我们推荐内镜下或影像学下放置鼻空肠管并给予肠内营养，而不是持续应用肠外营养。如果 48～72 小时未达到目标喂养速度，或重度急性胰腺炎没有缓解，应予以补充性的肠外营养。

若患者有中度或重度急性胰腺炎、脓毒症征象或首发症状出现 72 小时后临床恶化，应进行对比增强 CT，以评估有无胰腺或胰腺

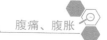

外组织坏死和局部并发症。

胰腺炎患者可能出现局部或全身并发症。急性胰腺炎的局部并发症包括急性胰周积液（acute peripancreatic fluid collection，APFC）、胰腺假性囊肿、急性坏死物积聚（acute necrotic collection，ANC）和包裹性坏死（walled - off necrosis，WON）。虽然 APFC 和 ANC 可能在急性胰腺炎发病后 4 周内就出现，但胰腺假性囊肿和 WON 通常见于发病 4 周以后。ANC 和 WON 最初都是无菌的，但都可能继发感染。

胰腺感染是急性坏死性胰腺炎患者出现并发症和死亡的一个主要原因。对于胰腺或胰腺外组织坏死的患者，若经过 7～10 日的住院治疗后病情恶化（临床病情不稳定或脓毒症生理表现、白细胞计数持续上升、发热）或没有改善，应怀疑是感染性坏死。对于疑似感染性坏死的患者，我们建议进行经验性抗生素治疗。对于抗生素治疗无效或临床不稳定的感染性坏死患者，我们推荐行胰腺坏死物清创而非继续保守治疗。应尽可能将手术推迟到首发症状出现 4 周后进行，以待感染的坏死物形成包裹。建议采用微创方式进行感染性坏死组织的清除术；开放性外科清创术仅用于临床病情不稳定，或者微创方式不可行或失败的患者。

病例点评

该病例中患者为青年男性，急性病程，主要表现为发热伴腹痛，既往高脂血症控制不佳，起病后检验示血脂明显升高，胰酶升高，CT 提示胰腺炎性渗出，肾周有局限性液体聚集，CT 评分 D 级，同时起病时有 WBC $> 16 \times 10^9/L$、低钙、LDH 升高，AST 升高，Ranson 评分 4 分，但无 ARDS、AKI 等其他脏器受累表现，明

笔记

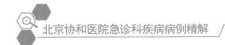

确诊断脂源性胰腺炎（中度）。

治疗上，除胰腺炎基础治疗外，针对脂源性胰腺炎予以胰岛素强化降脂，病情控制佳。在胰岛素治疗期间，需密切监测血糖，可外周予高糖输注防治低血糖，并保证胰岛素目标速度 $0.1 \sim 0.3$ U/（kg·h）。

对于无高危因素的脂源性胰腺炎患者，胰岛素降脂治疗起效快，不良反应少，治疗花费低，需大家掌握并及时应用。

040 获得性血友病甲 1 例

病历摘要

患者男性，35 岁，主诉：腰部疼痛半月，加重伴肉眼血尿 10 天。患者半月前无诱因出现腰部疼痛，右侧为著，9 月 11 日于当地医院查血常规无异常，生化检查：Cr 73 μmol/L，尿常规：BLD（+++），PRO（++），泌尿系统超声提示右肾积水，予以"消炎"治疗后无好转。9 月 14 日患者出现酱油色尿，否认发热，CT 提示双肾、双侧输尿管及周围改变，膀胱右侧壁增厚。9 月 19—20 日 HGB 124 g/L → 111 g/L，APTT 89.1 s，PT 12 s。生化检查：Cr 150 μmol/L，9 月 20 日全麻下行输尿管镜检查，术中诊断：双肾周感染，双肾盂及双侧输尿管感染，予以放置双侧 D-J 管，并予以持续膀胱冲洗，术后患者仍有血尿，HGB 进行性下降，最低 HGB 64 g/L，Cr 进行性上升至 864 μmol/L。APTT 63 ~ 80 s。凝血Ⅷ因子活性：6%（60% ~ 150%），Ⅷ因子抑制物 1.05 BU/mL（0 ~ 1.0 BU/mL）。外院 ANA、ANCA、Ig、补体、肿瘤标志物均为阴性，LA 83.1 s，

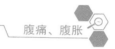

为进一步诊治至我院急诊，查 HGB 65 g/L，APTT 61.2 s，泌尿系统超声：膀胱内见 9.0 cm×9.2 cm×7.8 cm 混合回声，考虑血凝块，予以输注 RBC 2 U，血浆 400 mL，人凝血因子Ⅷ 1200 U，泌尿外科予以行膀胱镜检查，术中见膀胱内巨大血块，尝试各种方法均无法取出，多科会诊后考虑患者为获得性血友病甲，膀胱内血块与凝血功能异常相关，可在使用重组人凝血因子Ⅶ改善凝血后尽快取出血块，解除梗阻，改善肾功能。现患者为进一步手术治疗收入我院。

既往史：2 型糖尿病史 10 年，口服药物控制。

个人史、家族史：吸烟 10 年，每 2～3 日 1 包，否认饮酒嗜好。

查体：神清，心肺查体（−），两侧肾区无隆起，无叩痛，沿两侧输尿管走行区无压痛，膀胱区可扪及一个 10 cm×10 cm 大小的包块，质韧，拒按。肛门及外生殖器未查。

诊疗经过：患者于 2017 年 9 月 25 日至 10 月 20 日在我院住院治疗。血常规：WBC 11.55×10^9/L，NEUT% 88.5%，HGB 67 g/L，PLT 267×10^9/L。生化检查：K$^+$ 5.6 mmol/L，Urea 28.69 mmol/L，Cr 1269 μmol/L。凝血功能检查：PT<9.0 s，APTT 47.3 s。炎症指标：hsCRP 25.27 mg/L，ESR 26 mm/h。降钙素原（仪器法）：PCT 0.25 ng/mL。

治疗：①AKI 方面，9 月 25 日于全麻下行膀胱切开 + 膀胱血肿清除 + D - J 管拔除术，保留膀胱造瘘管、耻骨后引流管、导尿管，予持续膀胱冲洗，9 月 26 日至 28 日予床旁血滤，并加用大黄通便，尿量恢复，肌酐、尿素氮水平逐渐下降，10 月 9 日拔除耻骨后引流管，10 月 16 日复查膀胱超声未见血块，10 月 18 日拔除膀胱造瘘管，肌酐稳定在 100 μmol/L。②泌尿系统出血方面，患者持续引流鲜红色血尿，间断输注 RBC，据尿色、血红蛋白调整人凝血酶原复合物用量（9 月 26 日，1800 U q12h→9 月 30 日，2800 U q12h→

10 月 3 日，3600 U q12h→10 月 9 日，2000 U q12h→10 月 12 日，1600 U q12h→10 月 14 日，1200 U q12h），10 月 7 日起尿液黄色清亮，血红蛋白回升，10 月 19 日查 HGB 96 g/L。③凝血因子抑制物清除方面，9 月 26 日予泼尼松 60 mg qd，9 月 29 日查凝血Ⅷ因子活性：1.3%，Ⅷ因子抑制物 4.2 BU/mL，10 月 1 日泼尼松加量至 90 mg qd，10 月 9 日查凝血Ⅷ因子活性：14.8%，Ⅷ因子抑制物 0.8 BU/mL，10 月 16 日加用 CTX 0.4 g ivgtt，1 周 2 次，10 月 16 日查凝血Ⅷ因子活性 73.7%，Ⅷ因子抑制物 0 BU/mL，APTT 32.7 s。④泌尿系统感染方面，9 月 26 日予头孢他啶抗感染，9 月 30 日血常规恢复后停用抗生素。10 月 7 日出现发热，T_{max} 38.4 ℃，考虑泌尿系统感染，再次予头孢他啶抗感染，10 月 8 日体温降至正常。10 月 11 日根据尿培养药敏结果更换抗生素为头孢哌酮/舒巴坦，监测尿培养提示屎肠球菌、鲍曼不动杆菌、大肠埃希菌等耐药菌，不除外导管相关感染，10 月 18 日拔除膀胱造瘘管后停用抗生素，体温、血常规正常。⑤糖尿病方面，患者入院后监测血糖考虑糖尿病诊断明确，考虑与激素的使用有密切关系，予胰岛素对症降糖治疗。

出院医嘱：嘱患者出院后低盐、低脂、糖尿病饮食，避免获得性血友病甲相关病因；继续使用静脉 CTX 0.4 g，每周 2 次（周一、周四），每周复查血常规，若 WBC 3×10^9/L，PLT 100×10^9/L，暂停 CTX，1 个月后血液科门诊复诊；继续使用足量激素（泼尼松 90 mg，每天 1 次）至激素疗程满 4 周（2017 年 10 月 23 日），后激素每周减量 10 mg，至 30 mg（2017 年 11 月 28 日）后血液科门诊复诊，调整激素用量；5 天后拔除尿管，3 个月后泌尿外科门诊随诊，完善 CTU 等泌尿系统病情评估；每日监测血糖，内分泌科就诊，指导激素使用中血糖的控制；每周监测肝功能、肾功能，注意维持电解质稳定；如有任何不适，及时门急诊就诊。

笔记

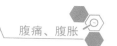
此病例的最终诊断：获得性血友病甲；泌尿系统出血；急性肾损伤；膀胱血肿清除术＋D－J管拔除术后；泌尿系统感染；2型糖尿病。

临床讨论

患者青年男性，既往无输血史，虽有骨折外伤史，但无明显出血倾向，且否认家族血液病史，暂可除外遗传性的出血性疾病。血液病中，血小板减少的出血，多以皮肤黏膜、重要脏器出血为主要表现。而本例患者发病，有肉眼血尿，凝血功能异常，查Ⅷ因子活性减低及抑制物出现，血浆纠正试验APTT部分纠正，检查Ⅷ因子活性下降，Ⅷ因子抑制物阳性，因此目前主要诊断考虑为获得性血友病甲，需进一步明确抑制物形成原因，追相关免疫指标、肿瘤指标等，治疗上可继予凝血酶原复合物或者Ⅶ因子改善凝血。泌尿系统出血方面，了解有无解剖上的问题导致血尿，并继续持续膀胱冲洗，警惕堵管，密切监测血红蛋白变化，必要时对症输血。急性肾功能不全方面，虽已解除肾后性梗阻问题，但患者仍需肾脏支持治疗。

获得性血友病甲病因方面，主要考虑免疫、肿瘤，女性还与妊娠相关，主要明确的诱因有妊娠或产后时期、类风湿关节炎、恶性肿瘤、系统性红斑狼疮和药物反应（每项占5%～10%），也有半数患者不存在基础疾病。但我院急诊筛查相关指标未见异常；患者起病前有上呼吸道感染病史，ASO高，但感染引起获得性血友病甲少见。获得性血友病甲的出血表现各异，包括皮肤、黏膜、肌肉深部血肿、消化道出血、泌尿系统出血、脑出血等。

获得性血友病甲的治疗可分为止血治疗和抑制物清除治疗。对于抑制物滴度低（<5 BU）有关的严重出血，建议应用大剂量人凝血因子Ⅷ制品，对于高滴度凝血因子Ⅷ抑制物（≥5 BU）和（或）严重出血的患者，建议应用aPCC或重组人凝血因子Ⅶa。膀胱血块开腹清除后，PCC治疗下病情稳定，可酌情减量人凝血酶原复合物。抑制物的清除首先考虑足量激素治疗，可加用免疫抑制剂，如CTX，另可考虑利妥昔单抗、硼替佐米，后者机会性感染可能性小。该患者使用激素加CTX治疗效果较好。

🏥 病例点评

获得性血友病甲为临床上罕见的疾病，多有比遗传性的血友病更为严重的出血表现，该患者考虑为严重感染诱发的Ⅷ因子抑制物，D-J管的置入可能造成了泌尿系统的损伤，出现了极为严重的泌尿系统出血，有血红蛋白的显著下降，膀胱形成大血块进一步造成了肾后性的肾功能衰竭。通过凝血指标，凝血因子及抑制物的检测确定了获得性血友病甲的诊断，在输注Ⅷ因子的支持下进行了膀胱血块的清除术，解除了肾后性梗阻的因素，后期的抗感染，激素免疫抑制剂的治疗效果较好，Ⅷ因子抑制物清除，患者最终获得了康复。

笔记

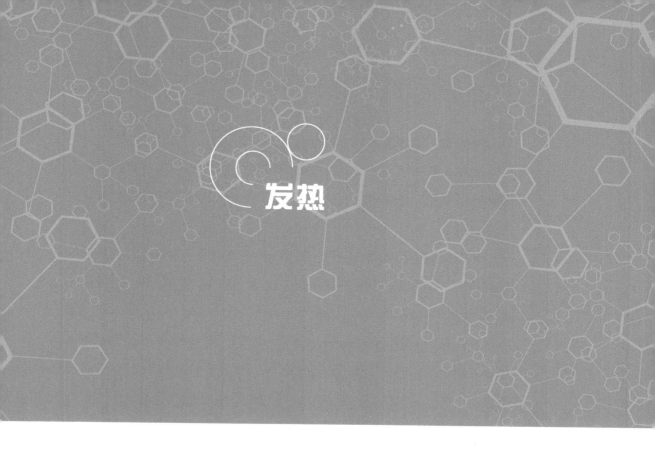

发热

04.1 侵袭性肺炎克雷伯菌肝脓肿综合征 1 例

📋 病历摘要

患者男性，65 岁，主诉：发热 10 天。患者 10 天前出现发热，伴畏寒、寒战，T_{max} 39.7 ℃，无咽痛、咳嗽、咳痰，无胸闷、胸痛，无腹痛、腹泻，无尿痛、尿频、尿急，于外院先后静脉滴注莫西沙星、美洛西林/舒巴坦钠治疗效果不佳，转入本院。

既往史：糖尿病病史 2 年，否认高血压、肝胆系统疾病病史。

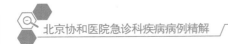

个人史、家族史： 均无特殊。

查体： T 39 ℃，P 83 次/分，R 18 次/分，BP 137/84 mmHg，双肺呼吸音粗，未闻及干湿性啰音，腹软，无压痛、反跳痛，肝区无叩击痛。

诊疗经过： 患者 2017 年 3 月 29 日至 2017 年 6 月 27 日在我院住院治疗，入院后完善相关检查。血常规：WBC 15.36 × 10⁹/L，NEUT% 93%，NEUT 14.28 × 10⁹/L，PLT 165 × 10⁹/L；PCT 45.89 ng/mL；CRP 293 mg/L；随机 Glu 22.79 mmol/L，空腹 Glu 14.32 mmol/L，HbA1c 11.9%。尿常规：尿葡萄糖（ +++ ），尿酮体阳性。

肺部 CT：右肺上叶、下叶及左肺各叶多发结节伴小空洞，不除外血源性肺脓肿或特殊感染。腹部 CT：肝右叶低密度影（肝右叶见多个类圆形稍低密度影，大小为 1.3 ~ 2.6 cm，边界欠清）。腹部增强 CT：肝内多发低密度影，考虑肝脓肿可能。

综合以上结果，考虑肝脓肿致脓毒血症引起血源性播散性肺脓肿。予静脉滴注头孢他啶 2 g q8h，替考拉宁 0.4 g qd 抗感染，降糖、营养支持等治疗。

入院第 3 天血培养结果显示：肺炎克雷伯菌肺炎亚种，头孢菌素、碳青霉烯类抗生素敏感。此时患者体温峰值仍持续在 38.6 ℃左右，并出现咳嗽、咳痰，复查降钙素原、CRP 较前升高。遂将头孢他啶升级为亚胺培南/西司他丁钠。送检痰涂片查到真菌孢子，加用氟康唑 0.2 g qd。

4 月 7 日，患者出现右眼视力模糊、头痛，查体见颈项强直，给予眼科会诊，诊断为右眼眼内炎，多次行玻璃体注药术 + 前房穿刺术（万古霉素 + 阿米卡星玻璃腔内注射，妥布霉素地塞米松眼膏涂眼）。行头颅 MRI + 弥散示：双侧后颅窝硬膜下积液，考虑伴有

笔记

积血或积脓，脑积水，室旁水肿。神经内、外科会诊后建议继续积极抗感染治疗，注意复查。

4月12日患者体温恢复正常，感染指标较前好转，复查肺部CT、腹部CT，较前病灶数量减少，体积减小。头颅MRI+弥散+普通增强示：双侧后颅窝硬膜下积液，考虑积脓可能性大，较前片略增多，继发脑积水，室旁水肿。

考虑内科治疗脑脓肿效果不显著。联系神经外科行手术治疗，4月24日行手术切除，术中诊断为小脑脓肿，此时抗生素调整为头孢哌酮钠舒巴坦3 g q12h。5月7日复查头颅CT：符合颅脑术后改变。6月2日患者抗生素调整为头孢他啶。6月27日患者出院，全程抗感染治疗89天。

出院医嘱：嘱患者注意休息，适当锻炼，糖尿病饮食，内分泌门诊严格控制血糖，保持个人卫生，避免感染；定期复查头颅MRI、胸腹盆CT，感染科门诊就诊；视力方面，眼科门诊随诊；如有不适，及时门急诊随诊。

此病例的最终诊断：侵袭性肺炎克雷伯菌肝脓肿综合征；肺部真菌感染；2型糖尿病。

临床讨论

发热待查最常见的原因为感染性发热，尤其对于患有糖尿病且血糖控制欠佳的患者。对于急性起病的发热患者来院后应详细询问与发热相关的症状，进行详尽的体格检查，有针对性的完善辅助检查，尽快确定引起发热的感染灶，了解脏器受累情况，并与非感染性发热相鉴别。诊疗过程中，在明确病因的同时，应经验性的给予抗感染治疗，关注患者生命体征变化，警惕感染性休克的发生。

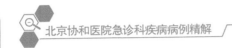

近年来，肺炎克雷伯菌引起的肝脓肿逐渐增多，是细菌性肝脓肿的主要病原菌，占63.8%，且肺炎克雷伯菌肝脓肿发生肝外转移性感染的风险高，预后差。肺炎克雷伯菌肝脓肿常先引起单一部位的脓肿，继而引起脓毒血症并向其他器官转移，导致隐匿播散性感染，如肺脓肿、眼内炎、脑脓肿、脊髓炎、肾周脓肿等，即侵袭性肺炎克雷伯菌肝脓肿综合征（invasive Klebsiella pneumoniae liver abscess syndrome，IKLAS）。

IKLAS起病隐匿，病情危重，及时诊疗是改善预后的关键。其临床症状缺乏特异性，常表现为发热、寒战、肝区疼痛，眼、肺和中枢神经系统是常见的肝外侵袭部位。内源性眼内炎是肝脏感染病灶血源性播散引起的严重致盲性眼内感染，占侵袭性并发症的3.0%~7.8%，与肺炎克雷伯菌肝脓肿的临床表现无明确的先后顺序及间隔时间。

病例点评

本例患者急性起病，起病隐匿，化验结果提示感染性发热可能性大，影像学检查发现肝脓肿及肝外侵袭的表现，并发肺脓肿、右眼眼内炎及小脑脓肿，临床表现符合IKLAS。血培养结果提示肺炎克雷伯菌肺炎亚种，根据药敏选用敏感抗生素，在后续治疗中出现肝外侵袭表现，在眼科、神经外科的联合治疗及疗程足够的抗生素治疗下患者的感染得到控制。目前IKLAS尚无明确的治疗指南，确诊后，需早期足量、足疗程静脉应用抗生素。一般经验性选取对KP敏感的抗生素，例如喹诺酮类、第3代或第4代头孢菌素类、氨基糖苷类、碳青霉烯类抗生素，而后可根据治疗效果及药物敏感试验调整。抗生素治疗的疗程为4~6周，特殊情况则需要更长的

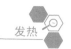

治疗疗程。一般而言，根据患者对治疗的反应，治疗持续到临床症状消失、炎症标志物恢复正常、多次细菌培养阴性、影像学证实脓腔内无杂物可考虑停止抗生素。此外，IKLAS 可引起全身感染性消耗，有营养不良表现，如低蛋白血症、贫血、凝血功能差等，需及时补充白蛋白、血浆等，给予营养支持治疗，同时应注意纠正电解质酸碱平衡紊乱。肺炎克雷伯菌肝脓肿有侵袭性转移扩散的特点，治疗过程中出现腹外症状或治疗反应不佳时，需积极搜寻其他感染部位。

肺炎克雷伯菌肝脓肿是远处感染病灶的源头，只有控制肺炎克雷伯菌肝脓肿才能减轻细菌的进一步播散。目前，肺炎克雷伯菌肝脓肿的治疗主要包括药物治疗、影像学下介入治疗、手术治疗等，应根据实际情况联合抑或单独应用。一般 3 cm 以下或早期尚未完全液化的肝脓肿选择药物治疗；液化充分直径为 3 ~ 5 cm 的肝脓肿选择穿刺抽脓；直径 > 5 cm 的肝脓肿，建议穿刺置管引流，且可对脓腔持续冲洗。有多个肝脓肿者，较小者穿刺抽脓，较大者置管引流，定期复查，必要时重复穿刺。对于药物治疗及引流效果不佳、脓肿破裂、合并腹腔内疾病一并处理的患者可选择腹腔镜肝脓肿切开引流。

综上所述，IKLAS 临床症状重，无特异性，疾病进展迅速，预后差。糖尿病患者出现不明原因发热时应高度怀疑本病；对于临床症状不典型的患者，需及时完善相关影像学检查，明确有无侵袭病灶。血培养为肺炎克雷伯菌，如有条件应行 K 血清型和毒力基因的相关检测。一旦确诊，及时应用敏感抗生素，注意相关科室联合治疗，有效控制原发及隐匿感染灶。

参考文献

1. LUO M, YANG X X, TAN B, et al. Distribution of common pathogens in patients

笔记

with pyogenic liver abscess in China：a meta – analysis. Eur J Clin Mmicrobiol Infect Dis，2016，35（10）：1557 – 1565.

2. QIAN Y，WONG C C，LAI S，et al. A retrospective study of pyogenic liver abscess focusing on Klebsiella pneumonia as a primary pathogen in China from 1994 to 2015. Sci Rep，2016，6（1）：38587.

3. 高志飞，崔巍，雷金娥，等. 2 型糖尿病患者合并肺炎克雷伯菌败血症的临床分析. 西安交通大学学报（医学版），2016，37（6）：835 – 840.

4. 黄洋，张伟辉. 细菌性肝脓肿的诊治进展. 临床肝胆病杂志，2018，34（3）：641 – 644.

042 布氏杆菌病1例

病历摘要

患者男性，48 岁，主诉：发热、头痛、关节痛 1 个月，胸痛、血小板减低 7 天。患者 2019 年 5 月 4 日出现"上感"样症状，伴有头痛，右额为著，伴发热（热峰不详），后出现四肢关节肿痛，呈对称、游走性，自行口服"感冒药"症状无明显改善。5 月 21 日患者头痛、关节痛较前加重，伴咽痛、咳嗽，无明显盗汗、咳痰，T 38.0 ℃，就诊于某市疾控中心，查血常规：WBC 12.02 × 10^9/L，NEUT% 79.0%，HGB 120 g/L，PLT 82 × 10^9/L。虎红平板凝集试验阳性，试管凝集试验 1：400（ + + + ）。超声示肝、脾肿大，予"利福平 0.75 g qd + 左氧氟沙星 0.3 g qd"×18 d。5 月 27 日，查血常规 WBC 6.48 × 10^9/L，HGB 150 g/L，PLT 80 × 10^9/L；生化检查：

笔记

ALT 69.5 U/L，AST 36 U/L。四肢疼痛有所好转。6月6日，患者出现恶心、呕吐大量胃内容物，伴大汗、头晕、胸闷及剑突下疼痛，血常规 PLT $89 \times 10^9/L \rightarrow 11 \times 10^9/L$，余两系无明显异常，生化检查：ALT 997.7 U/L，AST 1090.0 U/L，GGT 106.3 U/L，ALP 152.5 U/L，cTnI 1.76 μg/mL → 2.47 μg/mL，ECG 提示"急性下壁及后壁导联 ST 段抬高"，鉴于血小板水平低，未完善 PCI 及抗血小板治疗。体温波动于 37～38 ℃，关节痛明显缓解，头痛无改善。6月12日就诊于我院急诊，查心电图下壁导联可见 Q 波，cTnI 13.917 μg/L，PLT $12 \times 10^9/L$。仍间断胸闷、憋气，性质同前，考虑急性冠脉综合征不除外，收入急诊抢救室。病程中，患者精神、睡眠、食欲较差，大便正常，6月6日以来小便量较少，每日 600～700 mL。体重下降 5 kg，体力较前明显下降。

既往史： 既往体健。

个人史： 久居内蒙古，频繁接触活牛、羊及生牛肉、羊肉，发病前 10 天曾食用半熟羊肉串。否认疫水接触史，否认特殊化学品及放射性物质接触史。吸烟 30 年，每日 30 支；饮酒 30 年，每日 8 两。

查体： HR 95 次/分，BP 97/75 mmHg，SpO_2 99%，R 25 次/分。全身浅表淋巴结未及肿大，双下肺呼吸音稍低，右侧为著，左下肺可闻及少许啰音。心律齐，无杂音。肝脾肋下未及。颈软无抵抗，双侧病理征阴性。

诊疗经过： 入室后完善常规检查。血常规：WBC $9.94 \times 10^9/L$，NEUT $7.34 \times 10^9/L$，HGB 113 g/L，PLT $12 \times 10^9/L$。生化检查：ALT 528 U/L，AST 222 U/L，ALP 206 U/L，GGT 247 U/L，TBil 22.4 μmol/L，DBil 13.2 μmol/L，LD 660 U/L，TC 2.57 mmol/L，TG 2.00 mmol/L，LDL - C 1.52 mmol/L。炎症指标：hsCRP 80.24 mg/L。

心肌酶：CK 199 U/L，CKMB – mass 24.1 μg/L，cTnI 13.917 μg/L→
0.653 μg/L。凝血功能检查：PT 16.9 s，APTT 28.2 s，Fbg 4.30 g/L，
D – Dimer 11.66 mg/L，FDP 33.1 μg/mL。免疫方面：IgG 8.44 g/L，
C3 0.777 g/L，C4 0.098 g/L，抗核抗体谱、抗 ENA、血管炎相关自
身抗体谱、自免肝抗体谱均为阴性，Coombs' 试验、狼疮抗凝物、抗
磷脂抗体谱均为阴性。感染方面：布氏杆菌凝集试验阳性，CMV –
DNA/EBV – DNA ＜500 copies/mL，pp65 阴性；细小病毒 B 19 – IgM
阴性，外周血培养（需氧 + 厌氧）阴性。TB 细胞亚群：B 105/μL，
NK 58/μL，T4 1025/μL，T8 458/μL，DRT8% 63.8%，38T8% 60.7%，
T4/T8 2.24。M 蛋白方面，SPE 阴性。

床旁超声心动图提示 LVEF 53%，节段性室壁运动异常（左室
下壁、后间隔、右室），右心增大，中度三尖瓣关闭不全，低中度
二尖瓣关闭不全，下腔静脉增宽，少量心包积液。胸腹盆 CT 平扫
提示双侧胸腔积液，右侧为著，双肺下叶少许实变影，考虑肺部感
染可能；双侧锁骨上窝及纵隔多发淋巴结饱满，纵隔及右肺门淋巴
结钙化；腹盆腔积液；腹盆腔皮下多发水肿。颈动脉、椎动脉、锁
骨下动脉 BUS：双侧颈动脉及右侧锁骨下动脉起始处斑块形成。冠状
动脉 CTA：左主干及回旋支无狭窄，前降支多发非钙化斑块，管腔轻
度狭窄（＜50%），右冠状动脉起始处以远至 PDA 闭塞可能。头颅
CT 平扫未见明显异常。6 月 25 日，完善腰椎穿刺，压力 275 mmH$_2$O，
脑脊液常规：RBC 4×10^6/L，WBC 2×10^6/L，MONO 2×10^6/L；脑
脊液生化检查：Pro 0.50 g/L，Glu 2.6 mmol/L，细菌涂片、抗酸
染色及墨汁染色均为阴性。骨髓涂片提示骨髓增生活跃，粒红比
3.15∶1，血小板少见，全片共计巨核细胞 11 个，其中颗粒巨核细
胞 9 个，裸核巨核细胞 2 个，符合血小板减少症；骨髓活检结果
未归。

笔记

考虑布氏杆菌病神经受累可能，同时心肌损伤不除外，予头孢曲松＋左氧氟沙星＋磺胺抗感染治疗，因考虑感染继发 ITP 可能，予 IVIg 20 g ivgtt×3 d，甘露醇降颅压、利尿、保肝及输血支持、重组人血小板生成素升血小板等治疗，患者未再出现发热、关节痛，头疼较病初略有好转，心肌酶进行性下降，PLT 逐渐升至正常，精神食欲较前好转，肝酶恢复正常。血小板正常后加用双抗血小板治疗，心内科行择期冠状动脉造影。

此病例的最终诊断：布氏杆菌病；急性心肌梗死（下壁、后壁）；肺部感染可能。

临床讨论

布氏杆菌病是一种动物源性感染疾病，其临床表现多样，可从无症状到出现全身性感染甚至引起死亡。主要表现有发热、盗汗、关节痛、肌痛、腰痛、头痛、乏力、体重减轻等。体格检查可以发现肝肿大、脾肿大、淋巴结肿大。2%～7% 的患者会发生神经系统受累，包括脑膜炎、脑炎、脊髓炎、神经根炎或周围神经炎。可出现心内膜炎（1%～2%），其他心脏受累相对少见，包括心肌炎、心包炎、动脉内膜炎、感染性动脉瘤。布氏杆菌感染性心内膜炎是布病患者死亡主要原因。

本例患者中年男性，患者久居疫区，长期食用牛肉、羊肉及牛、羊密切接触史。急性病程，病初主要为发热、头痛、关节游走性疼痛，虎红平板凝集试验和试管凝集试验阳性，影像学提示多发淋巴结肿大，抗感染治疗后体温及关节痛好转。结合患者流行病学特征、临床表现及辅助检查，考虑患者布氏杆菌病诊断明确，神经型布氏杆菌病可能性大。

笔记

患者病程中出现多脏器受累表现：①中枢神经系统：布氏杆菌累及中枢神经系统常表现为脑膜炎，较少出现神经功能损伤，患者头痛明显，腰椎穿刺提示脑脊液压力明显升高，无感染相关表现，考虑无菌性炎症可能。神经型布氏杆菌病需使用可通过血脑屏障的抗菌药物，同时增加甘露醇、甘油果糖等对症降颅压。②血液系统：布氏杆菌病可引起血小板、血红蛋白等下降，以慢性病性贫血多见。患者以血小板下降为突出表现，不除外感染后继发ITP可能，同时病毒感染及药物相关不良反应不能完全除外，但患者已停用利福平等药物，感染筛查未见明显异常，此为不支持点。此外需考虑感染继发ITP可能。③心脏受累：布氏杆菌病心脏受累以心内膜炎为常见，较少出现心肌梗死等表现。患者病程中出现胸痛、ECG ST段抬高、心肌酶升高，超声心动图提示室壁运动异常，考虑急性心肌梗死诊断较明确，但患者血小板降低，暂不加用抗板治疗。④肝脏：布氏杆菌感染可引起肝酶轻度升高，患者病程中肝酶及胆酶明显升高，需考虑明显炎症状态相关，同时病毒感染及利福平等药物相关不除外。

治疗方面，患者存在多脏器受累，同时因存在神经型布病，需增加抗感染强度及周期。

本例患者存在严重血小板减低，即使在正规抗感染治疗后仍存在，考虑感染继发免疫性血小板减少性紫癜，加用IVIg后血小板逐渐恢复正常。病毒感染或细菌感染（相对少见）可能继发ITP，针对病毒抗原的抗体可能与正常的血小板抗原发生交叉反应，细菌产物（如脂多糖）可能附着于血小板表面，并导致被吞噬的血小板增加。有研究提示HIV、HCV、CMV、VZV、幽门螺杆菌感染可能导致ITP。

笔记

病例点评

患者入院时布氏杆菌病即诊断明确，但治疗过程中存在特殊问题：①正规抗布病治疗后，仍存在严重血小板减低。除感染性疾病本身所导致的血小板减低外，临床医生需警惕感染继发 ITP 可能，大多数 ITP 患者在使用 IVIg 后很快即可出现血小板计数升高，事实上对 IVIg 的治疗反应，已被用作 ITP 的诊断标准。②本例患者心肌酶明显升高，因布氏杆菌病心脏受累多为心内膜炎，故需考虑二元论，即在冠状动脉病变基础上，由于感染引起的急性心梗。

043 化脓性关节炎 1 例

病历摘要

患者女性，66 岁，主诉：左膝关节肿痛、发热 1 月余，双下肢浮肿半月余。患者 2019 年 4 月 5 日因左侧下肢后侧麻木于当地骨科医院行左膝关节针灸治疗，自诉针灸治疗前无左侧膝关节肿痛及活动受限，针灸治疗第 6 天运动后出现左侧膝关节肿痛、皮温升高，被动强直位，NRS 评分 6~7 分，无皮肤发红，自测体温 39 ℃，伴畏寒、寒战，当地医院考虑"滑膜炎"，输注抗生素 ×5 d（具体不清），仍反复发热，T_{max} 38.9 ℃，关节肿痛症状加重，NRS 评分 8~9 分，行关节积液抽液治疗仍无好转，同时出现双下肢可凹性水肿，左侧明显，伴疼痛，无胸闷、憋气，无心慌、胸痛。4 月 19 日，就诊

笔记

于北京市某医院查血常规：WBC 7.34×10^9/L，NEUT 6.44×10^9/L，HGB 110 g/L，PLT 73×10^9/L。生化检查：TBil 84.34 μmol/L，DBil 57.34 μmol/L，ALT 40 U/L，AST 52 U/L，ALP 244 U/L，Urea 19.7 mmol/L，Cr 141 μmol/L。心肌酶阴性。腹部超声：胆囊多发结石。下肢深静脉超声：左侧小腿肌间静脉血栓形成。予利尿、抗感染（具体不清）治疗上述症状无明显好转，4月23日就诊于我院急诊，完善血常规：WBC 9.43×10^9/L，HGB 78 g/L，PLT 335×10^9/L。生化检查：TBil 9.4 μmol/L，DBil 3.7 μmol/L，ALT 12 U/L，Urea 10.26 mmol/L，Cr 103 μmol/L。炎症指标：PCT 0.36 ng/mL，CRP > 160 mg/L。予万古霉素 1 g ivgtt q12h + 美罗培南 1 g ivgtt q12h 抗感染、利伐沙班 10 mg po qd 抗凝、呋塞米利尿等治疗，患者每日仍有发热，T_{max} 38.5 ℃，诉左膝关节肿痛较前好转，活动仍受限，后血培养回报：MSSA。4月28日根据药敏结果调整为头孢美唑 2 g ivgtt q12h + 左氧氟沙星 0.5 g ivgtt qd 抗感染，患者昨日体温 37.8 ℃，现为进一步诊治收入综合病房。患者起病以来，精神、睡眠、饮食可，自觉近 1 年尿量较前减少（具体不清），大便正常，体重无明显变化。否认口眼干、皮疹、口腔溃疡等免疫色彩。

既往史： 乙肝小三阳 40 余年。高血压病史 20 年，BP_{max} 170/110 mmHg，规律服用硝苯地平控释片 30 mg qd 控制血压，平素监测血压 130 ~ 140/70 ~ 80 mmHg。3 年前因升主动脉夹层于北京市某医院行血管置换术，术后规律口服阿司匹林 100 mg qd 治疗。

个人史、家族史： 均无特殊。

查体： T 37.3 ℃，P 80 次/分，BP 109/59 mmHg，SpO_2 98%。前胸部可见长约 15 cm 手术瘢痕，愈合可。肺部、腹部查体无特殊，主动脉、三尖瓣听诊区闻及收缩期杂音。左侧下肢活动受限，被动强直位，右侧下肢活动自如，左侧膝关节肿胀，伴疼痛、皮温升高，左侧下肢可凹性水肿，右侧踝部及足背部可凹性水肿，左侧小腿腿围 34 cm，右侧小腿腿围 32 cm，双侧大腿腿围 45 cm，双足背动脉搏动正常。

诊疗经过：患者于 2019 年 5 月 6 日至 2019 年 5 月 20 日于我院住院治疗，入院后完善相关检查。血常规：WBC 8.46×10^9/L，HGB 76 g/L，PLT 301×10^9/L。尿、便常规：阴性。生化检查：TBil 8.8 μmol/L，ALT 7 U/L，Cr 89 μmol/L → 71 μmol/L。炎症指标：ESR 88 mm/h，PCT 0.13 ng/mL，CRP 79.0 mg/L。凝血功能检查：PT 14.6 s，INR 1.27，D – Dimer 4.06 mg/L，APTT 26.8 s。关节穿刺液涂片：白细胞计数 90 000/mm³，多核细胞 76%。关节液培养：未见细菌生长。

胸增强 CT 提示双肺多发片状透亮影及马赛克灌注征，小气道病变？右肺上叶及左肺下叶多发钙化灶；双肺下叶散在索条影；心影增大，升主动脉置换术后改变，升主动脉周围包裹性积液；左侧少量胸腔积液；胆囊多发结石；脾实质内多发稍低密度影，脓肿不除外，请结合临床。关节超声检查左侧膝关节滑膜增厚，双侧未见积液。经食道超声心动图：升主动脉夹层血管置换术后，二尖瓣后叶瓣环及主动脉瓣退行性变，升主动脉及各瓣膜未见明确赘生物，轻度二尖瓣关闭不全，轻 – 中度主动脉瓣关闭不全。

骨科会诊意见：①诊断考虑感染性关节炎可能性大；②关节液培养结果阴性，不除外因有效抗生素治疗后，必要时可重复穿刺；③保守治疗有效，可继续，必要时切开引流；④加强肌力及功能锻炼。诊疗方面：结合患者病史及临床表现，患者左膝化脓性关节炎，左侧小腿肌间静脉血栓基本诊断明确，入室后继续予头孢美唑 2 g q12h 抗感染，利伐沙班 10 mg 抗凝治疗，患者入院后 2 天开始未再有发热，左膝关节肿痛逐渐好转，准许出院，外院继续抗感染治疗。

出院医嘱：嘱患者出院后注意休息，警惕受凉、感染，适当功能锻炼；继续于外院应用头孢美唑 2 g ivgtt q12h 抗感染，硫酸氨基葡萄糖胶囊 0.5 g（1 粒），每日 3 次，塞来昔布 0.2 g（1 片），每日 2 次，改善骨关节炎，感染科、骨科门诊随诊；肌间静脉血栓方面，继续迈之灵 300 mg（1 片），每日 2 次，利伐沙班 10 mg（1 片），每日 1 次抗凝治疗，关注全身有无出血，血管外科门诊就诊确定抗凝疗程及方案；高血压方面，继续硝苯地平控释片 30 mg（1 片），每日 1 次，控制血压，心内科门诊随诊；不适时及时门急诊就诊。

此病例的最终诊断：左膝化脓性关节炎；急性肾损伤；左侧小腿肌间静脉血栓形成；高血压（3 级，很高危）；主动脉夹层血管置换术后；胆囊结石；慢性乙型肝炎。

临床讨论

化脓性关节炎是指关节腔内部出现的感染，常由细菌引起，但也可由真菌或分枝杆菌引起。细菌感染引起的化脓性关节炎常表现为破坏性急性关节炎。

化脓性关节炎的易感因素包括：年龄 >80 岁、糖尿病、类风湿关节炎、人工关节、近期关节手术史、皮肤感染、静脉注射毒品、酗酒、既往关节腔内注射皮质类固醇史。

大多数细菌性关节炎是由于血行感染播散至关节，但也可能是由于咬伤或其他创伤、关节手术中细菌直接侵染，极少数情况下还可能是由于原先的骨感染突破骨皮质进入关节腔，有时细菌性关节炎是感染性心内膜炎的首发征象。

金黄色葡萄球菌是成人关节感染最常见的细菌。其他革兰阳性菌（如链球菌）也常引起化脓性关节炎。革兰阴性杆菌所致化脓性关节炎多见于创伤、静脉注射毒品、新生儿和老人，以及基础免疫抑制状态。非淋球菌细菌性关节炎常表现为急性单关节肿痛（即单关节炎）。

多数患者诉关节疼痛、肿胀、皮温升高和活动受限。80% 的化脓性关节炎患者就诊时有这些症状。大多数细菌性关节炎患者均发热，寒战和峰形热少见。

化脓性关节炎确诊检查是检出滑液中的细菌。疑似关节感染的患者应在抗生素治疗前抽取滑液；抽吸液应送革兰氏染色和培养、白细胞计数及分类计数，以及晶体评估。

细菌性关节炎滑液分析的典型结果如下：滑液常为脓性，白细胞计数常为 50 000 ~ 150 000/mm^3（多为中性粒细胞）。滑液白细胞计数越高，化脓性关节炎的可能性越大。滑液白细胞计数高也见于非感染的情况，因此滑液检查结果的解读必须结合总体临床情况，相当一部分病例的革兰氏染色结果为阳性，其敏感性为 30% ~ 50%。

革兰氏染色也可能为假阳性，因为滑液中沉淀的甲紫和黏蛋白类似革兰阳性球菌。大约 50% 的病例血培养为阳性，因此疑似细菌性关节炎的患者即使不发热，也应行血培养。鉴别诊断通常要与其他感染鉴别，如真菌、结核、病毒等。

治疗上靠抗生素及关节引流。

如果初始滑液革兰氏染色发现革兰阳性球菌，应经验性使用万古霉素治疗。耐甲氧西林敏感性金黄色葡萄球菌引起的化脓性关节炎应采用 β-内酰胺类药物治疗，MRSA 引起的化脓性关节炎应使用万古霉素治疗；如果患者因过敏或不耐受而不宜使用该药，则可选择达托霉素、利奈唑胺或克林霉素。

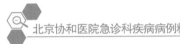

如果初始滑液革兰氏染色发现革兰阴性杆菌，应使用第 3 代头孢菌素。

取得培养和药敏试验结果后，应据此调整初始抗生素方案。我们通常胃肠外给予抗生素至少 14 日，然后再给予 14 日的口服治疗。

化脓性关节炎是封闭性脓液聚集，总体来说应行关节引流。可选择针吸引流（一针或多针）、关节镜引流或关节切开引流（开放手术引流）。如果针吸引流不充分，则需行关节镜引流或开放引流。

病例点评

患者老年女性，亚急性病程，有明确左膝关节针灸史，针灸前左膝关节仅有麻木，无肿痛及活动障碍，针灸治疗后出现关节肿痛，皮温升高，功能障碍，伴发热，检验结果显示血常规及炎症指标升高，血培养明确耐甲氧西林敏感性金黄色葡萄球菌，考虑患者左膝化脓性关节炎诊断明确。

化脓性关节炎常急性起病，多表现为单关节受累，临床主要表现为关节部位红、肿、热、痛及功能障碍。50% 可有血培养阳性有时细菌性关节炎是感染性心内膜炎的首发征象。患者既往升主动脉夹层血管置换术后，未换瓣膜，查体可闻及三尖瓣及主动脉瓣收缩期杂音，需警惕感染性心内膜炎等并发症，幸运的是患者查食道超声心动图未见异常。患者应用头孢美唑后体温降至正常，关节症状较前好转后转外院继续使用抗生素。

参考文献

1. BORZIO R, MULCHANDANI N, PIVEC R, et al. Predictors of Septic Arthritis in the Adult Population. Orthopedics, 2016, 39 (4): e657 – e663.

笔记

044. 马尔尼菲青霉菌病 1 例

病历摘要

患者男性，64 岁，主诉：间断发热 2 月余，皮疹 1 月余。2017 年 3 月 21 日，患者无诱因出现高热，T_{max} 40.3 ℃，否认畏寒、寒战，伴有咽痛、明显乏力、盗汗，予退热药出汗后可热退，但体温仍反复，每天热峰 5~8 次；曾有 2 次晕倒，伴有黑蒙、心悸，否认意识丧失、肢体活动感觉障碍、肢体抽搐、大小便失禁等。就诊当地医院，测 BP 83~96/42~46 mmHg，HR 102~105 次/分，SpO_2 98%~99%。查血常规：WBC $13.21 \times 10^9/L$、NEUT% 85.3%、HGB 95 g/L、PLT $82 \times 10^9/L$。生化检查：TBil 13.6 μmol/L、IBil 10.3 μmol/L、LDH 874 U/L↑，血气分析、HbA1c、甲状腺功能、便常规 + OB、尿常规 + 沉渣基本正常。炎症指标：CRP 18.5 mg/L↑、SF 1025.5 μg/L↑。感染指标：PCT 0.14~0.33 ng/mL→2.69 ng/mL↑，MPn - IgM（ + ）、埃可病毒 IgM（ + ）、腺病毒 IgM（ + ）、柯萨奇病毒 IgM（ + ）。免疫指标：ANA（ + ）H1：320，抗 ENA 抗体（弱 + ），AHA（弱 + ），Coombs' 试验（直接法，+ + + + ）。肿瘤标志物：CEA 5.18 ng/mL↑、NSE 30.71 ng/mL↑，其余均为阴性。

腹部、泌尿系统、妇科超声无特殊。超声心动图：LVEF 60%，左室舒张功能减退。骨髓涂片：骨髓增生活跃，粒：红 = 1.62：1，红系增生明显，中晚幼红细胞比例增高，可见核出芽及花瓣红，成熟红细胞大小不一，以小细胞为主，嗜多色红细胞易见，球形红细胞约占 10%，浆细胞易见，粒系、淋巴系、巨核系余无明显异常。骨髓活检：红系增生活跃，中晚幼红细胞比例增高。胸部增强 CT（2017 年 3 月 28 日）：右肺上叶病灶（大小约 1.5 cm×1.9 cm），边缘呈分叶状，可见短毛刺征，不均匀轻中度强化，考虑肺癌可能；右侧锁骨上、右侧肺门及纵隔内多发肿大淋巴结、部分融合，双肺多发斑片结节，双侧少量胸腔积液；脾脏多发低密度影。

外院诊断考虑"肺部恶性肿瘤、肺部感染？自身免疫性溶血性贫血"，先后予美洛西林舒巴坦 + 左氧氟沙星 × 4 d → 莫西沙星 × 18 d + 阿奇霉素 × 14 d + 替考拉宁 × 2 d + 奥司他韦 × 8 d，抗感染（上述剂量均不详），甲强龙 40 mg ivgtt qd × 7 d → 甲泼尼龙片 24 mg po qd × 7 d，补液、补铁、输血对症支持治疗，体温完全正常，溶血性贫血改善，PCT 转阴性。复查胸部增强 CT 示右肺上叶病灶较前缩小（1.1 cm×0.9 cm），双肺多发斑片结节较前明显减少，双侧胸腔积液基本吸收，余肿大淋巴结、脾脏病变同前。

患者出院以后序贯甲泼尼龙片 20 mg po qd × 3 周左右。用药期间，患者全身（颜面、躯干为著）逐渐出现散在红色丘疹，突出皮面，大小约 0.5 cm，压之褪色，边界清晰，否认瘙痒、疼痛，皮疹中央能够自行破溃、结痂，部分皮疹逐渐可增大至 2～3 cm；同时，全身（颜面、四肢为著）逐渐出现皮下结节，质硬，大小为 1～3 cm，边界清楚、活动度可，否认瘙痒疼痛，皮下结节逐渐增多增大。

2017 年 4 月 20 日及 2017 年 4 月 24 日，患者出现 2 次发热，T_{max} 39 ℃，午后为著，能够自行退热。就诊肿瘤医院，查骨显像未见明显异常，行支气管镜，毛刷细菌/真菌涂片 + 抗酸染色均为阴性。黏膜活检病理：（右肺上叶、左侧主支气管）黏膜组织呈肉芽肿性炎症。右侧锁骨上淋巴结穿刺活检病理：增生淋巴组织伴坏死

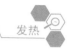
退变，未见肿瘤细胞，考虑炎症；未予特殊治疗。

2017 年 5 月 3 日，患者就诊我院急诊。血气分析：pH 7.458，$PaCO_2$ 30 mmHg，PaO_2 94.8 mmHg，HCO_3^- 23.1 mmol/L，SpO_2 97%，Lac 3.4 mmol/L↑。血常规：WBC 16.27 × 10⁹/L、NEUT% 92.3%、HGB 102 g/L、PLT 65 × 10⁹/L↓，RET% 2.26%↑。肝功能、肾功能：Alb 36 g/L，TBil 8.8 μmol/L、IBil 5.8 μmol/L，LDH 289 U/L↑，Cr 71 μmol/L、K^+ 3.5 mmol/L、Na^+ 129 mmol/L↓。SF 363 ng/mL↑。PCT、CMV – DNA、EBV – DNA 均为阴性。IgG 18.36 g/L↑、IgA 9.29 g/L↑，IgM、IgC 正常，ANA（+）H1∶80，抗 dsDNA 抗体 IF 法阴性、ELISA 法 167 U/mL↑，抗 ENA 抗体阴性。血清蛋白电泳阴性。头 + 躯干 PET – CT（2017 年 5 月 8 日）：全身多发代谢增高淋巴结（多为浅表淋巴结，双侧颈部第 Ⅰ/第 Ⅵ 组、双侧锁骨上、双侧腋窝、双侧腹股沟、右侧肺门、纵隔第 2R/第 3A/第 4/第 5/第 7 组淋巴结，大小为 0.5 ~ 2.2 cm，SUV 最高为 7.7），脾脏代谢稍高（SUV 最高为 2.6），全身骨髓代谢增高；右肺中叶支气管壁增厚、代谢增高（SUV 最高为 7.5），右肺可见多发代谢增高空洞、洞壁厚薄不均（SUV 最高为 8.8），双肺多发代谢增高结节（大小为 0.3 ~ 0.9 cm，SUV 最高为 1.0）；全身多发肌肉及皮下代谢增高灶（右侧颞肌、双侧上肢肌肉、双侧髂腰肌、双侧臀部肌肉、双侧大腿肌肉、双侧胸壁 SUV 最高为 8.0，腰背、双侧臀部皮下 SUV 最高为 7.9），左侧肩关节周围多发代谢增高灶（SUV 最高为 8.9），以上均考虑恶性病变（血液系统来源恶性肿瘤可能）；右侧扁桃体炎；左侧声门区部黏膜增厚，代谢增高，炎性病变可能；左肾结石。

当日患者甲泼尼龙片减量至 16 mg po qd × 1 周→12 mg po qd × 2 周→8 mg po qd 至今。

2017年5月4日开始，患者再次出现发热，T_{max} 39.0 ℃，午后夜间为著，每天均有1~2个热峰，口服洛索洛芬钠后可热退，伴全身皮疹加重，同时有四肢近端肌肉酸痛，左侧腕关节肿痛及左侧肩关节疼痛，关节活动明显受限（无法屈腕、梳头），此外伴有左侧腘窝疼痛、左腿伸直时较明显，不敢左腿负重，否认肌肉无力及其余肌肉/骨/关节红、肿、热、痛。因此，再次就诊我院急诊。行皮疹脓液真菌涂片：吞噬细胞内见孢子，可疑马尔尼菲青霉菌，为进一步诊治收入急诊病房。

既往史： 无特殊。

个人史、家族史： 鸡肉厂流水线员工（负责鸡肉分装），2016年9月右足曾被竹叶青蛇咬伤，外敷自制草药1个月好转。

查体： SpO_2 97%，稍显水牛背，全身散在红色丘疹（图44-1），突出皮面，大小为0.5~3 cm，压之褪色，无触压痛，边界清晰，部分皮疹呈脐凹样，皮疹中央破溃结痂；全身可及散在皮下结节，大小为1~3 cm，边界清楚、活动度差，无触压痛；双侧颈部、右侧锁骨上、双侧腋窝、双侧腹股沟可及散在淋巴结，大小为1~3 cm，质地偏硬，边界尚清，活动度差，无触压痛；心尖区可及S1分裂，双肺未及干湿啰音，腹软，肝脾肋下及边；四肢肌肉无明显

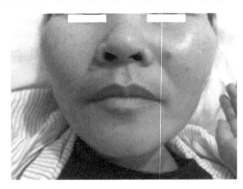

图44-1 患者面部红色丘疹

压痛，左侧腕关节肿痛，左侧肩关节疼痛，左侧腕/肩关节活动受限，左侧腘窝压痛，4字试验阴性，双下肢无水肿。

诊疗经过： 入院后予完善相关检查。常规检查血气分析、血常规。尿常规＋沉渣：WBC、NIT、PRO均为阴性，BLD 80/μL↑。便常规＋OB：OB（＋）。肝功能、肾功能：Alb 32 g/L↓、D－Dimer 2.03 mg/L↑，其余无异常。心脏指标：心肌酶无异常，NT－proBNP 88 pg/mL。代谢指标：HbA1c 5.5%，TC 5.35 mmol/L、TG 2.07 mmol/L、LDL－C 3.58 mmol/L，SF 212 ng/mL、SFA 5.8 ng/mL、维生素 B_{12} 249 pg/mL。炎症指标：hsCRP 39.23 mg/L↑、ESR 99 mm/h↑、Fbg 4.74 g/L↑。感染指标：T－SPOT.TB、艾滋病毒抗体、梅毒螺旋体抗体、乙肝表面抗原、丙肝抗体、PCT、血培养×3、骨髓培养、G试验、GM试验、PPD、皮疹活检病原学（细菌/真菌涂片＋培养、抗酸染色、分枝杆菌核酸）均为阴性，淋巴细胞亚群示NK细胞计数降低（82/μL↓）、CD4$^+$T细胞计数减少（130/μL↓）、CD8$^+$T细胞计数略低（392/μL↓）、CD4$^+$T/CD8$^+$T比值倒置（0.33↓）、CD8$^+$T细胞明显异常激活（DR$^+$% 85.9%↑、CD38$^+$% 95.9%↑）。免疫指标：T－IgE 441.0 KU/L↑，C3 1.553 g/L↑、IgA 9.41 g/L↑、IgG 24.74 g/L↑，C4、IgM正常，RF 27.0 U/mL↑，ANA（＋）H1：160，抗dsDNA抗体IF法阴性、ELISA法185 U/mL↑，AHA（＋＋），Coombs' 试验阳性（IgG＋＋），抗β2GP1抗体36 RU/mL↑，LA正常，抗ENA抗体、系统性血管炎抗体、ACA阴性。肿瘤指标：β2MG 3.690 mg/L↑，ACE、血清蛋白电泳、血清免疫固定电泳阴性。骨髓涂片：未见明显异常，未见明显病原体。骨髓活检＋TCR重排＋免疫分型：未见明显异常。

超声心动图未见明显异常。胸腹盆增强CT：右肺中叶片状密度增高影，大致同前；双肺多发大小不等结节空洞影，右肺上中叶为著，较前明显增多、增大；双侧肺门及纵隔多发环形强化肿大淋巴结，较前略小，边界模糊；脾脏多发低密度灶、左肾多发结石可能；双肾多发小强化减低灶，考虑缺血性改变，右侧为著；宫颈增大，宫颈区低强化灶。

外院支气管黏膜活检病理（我院会诊）：支气管黏膜显重度急性炎。外院淋巴结穿刺活检病理（我院会诊）：（右侧锁骨上淋巴结穿刺组织）少许纤维脂肪、横纹肌组织及急性炎性坏死物，似有类上皮肉芽肿反应；（右侧腋窝淋巴结穿刺组织）小条穿刺淋巴样组织，结构符合淋巴结组织，其中可见一类上皮肉芽肿结节，有多核巨细胞，未见明确干酪样坏死。我院免疫组化：CD20（＋）、CD3（＋）、CD21（＋），Ki－67（＋20%）。我院特殊染色：PAS染色、弱抗酸染色、抗酸染色、六胺银染色均为阴性。我院皮疹活检病理：局部结痂，表皮坏死，表皮下方真皮肉芽肿性炎，可见上皮样细胞、淋巴细胞及少量浆细胞、多核巨细胞。PAS染色、抗酸染色均为阴性。

支气管镜，术中见隆突欠锐利，黏膜可见较多淡黄色结节样隆起，黏膜水肿增厚；左主支气管开口黏膜见淡黄色结节隆起，稍有水肿；右上叶中间段支气管分嵴处见淡黄色黏膜结节隆起，右上叶支气管结构破坏扭曲，黏膜广泛水肿，余各级支气管开口正常，黏膜完整。于右肺上叶分嵴处取黏膜活检5块送病理，于相同部位行支气管灌洗及毛刷送病原学。支气管毛刷病理：中性粒细胞、吞噬细胞及上皮样细胞，可见少量坏死，不除外肉芽肿性病变。支气管黏膜活检病理：支气管黏膜显慢性炎，可见上皮样肉芽肿，不除外结核或结节病。PAS染色、弱抗酸染色、抗酸染色、六胺银染色均为阴性。支气管毛刷细菌＋真菌涂片、弱抗酸染色、抗酸染色×2均无异常。肺泡灌洗液细菌＋真菌涂片、弱抗酸染色、抗酸染色×2、墨汁染色均无异常，细菌培养、六胺银染色、奴卡菌培养、放线菌培养均无异常。肺泡灌洗液真菌培养：马尔尼菲青霉菌。

床旁选取腹部最大皮疹，移除皮疹破溃处表面结痂后，见皮疹内部黄色脓液，行皮疹脓液涂片＋接种培养检查。结果发现：皮疹脓液真菌涂片：吞噬细胞内见孢子，可疑马尔尼菲青霉菌。皮疹脓液真菌培养：马尔尼菲青霉菌。皮疹脓液细菌涂片＋培养、厌氧培养、分枝杆菌 DNA 均为阴性。皮疹脓液抗酸染色×5：姜尼法阴性；第 1 次荧光法可见可疑分枝杆菌，后 4 次重复均未见分枝杆菌；皮疹脓液分枝杆菌 DNA×2 均为阴性。

治疗采用伊曲康唑 0.25 g ivgtt q12h×6 天→伊曲康唑 0.2 g po q12h，此外甲泼尼龙片逐渐减停，加用洛索洛芬钠 30 mg po q12h 控制体温，患者体温正常，关节疼痛好转，皮疹、皮下结节、淋巴结逐渐缩小；病情稳定，予以出院，普通内科、感染内科、呼吸内科门诊长期随诊，调整治疗。

出院医嘱：嘱患者出院后监测体温变化，注意皮疹/皮下结节/关节肿痛变化；继续口服伊曲康唑（q12h，每次 20 mL）抗感染至少 2～3 个月；继续口服洛索洛芬钠（q12h，每次半片）控制体温，必要时可尝试停用洛索洛芬钠观察体温、症状变化；继续口服氯化钾（2 次/日、每次 1 片）补钾，根据血钾调整药物；如有任何不适，及时门急诊就诊。

此病例的最终诊断：马尔尼菲青霉菌感染；分枝杆菌感染不除外；Evans 综合征。

临床讨论

现有的马尔尼菲青霉菌病（penicilliposis marneffei，PSM）的病

笔记

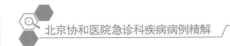
例主要来自东南亚国家、中国华南（广东、广西、湖南等）地区，或者患者有在上述地区旅居史。均为散发，尚未发现季节流行特点。当地人有捕食竹鼠的习俗，他们有可能吸入或食入真菌，在肺部或小肠形成感染，随后造成全身播散。

播散型 PSM 是机会性深部真菌感染，主要见于免疫抑制人群，特别是 HIV 感染者，也可见于 CD4$^+$T 细胞计数减低者，但也有研究显示，12.3% 患者为 HIV 阴性者，甚至有 8.5% 是未发现明确导致免疫受损基础的 HIV 阴性者或 CD4$^+$T 细胞计数正常者。

PSM 的全身表现：几乎所有的患者都有发热、白细胞计数增多，白细胞计数尤其是中性粒细胞增多；病程长者有贫血症状，HGB 多在 50～100 g/L；网状淋巴组织受累可表现为肝、脾及全身淋巴结肿大。各脏器表现：肺部受累最常见，患者咳嗽、咳痰、痰中带血丝或喘息，X 线检查可见肺部淡浸润影或肺部脓肿影；累及骨和关节者可有疼痛、功能受限；消化道受累者患者厌食、腹泻；而软组织炎或脓肿形成者相当常见，脓肿或软组织肿块有压痛，但无局部发红及皮温升高。肿块自行破溃或切开引流后难以愈合，一般抗感染治疗无效，如果患者生活在疫区，则需考虑马尔尼菲青霉菌感染。

骨髓培养和淋巴结活检较皮肤脓液培养/血培养更敏感，培养常需 4～7 天，产生玫瑰红色色素。即使对于非 HIV 感染者，如果临床有发热、乏力、肝肿大、脾肿大及淋巴结肿大等表现，当有高流行区居住或旅游史时，亦应提高警惕。因为 HIV 阴性的播散马尔尼菲青霉菌病易误诊，其病理学检查、临床表现又与结核病等相似，所以需与结核病和 Castleman 病鉴别。其鉴别主要依靠病理、痰涂片及血和骨髓涂片及培养。

笔记

病例点评

本例患者为中年女性，急性起病，病程 2 月余，以发热、乏力、皮疹、贫血为主要表现。实验室检查可见 CD4⁺T 细胞计数减少、贫血、免疫指标升高，影像学可见肺部结节、淋巴结肿大，皮疹脓液培养可见马尔尼菲青霉菌，结合患者为福建人，考虑 PSM。本病主要累及皮肤、肺和网状内皮系统在内的多系统损害。即使对于非 HIV 感染者，如果临床有发热、乏力、肝肿大、脾肿大及淋巴结肿大等表现，当有高流行区居住或旅游史时，亦应提高警惕。

播散性马尔尼菲青霉菌病病情发展快，未经治疗病死率高，如果能及时正确诊断及给予有效的抗真菌治疗，马尔尼菲青霉菌病是可以治愈的。所以，尽快开始抗真菌治疗是治疗本病的关键。目前，用于治疗真菌的药物有限。由于氟康唑不良反应小，往往被医生作为经验性治疗首选。但文献报道单用氟康唑治疗青霉菌疗效欠佳，复发率高。两性霉素 B（amphotericin B，AmB）疗效好，虽然该药不良反应较大，但如按照逐渐递加剂量的原则及给予对症治疗，大部分患者可以接受。如不能耐受，选用脂质体 AmB 可明显减轻不良反应。如果无禁忌证，AmB 应作为治疗艾滋病合并马尔尼菲青霉菌病首选药物。对于中度至重度（多器官受累有/无呼吸循环衰竭）患者，AmB 诱导治疗 4 ~ 6 周，然后口服伊曲康唑（200 mg，2 次/日）10 ~ 24 周的维持治疗。对于轻度感染（仅有皮损）的患者，可使用伊曲康唑（200 mg，2 次/日）8 ~ 12 周。目前，美国疾病控制与预防中心（centers for disease control and prevention，CDC）等推荐治疗艾滋病合并马尔尼菲青霉菌病的方案为：先静脉滴注

笔记

AmB 2 周，剂量为 0.6 mg/(kg·d)，好转后改伊曲康唑口服 10 周，剂量为 400 mg/d，同时应进行 HAART 治疗。完成治疗后，应口服伊曲康唑 200 mg/d 以预防复发，直至 CD4$^+$T 细胞升至 200×10^6/L 以上。

参考文献

1. 焦洋，范洪伟，刘金晶，等. HIV 阴性者播散型马内菲青霉菌病五例临床特点分析. 中华全科医师杂志，2016，15（12）：955 − 957.

2. 王澎，翟丽慧，范洪伟，等. 9 例非 HIV 感染患者马尔尼菲蓝状菌播散感染的回顾性分析报告. 中国真菌学杂志，2016，11（5）：261 − 264.

04.5 重症恶性疟疾 1 例

病历摘要

患者男性，19 岁，主诉：高热 3 天，意识障碍 6 小时。患者于 2019 年 4 月 8 日（非洲回国后第 4 天）无明显诱因出现畏寒，无寒战，未诊治。4 月 9 日自觉有发热，未监测体温，有明显头痛，无头晕、恶心、呕吐。4 月 10 日觉发热较前明显，伴全身乏力、头痛、腰痛、干呕，无肌肉关节酸痛，无腹胀、腹痛。就诊当地医院测体温 39.1 ℃，筛查甲流病毒抗原阴性，血常规：NEUT% 90.2%，CRP 24.1 mg/L，予甲磺酸左氧氟沙星片、金花清感颗粒治疗，症状无明显改善。午后呕吐 1 次，为胃内容物，量少，非喷射状，测 T$_{max}$ 40.4 ℃，自行口服布洛芬胶囊及物理降温，夜间体温降至 36.8 ℃，仍觉乏力、纳差、恶心、干呕，有腹胀、无腹痛，尿量减少，解 1 次黄色稀便。

4 月 12 日体温再次上升至 39.6 ℃，就诊于当地医院查 PLT 81×10^9/L，CRP 155.1 mg/L。予赖氨匹林退热、头孢西丁抗感染治疗，头痛、全身无力较前加重，伴胸闷、憋气，遂转至我院。我院急诊查血培养（结果未回报），予吸氧、经验性使用头孢曲松钠抗感染、口服扑热息痛后体温降至 36.5 ℃，进食水后仍有恶心、呕吐、腹胀，间断解黄色稀便 3 次，总量约 100 mL。

4 月 13 晨起体温 36.3 ℃，加用甲氧氯普胺止吐，血常规：NEUT% 76.9%，PLT 28×10^9/L，PCT 20.00 ng/mL。生化检查：Cr 266 μmol/L。血气分析：Na^+ 124 mmol/L，Lac 6.1 mmol/L。于 16:00 患者全身无力症状加重，表情淡漠、大便失禁 1 次，无意识丧失、抽搐，在卫生间解黄色稀便 200 mL 后起立时未站稳跌倒 1 次，无外伤症状。18:26 测 BP 106/63 mmHg，HR 111 次/分，SpO_2 100%，送血液找疟原虫，血涂片回报：可见恶性疟原虫环状体期。为进一步治疗，收入急诊重症监护病房。

自发病以来患者一般情况差，纳食差，每日小便 < 1000 mL，大便稀便为主、量少。

既往史：既往体健。

个人史：发病前 4 天从非洲执行维和任务回国。

查体：神志恍惚，昏睡状，精神萎靡，被动体位，急性面容，查体不合作。全身皮肤黏膜、巩膜轻度黄染，脐周可见蚊虫叮咬皮疹，咽部轻度充血，右侧扁桃体Ⅱ°肿大。双肺呼吸音粗，未闻及干湿性啰音，心律齐，腹部软，按压无痛苦表情，肠鸣音存在，双下肢无水肿，双侧巴氏征阴性，克氏征阴性。

诊疗经过：患者 2019 年 4 月 13 日至 2019 年 5 月 23 日在我院住院治疗。Lac 6.1 mmol/L→3.1 mmol/L→0.4 mmol/L。血常规：WBC

$13.69 \times 10^9/L \rightarrow 20.19 \times 10^9/L \rightarrow 6.14 \times 10^9/L$，PLT $26 \times 10^9/L \rightarrow 77 \times 10^9/L \rightarrow 250 \times 10^9/L$，HGB $122\ g/L \rightarrow 85\ g/L \rightarrow 102\ g/L \rightarrow 86\ g/L$。PCT $20\ ng/mL \rightarrow 90\ ng/mL \rightarrow 2.7\ ng/mL$。肝功能、肾功能：TBil $68.1\ \mu mol/L \rightarrow 191.4\ \mu mol/L \rightarrow 38.6\ \mu mol/L \rightarrow 17.9\ \mu mol/L$，DBil $30.1\ \mu mol/L \rightarrow 148.2\ \mu mol/L \rightarrow 33.2\ \mu mol/L \rightarrow 11.5\ \mu mol/L$，Cr $266\ \mu mol/L \rightarrow 577\ \mu mol/L \rightarrow 603\ \mu mol/L$。血液查找疟原：4月13日恶性疟原虫环状体期。4月14日至4月16日血涂片皆可见恶性疟原虫（图45-1）。4月17日至4月21日未见疟原虫。胸部X线片：双肺下叶胸膜下斑片条索影；新侧胸腔积液；纵隔多发小淋巴结，脾大。4月18日行腰椎穿刺，脑脊液压力210 mmH$_2$O，脑脊液常规无异常，Pro 0.59 g/L，病原学无异常。4月17日于右侧锁骨下行半永久透析管置入。5月10日因肾功能恢复良好，拔除右锁骨下半永久透析置管。

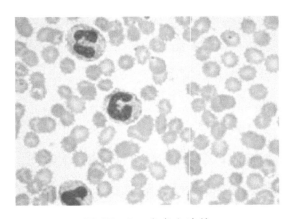

图45-1　患者血涂片

4月14日热带病医院专家会诊表示患者重型恶性疟诊断明确，诊治方案建议：①中枢神经系统方面：蒿甲醚和双氢青蒿素哌喹片治疗原发病直至疟原虫转阴，甘油果糖250 mL q12h + 甘露醇 q8h（CRRT前提下）脱水降颅压、营养神经药物减少脑细胞死亡，直至意识状态好转；前 3 天可加用激素，每日复查疟原虫涂片并计疟原虫密度。②尽早进行 CRRT。③血液系统方面：每日保证维生素 C 3 g 以上，避免血管脆性增加导致出血，警惕 DIC。④每日查胸部 X 线片，警惕肺出血。⑤加用 PPI 保护胃黏膜，警惕消化道出血。⑥监测血糖，维持电解质水平（K^+、Ca^{2+}、Na^+）。⑦重型疟疾常常伴有血常规一般检查指标升高，该患者入院时无血常规一般检查指标升高，尚需警惕合并其他感染。4 月 19 日院外专家会诊：患者血液查未见疟原虫第 3 天，为避免复燃，继续使用蒿甲醚注射液肌注治疗原发病直至疟原虫转阴 5 天以上。

治疗：①原发病方面：予抗疟药物蒿甲醚注射液 80 mg im q12h，双氢青蒿素哌喹片 2 片 po qd，4 月 17 日开始查血涂片找疟原虫阴性至 4 月 21 日共 5 天阴性，停用抗疟药物后体温不高，停药 1 周复查血涂片 ×2 阴性。②中枢神经系统方面：因入室后间断癫痫小发作，加用左乙拉西坦片 500 mg po tid，及甘露醇注射液及甘油果糖注射液降颅压，甲钴胺、维生素 B 族等营养神经，无头痛再发。③呼吸系统方面，4 月 14 日至 4 月 16 日保护性气管插管，病情好转后脱机，近期 SpO_2 99%，复查胸部影像学好转。④体温方面，加用抗疟药物及头孢他啶 1 g qd×5 d 后，每日热峰 37.5 ℃，4 月 17 日体温再次升高，不除外继发细菌感染，加用美罗培南 1 g q8h×5 d→头孢他啶 1 g qd×5 d，体温未再升高且无明显咳嗽、咳痰等症状，停用抗生素；曾予氢化可的松琥珀酸钠 100 mg q8h×5 d 抑制炎症风暴；停用抗生素及激素后体温无反复，无明显咳嗽、咳痰等症状再发。⑤并发症方面：肾脏方面，因肌酐、尿素氮、血钾进行性升高，且患者入室后迅速出现无尿，按需 4 月 14—17 日行 CVVH（脱水量为 300 mL/h→360 mL/h），原发病、神志及呼吸状态逐渐好转后，4 月 17 日于右侧锁骨下行半永久透析管置入，4 月

笔记

17 日至 4 月 21 日行 CVVHD 治疗，并于 4 月 22 日、24 日、26 日、29 日共计 4 次血液净化治疗（HD 模式），监测尿量每日 0→200 mL→2000~3000 mL，Cr 266 μmol/L→1156 μmol/L→149 μmol/L，BUN 14 mmol/L→31 mmol/L→7.5 mmol/L，血钾 4.0~4.5 mmol/L，考虑目前肾脏功能较前恢复；贫血方面，患者入室后监测 HGB 波动在 70~80 g/L，无明显失血、缺铁性贫血、溶血性贫血证据，考虑与原发病相关，近 1 周监测 HGB 75 g/L→85 g/L，考虑逐渐恢复中；另双上肢浅静脉血栓方面，患者 5 月 10 日发现现双上肢浅静脉血栓，血管外科会诊建议加用抗凝治疗，除外禁忌后于 5 月 20 日开始加用低分子肝素 6000 U qd 抗凝治疗，曾有一次鼻出血，耳鼻喉科会诊考虑无抗凝禁忌，遂继续目前抗凝方案，后无鼻出血再发，否认其他部位出血倾向，双上肢静脉血栓较前变小、变软。考虑患者脏器功能恢复可，无明显药物不良反应，病情趋于稳定，准予出院。

此病例的最终诊断：重型恶性疟疾；脑型疟疾；感染性休克；代谢性酸中毒；高乳酸血症；肝功能损害；急性肾损伤；凝血功能异常；血小板减少；贫血（中度）；双上肢浅静脉血栓。

临床讨论

疟疾由疟原虫寄生引起，通过受感染蚊子的叮咬传播。疟原虫在人体的肝脏中繁殖，然后感染血红细胞。疟疾的症状包括发烧、头痛和呕吐，通常在蚊子叮咬后 10~15 天显现。如不治疗，疟疾可能中断对维持生命的重要器官的供血，从而迅速威胁生命。

疟疾的临床表现因地域、流行状况、免疫状态和年龄差异而有所不同。

疟疾起病症状不特异，可表现为心动过速、呼吸过速、寒战、全身不适、疲劳、出汗、头痛、咳嗽、厌食、恶心、呕吐、腹痛、腹泻、关节痛和肌痛。

体格检查可发现轻度贫血及脾肋下可触及。

实验室评估可能显示原虫血症、贫血、血小板减少、转氨酶升高、轻度凝血障碍及血尿素氮和肌酐升高。

严重病例可有高原虫血症（被寄生的 RBC ≥10%）。许多临床表现是由于被寄生的 RBC 黏附于小血管（细胞黏附）所致小梗死、毛细血管渗漏及器官功能障碍引起，其中包括：意识改变，伴或不伴有癫痫发作；呼吸窘迫或急性呼吸窘迫综合征（acute respiratory distress syndrome，ARDS）；循环衰竭；代谢性酸中毒；肾衰竭、血红蛋白尿（黑尿热）；肝功能衰竭；凝血障碍伴或不伴有弥散性血管内凝血；重度贫血或大量血管内溶血；低血糖。体格检查可见苍白、淤点、黄疸、肝肿大和（或）脾肿大。

诊断性评估可见以下结果：原虫血症（被寄生的红细胞 ≥10%）、贫血、血小板减少、凝血障碍、转氨酶升高、BUN/肌酐升高、酸中毒及低血糖。血小板减少与死于恶性疟原虫或间日疟原虫疟疾的风险增加相关，尤其是在并存有严重贫血的情况下。其临床特征可包括脑型疟、低血糖、酸中毒、肾损伤、非心源性肺水肿、贫血及其他血液学异常、肝功能障碍及伴随感染。

回顾患者流行病学史，旅居的莫桑比克为南非国家，根据 WHO 数据，90% 以上患者感染为恶性疟原虫，且对氯喹耐药，推荐使用青蒿素类联合治疗方案（artemisinin - based combination therapy，ACT），推荐监测血涂片至涂阴 7 日。该患者入 EICU 后咨询外院专家行 ACT 治疗，予 ACT 规范治疗，术后复查 5 日血涂片均为阴性后停药，后监测体温正常，停药 1 周后复查血涂片阴性。病程中患者存在肺部影像学改变，且既往体温升高伴呼吸衰竭，不除外继发肺部感染；肾脏方面，患者一度行肾脏替代治疗，后尿量、肌酐逐步恢复，肾脏恢复良好。回顾文献，重症恶性疟疾合并 AKI 患者预后方面，从少尿恢复至尿量超过 $20\ mL/(kg \cdot d)$ 病程平均为 4 天（0～19 天），肌酐恢复至正常时间为 (17 ± 6) 天；疟疾合并 AKI 患者随访 3 个月，88%（22/25）患者肾功完全恢复，4%（1/25）患者部分恢复，8%（2/25）患者依赖透析。

病例点评

　　本例患者为青年男性，急性病程，起病急骤、多脏器受累。诊断方面，患者有明显流行病学接触史（疫区、蚊虫），血涂片明确见恶性疟原虫，抗疟药治疗有效，考虑恶性疟原虫病诊断明确。病情评估方面，患者发病初期血涂片疟原虫滴度高，且患者伴有意识障碍、肾衰、严重 PLT 减低、乳酸酸中毒、休克等，考虑为重型疟疾。脏器功能评估方面，病理生理角度而言，疟原虫虫体产生"血管黏附"效应，可导致小血管微循环障碍及血管渗漏，可致脏器损伤。

　　本例患者主要有以下几方面受累：①神经系统方面，患者病初进行性意识障碍伴小癫痫发作，符合脑型疟疾，随左乙拉西坦片及脱水药应用后症状逐步缓解。②呼吸系统方面，患者起病诉憋喘伴呼吸衰竭，曾一度需有创通气支持，影像学提示双下肺多发磨玻璃影伴双侧胸腔积液，随原发病治疗而缓解，目前无咳嗽咳痰、憋喘低氧等，考虑肺血管渗漏致 ARDS 及胸腔积液可能，但需警惕继发感染，尤其是院内获得肺炎及呼吸机相关感染，或意识障碍所致坠积性肺炎可能，需警惕院内致病菌及口腔定植菌、厌氧菌等。③肾脏方面，患者急性肾损伤，迅速进展为无尿、肌酐进行性升高，尿量稍有恢复，肌酐仍居高不下。疟原虫所致肾损伤机制目前推论为微循环障碍、血管损伤等肾血管性病变及继发性溶血产生大量血红蛋白尿对肾小管间质损伤所致 ATN，预后一般较好，该患者年青且肾损严重，病程中需肾脏替代治疗；其他病因亦可引起 AKI，如患者严格控制容量可能导致肾前性肾损控制容量。④血液系统方面，患者病程中有一过性 HGB、PLT 下降，凝血功能异常，考虑与病原体消耗、微血栓形成、骨髓抑制状态相关。

治疗方面，主要参考 WHO 及地区流行病学数据，本例患者首选 ACT 方案，患者预后一般较好。

参考文献

1. HALLE M P, LAPSAP C T, BARLA E, et al. Epidemiology and outcomes of children with renal failure in the pediatric ward of a tertiary hospital in Cameroon. BMC Pediatr, 2017, 17（1）: 202.

046 肺结核 1 例

病历摘要

患者女性，28 岁，主诉：反复发热、咳嗽 2 月余，加重 1 周。患者于 2 个月前（孕 23 周）无明显诱因出现发热，T_{max} 39 ℃，伴畏寒，无寒战，伴咳嗽，有少量咳白痰，伴胸闷、憋气，有夜间憋醒情况，伴恶心、乏力、盗汗。就诊当地医院，考虑患者为孕妇，未予拍胸部 X 线片，也未予任何药物治疗。后发热、咳嗽症状反复

笔记

发作。10 天前于当地医院顺产 1 女婴（孕 33^{+5} 周），产后 2 天出现憋气加重，伴发热、咳嗽加剧。胸部 X 线片提示双肺实变，双侧胸腔积液，右侧为著。血气分析：Ⅱ型呼吸衰竭、乳酸酸中毒。当地医院考虑重症肺炎，给予气管插管、有创通气、亚胺培南＋万古霉素抗感染、纠酸等对症支持治疗后效果不佳，患者仍每日发热，喘憋明显，呼吸机支持条件高，转入我院急诊入抢救室。发病以来精神、饮食差，大小便正常。

查体：T_{max} 35.5 ℃，HR 99 次/分，BP 102/48 mmHg，RR 20 次/分，SpO_2 85%（气管插管未接氧）。GCS 评分 E4VTM6，气管插管状态，呼吸窘迫，双侧瞳孔等大等圆，对光反射灵敏。左肺闻及大量湿性啰音，右肺呼吸音低。心律齐，心音有力。腹部查体无异常。双下肢中度可凹性水肿。

诊疗经过：患者入抢救室后完善相关检查。血常规：WBC 11.92×10^9/L，NEUT% 94.5%，HGB 92 g/L，PLT 178×10^9/L。生化检查：K^+ 3.4 mmol/L，ALT 7 U/L，ALB 23 g/L，Cr 68 μmol/L，CK、CKMB、cTnI 正常。凝血功能检查：PT 12.2 s，APTT 33.4 s，Fbg 4.59 g/L，D－Dimer 3.83 mg/L。血气分析：pH 7.43，$PaCO_2$ 44.7 mmHg，PaO_2 40.5 mmHg，Lac 2.3 mmol/L，BE 4.7 mmol/L。尿常规：WBC 15 Cells/μL，余阴性。便常规：OB 阳性，余阴性。感染四项：阴性。PCT＞10 ng/mL。血培养阴性。鼻咽拭子病毒检测阴性。军团菌尿抗原阴性。支原体、衣原体抗体（－）。气管插管吸取物：两次痰抗酸染色（姜尼法）阳性；三次痰结核分枝杆菌复合群 DNA 阳性；痰分支杆菌快速培养阳性；T－SPOT.TB：194 SFC/10^{6}MC。

胸水检查：胸水常规，黄色透明，CBC 5612×10^6/L，WBC 2712×10^6/L，MONO% 7.2%，NEUT% 92.8%，比重 1.030；胸水

生化检查，TP 47 g/L，ADA 154.0 U/L，Alb 25 g/L，LD 6560 U/L，Glu 0.5 mmol/L，TC 2.24 mmol/L，TG 0.99 mmol/L，Cl⁻ 99 mmol/L；胸水细菌、真菌、奴卡氏菌、耶氏肺孢子菌培养均为阴性；胸水结核分枝杆菌复合群 DNA 阳性。

胸腹盆 CT 平扫：双肺感染性病变，建议除外特殊菌感染，右肺大量包裹性胸腔积液，膨胀不全（图 46 - 1，图 46 - 2）；纵隔多发肿大淋巴结；双侧胸膜增厚；气管插管、中心静脉置管、胃管置入术后改变；肝脏体积增大；子宫明显增大，其内稍高密度影，产后改变可能；尿管置入后改变。

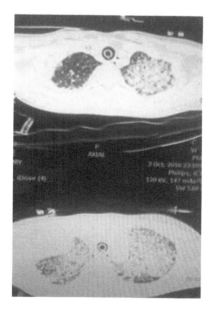

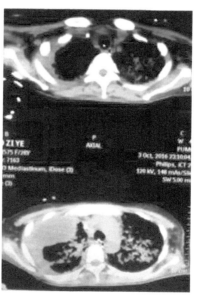

图 46 - 1　胸部 CT 肺窗　　　　　图 46 - 2　胸部 CT 纵隔窗

治疗：①呼吸循环方面，入急诊抢救室后继续予有创呼吸机辅助呼吸，并行胸水穿刺，引流胸水，吗啡、咪达唑仑、丙泊酚持续静脉泵入镇痛镇静治疗，后患者血压下降，给予血管活性药物支持治疗。予保护性通气和小潮气量策略及允许性高碳酸血症。②感染方面，患者入院后予注射用厄他培南×5 天→头孢他啶×3 天、万古霉素、莫西沙星联合抗感染覆盖 G⁻菌、G⁺菌及不典型致病菌，同时加强翻身、叩背、吸痰。低氧，机械通气维持。气管插管吸取物及胸水培养提示多次痰抗酸染色阳性、结核分枝杆菌 DNA 阳性、分枝杆菌培养阳性，考虑肺结核诊断明确。向家属交代病情和抗结核治疗的药物不良反应，在获得家属同意后加用四联抗结核治疗，加用异烟肼 0.6 g qd ivgtt + 利福平 0.45 g qd po + 乙胺丁醇 0.75 g qd po + 吡嗪酰胺片 0.45 g qd po，同时予保肝、维生素 B₆预防周围神经炎。③疗效评估，在治疗的第 1 周，患者病情危重，呼吸急促，呼吸机参数高，心率一直偏快，指氧偏低。使用大剂量血管活性药物使用，维持血压。1 周后患者升压药逐渐减量，去甲肾上腺素 9 μg/（kg·min）→ 0.16 μg/（kg·min）。呼吸困难逐渐改善，呼吸机参数逐渐下调，插管 12 天后脱机拔管。

出院医嘱： 转结核专科医院继续治疗。

此病例的最终诊断： 肺结核（痰涂片检查阳性）；重症肺炎；肺内源性 ARDS；Ⅱ 型呼吸衰竭；低蛋白血症；贫血。

临床讨论

本例患者发热、咳嗽起病，分娩后症状加重，憋气明显，病程历时 2 月余，1 天前加重，目前情况需考虑重症肺炎。

重症肺炎的诊断标准：①主要标准：有创机械通气、感染性休克，需应用升压药的。②次要标准：RR ≥ 30 次/分，PaO₂/FiO₂ ≤ 250；多肺叶浸润；意识障碍；尿毒症（BUN > 7 mmol/L）；WBC < 4 × 10⁹/L，PLT < 100 × 10⁹/L；低体温，深部体温 < 36 ℃；低血压需积极容量复苏。具备以上 1 条主要标准和 3 条次要标准即可重症肺炎。

诊断肺炎需除外肺肿瘤、非感染性肺间质病、肺水肿、肺不张、肺栓塞、肺嗜酸性粒细胞浸润症、肺血管炎等其他疾病。患者此次急性加重，病情危重，呼吸衰竭、酸中毒，给予机械通气、使用血管活性药物升压，符合重症肺炎诊断标准。

病原菌方面考虑

（1）肺结核：患者孕期发病，为结核发病的特殊人群，结合其临床症状及病情进展情况（亚胺培南＋万古霉素治疗效果不佳），需高度怀疑结核，需留痰送检抗酸染色、结核分枝杆菌DNA检查明确。

（2）常见社区获得性细菌：如肺炎链球菌、卡他莫拉菌和流感嗜血杆菌。需进一步留取痰标本明确。

（3）病毒性肺炎：根据近年来文献报道，病毒性肺炎引起的重症肺炎呈上升趋势，需要进一步行呼吸道病毒DNA检查以明确。

（4）不典型致病菌：如军团菌、支原体、衣原体，需要进一步行痰、血检查明确。

本例患者肺部感染后，在1周内出现氧和进行性恶化，放胸水后无明显缓解，CT示双肺弥漫性病变，$PaO_2/FiO_2 < 200$，$PEEP > 5 cmH_2O$，在除外心衰、肺栓塞、肺不张后考虑患者存在肺结核感染引起的肺内源性ARDS。

对于ARDS的治疗来说，应该给予保护性通气和小潮气量策略及允许性高碳酸血症；循环方面采取保守液体管理策略；支持治疗的关键部分包括合理使用镇静剂和神经肌肉阻滞剂、严密的血流动力学管理、营养支持、血糖控制、快速评估和治疗医院内肺炎，以及预防深静脉血栓形成和胃肠道出血。

根据《肺结核门诊诊疗规范（2012年版）》，肺结核推荐药物治疗方案如下。

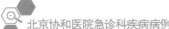

（1）初治肺结核：2个月强化期，异烟肼（hydrazide，H）+利福平（rifampicin，R）+吡嗪酰胺（pyrazinamide，Z）+乙胺丁醇（ethambutol，E），每日1次。4个月巩固期，H+R，每日1次。或$2H_3R_3Z_3E_3$，间歇用药，每周3次，再加4HR，每周3次。

（2）复治肺结核：2HRZES/6HRE 或 $2H_3R_3Z_3E_3S_3/6H_3R_3E_3$ 或 3HRZE/6HRE。有药敏试验结果患者可根据药敏试验结果及既往用药史制订治疗方案。

如果患者为多次治疗或治疗失败病例，可根据患者既往治疗史制订经验性治疗方案，获得药敏试验结果后及时调整治疗方案。

病例点评

患者妊娠期发病，表现为咳嗽、咳痰、憋气，进行性加重，胸部CT提示双肺感染性病变，需除外特殊致病菌感染，检查发现气管插管吸取物及胸水培养提示多次痰抗酸染色阳性、结核分枝杆菌DNA阳性、分枝杆菌培养阳性，肺结核（痰涂片检查阳性）诊断明确。

妊娠合并肺结核机制包括：孕期雌激素、孕激素增加，肺部呈充血状态；体内神经调节失调，内分泌及代谢功能紊乱，导致机体免疫力降低；代谢率增加，使能量消耗上升；孕期血液中胆固醇含量生理性增高；第二产程时产妇的用力使其肺内压增高；分娩后膈肌下降使肺组织扩张。以上因素均可促进结核菌在肺部生长，导致临床发病。

从本例患者可得出：对于呼吸道疾病，应尽早留痰标本送检，以尽早明确致病菌类型进行针对性治疗。

本例患者发热2个月伴咳嗽、咳痰，但因是孕妇，一直未行胸部影像学检查，也未给予任何药物，导致病情持续进展。直到胎儿出生后行影像学检查发现重症肺炎，病情加重致 ARDS。来我院发现为结核感染，给予抗结核、抗感染、呼吸支持多日才好转。

此病例提醒我们不要对于孕妇的疾病掉以轻心或过于畏首畏尾。其实当地医院如果诊治时给予仔细听诊，应该能发现肺炎的蛛丝马迹；留取病原学亦不会对胎儿造成任何影响；在妊娠后期，胎儿已相对成熟，X 线影像检查亦可酌情考虑。各种检查和治疗在权衡利弊并取得患者的知情同意后应该尽早进行，避免延误病情。

参考文献

1. DHEDA K, BARRY C E 3rd, MAARTENS G. Tuberculosis. Lancet, 2016, 387 (10024): 1211 – 1226.

047 感染性心内膜炎 1 例

病历摘要

患者女性，26 岁，主诉：突发视野缺损 1 月余，头痛伴间断发热 1 个月。2016 年 10 月 9 日，患者无明显诱因出现左眼下象限视野缺损，无头痛、头晕、呕吐，未测量体温、视力减退，无意识障碍，约 1 分钟后自行好转，隔日行头颅 MRI 平扫未见明显异常。10 月 15 日，患者晚间突发右侧颞部剧烈疼痛，进行性加重，NRS 7 ~ 8 分，伴头晕、双眼视物模糊，无恶心、呕吐，无意识丧失、谵妄，无抽搐、大小便失禁。10月16日，清晨外院头颅CTA见右顶直径约40 mm片状高密度影，考虑脑出血，于当地医院住院治疗。血常规：WBC 7.73×10^9/L、NEUT% 81.8% HGB 101g/L→89 g/L，其余无特殊。CRP 45.48 mg/L。脑血管DSA、MRA未见明显血管畸形及动脉瘤。复查头颅CT平扫（11月7日）出血较前吸收，水肿带略增大。住院当日出现发热，T_{max} 38.4 ℃，无明显畏寒、寒战，出现喷射样呕吐1次。甘露醇、甘油果糖降颅压，尼莫地平缓解血管痉挛，头痛、头晕症状逐渐好转，间断发热症状同前，热峰逐渐升高，曾予左氧氟沙星静脉治疗6日，无好转，至11月16日出院当日出现发热伴畏寒、寒战明显，T_{max} 40.0 ℃，无头晕、头痛，自述遗留左侧视野缺损。11月17日，当地医院留取外周血培养×2套，需氧培养、厌氧培养均见β-lac阴性粪肠球菌（具体不详）。11月18日，就诊北京市某医院，复查CT水肿带及出血影较前略吸收。

11月19日转诊至我院，住院医师查体时闻及主动脉瓣第1听诊区2/6级舒张期杂音，左手掌面皮下见可疑Janeway现象。遂行超声心动图：感染性心内膜炎，主动脉瓣赘生物形成（主动脉右冠瓣左室面可见一长约8.6 mm中等回声团块）；轻度主动脉瓣关闭不全。血培养：青霉素敏感的粪肠球菌，15小时阳性。考虑感染性心内膜炎。

11月20日起予以万古霉素1.0 g q12h，抗感染治疗，当日体温降至正常，并维持至今。11月22日外院复查心脏超声：主动脉瓣膜左室侧可见17.7 mm×5.7 mm偏强回声附着。亚急性心内膜炎、主动脉瓣赘生物形成、主动脉瓣关闭不全（中度）、左室增大、二尖瓣反流（轻度）。

11月23日，根据血药浓度监测，万古霉素调整为1.5 g q8h，

笔记

加用阿米卡星 0.4 g qd 治疗。现患者体温正常，无头痛、头晕等不适症状。为进一步诊治门诊收治入院。

患者自起病以来神志清，精神弱，病程初期因夜间头痛入睡困难，现夜眠好转，胃纳可，大小便正常，体重因自行控制饮食下降 3 ~ 5 kg。

既往史：2016 年 8 月 12 日，足月剖宫产 1 女婴，术中失血 1100 mL，术后发热 2 ~ 3 d，T_{max} 39.0 ℃，后自行退热。2016 年 9 月外院补牙治疗（具体不详），否认心脏疾病病史，拔牙、牙周疾病史。

诊疗经过：患者入感染科后完善相关检查。血常规：WBC 5.84 × 10^9/L，NEUT 4.25 × 10^9/L，HGB 93 ~ 100 g/L，PLT 252 × 10^9/L。炎症指标：hsCRP 85 mm/h。尿常规 + 沉渣：SG 1.010，WBC NEG Cells/μL，PRO NEG g/L，BLD NEG Cells/μL。生化检查：Alb 34 g/L，AST 39 U/L，Cr 41 μmol/L，K^+ 3.9 mmol/L，ALT 37 U/L，Fer 146 ng/mL，维生素 B_{12}、叶酸、补体、RF 未见异常。TG 1.86 mmol/L，Fe 47.7 μg/dL，TIBC 175 μg/dL，TS 22.5%，NT – proBNP 126 pg/mL，心肌酶正常。粪便常规 + OB：4 次为阴性，1 次为阳性。HBsAb 阳性。凝血功能检查：D – Dimer 1.11 mg/L，PT 12.6 s，Fbg 3.45 g/L，APTT 30.5 s。

胸腹盆 CT 平扫：肝大；右侧附件区囊性密度影，生理性改变可能；未见明显异常。头颅 CT 示出血性占位较前减小，其内出血密度影较前吸收，边缘密度较前增高，周围水肿、占位效应较前减轻。头颅 MRI 增强 + T_2WI 示右侧顶枕叶占位性病变（约 4.1 cm × 3.0 cm × 4.5 cm）（图 47 – 1），符合血肿慢性期改变，伴周围脑组织水肿。脑血管造影见左颈内动脉后交通起始部锥形膨大；左椎动脉缺如。

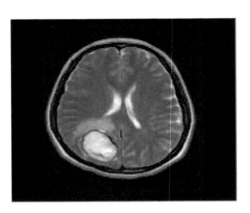

图 47 -1　头颅 MRI

院内会诊：①神经内科会诊：考虑 IE 栓塞相关 TIA 及脑出血，定期复查头颅 CT，血管缺如方面可介入科随诊。②消化内科肠镜会诊：建议复查结肠 CT 重建，必要时再考虑有创肠镜检查。考虑行结肠 CT 重建前需完善肠道准备，即使用促泻剂，完全排空肠道内容物；加上患者间断腹泻，肠道黏膜屏障作用减弱，有肠道细菌入血、瓣膜赘生物再发的风险，暂不行结肠 CT 重建。③眼科会诊：未见 Roth 斑，双眼底未见明显异常；患者持续左下 1/4 象限视野缺损。眼科随诊眼底无特殊，遗留左眼颞上及颞下暗。

治疗：考虑感染性心内膜炎、继发脑血管栓塞诊断明确，病原为青霉素敏感的粪肠球菌。停用万古霉素，根据药敏调整为安灭菌 2.4 g q8h ivgtt，阿米卡星 0.4 g qd ivgtt，抗感染治疗，体温持续正常，复查三套血培养均阴性。11 月 25 日复查心脏超声：EF 74%，主动脉瓣左冠瓣可见一长约 17.1 mm × 8.7 mm 赘生物，中度主动脉瓣关闭不全。心外科会诊后考虑手术指征明确，12 月 5 日转入心外科行主动脉瓣赘生物清除 + 主动脉瓣置换 + 心外膜临时起搏电极植入术。心瓣膜：①病理：瓣膜组织显急性及慢性炎，伴纤维素样坏

笔记

死、玻璃样变性及钙化，病变符合感染性心内膜炎；②病原、细菌培养药敏：MSSA；③厌氧培养：表皮葡萄球菌，毗邻颗粒链菌属，28 小时阳性；④需氧培养：泛菌属，蜡样芽孢杆菌，14 小时阳性，因患者持续体温正常，考虑污染可能。患者术后继续安灭菌 + 阿米卡星抗感染。12 月 14 日复查超声心动：EF 61%，主动脉瓣人工机械瓣置换术后，轻度主动脉瓣关闭不全。12 月 22 日患者体温升高 T_{max} 39.0 ℃，无伴随症状，WBC 3.14×10^9/L，NEUT 1.84×10^9/L，炎症指标无明显上升、EBV – IgA/VCA 阳性，肺部 CT 平扫未见明显异常，PCT、血培养回报 1 套阴性，考虑病毒感染可能，3 日后体温自行恢复正常。

疗效评估：患者之后体温持续正常，12 月 28 日复查超声心动：EF 61%，主动脉瓣人工机械瓣置换术后，轻度主动脉瓣关闭不全，建议随诊。术后予华法林抗凝，目标值 INR 1.8。考虑患者病情稳定，出院继续完成抗生素疗程。

出院医嘱：嘱患者出院后注意休息、避免劳累、感染；继续阿米卡星 0.4 g qd ivgtt、阿莫西林钠/克拉维酸钾粉 2.4 g q8h ivgtt，抗感染至主动脉瓣置换术后 6 周；继续华法林 3 mg 和 4.5 mg 隔日口服，维持 INR 1.5～1.8，警惕出凝血事件，定期复查超声心动图；左上臂 PICC 置管处定期护理，换药，肠内肠外营养科随诊；如有不适，门急诊随时就诊。

此病例的最终诊断：感染性心内膜炎（青霉素敏感的粪肠球菌）；脑出血；左侧椎动脉缺如；剖宫产术后。

临床讨论

对于以神经症状起病的年轻患者，如果不是脑部肿瘤，需要考

虑到不寻常的因素。此患者发现脑出血后，脑血管 DSA、MRA 未
见明显血管畸形及动脉瘤，就需要考虑系统性因素和心源性因素。
其脑出血后迅速出现发热，血培养发现肠球菌，让人联想到心内膜
炎是一种可能的病因。此时查体心脏的杂音对诊断的指向有重要提
示作用。大多数急性脑卒中患者并没有心内膜炎，但在相对年轻的
患者和同时出现脑动脉栓塞与体循环动脉栓塞的患者具有感染性心
内膜炎（infective endocarditis，IE）的可能性增加。对于 IE 的诊
断，目前推荐改良的 Duke' 诊断标准，明确诊断需符合下面 3 条之
一：① 2 个主要标准；② 1 个主要标准 + 3 个次要标准；③ 5 个次
要标准。具体见表 47 – 1。

表 47 – 1　改良的 Duke' 诊断标准

主要标准	次要标准
1. 血培养阳性 ① 2 次血培养获感染性心内膜炎常见病原菌：a. 草绿色链球菌、牛链球菌；b. 金黄色葡萄球菌、肠球菌，且无明确原发病灶 ② 持续血培养阳性：a. 间隔 > 12 h，≥2 次血培养阳性；b. 连续 3 次或 ≥4 次血培养中大多数为阳性（每次间隔 ≥1 h） 2. 累及心内膜的证据 ① 超声心动图提示感染性心内膜炎：a. 在瓣膜或支持结构上、移植物上、血流途径中的漂浮物，而又无其他解剖解释；b. 脓肿；c. 人工瓣膜出现新的裂痕 ② 新出现的瓣膜反流	1. 心脏易患因素 2. 发热：T≥38.0 ℃ 3. 血管表现：主要动脉栓塞，化脓性肺梗死，室壁瘤，颅内出血，结膜出血，Janeway 现象 4. 免疫表现：肾小球肾炎，Osler 结节，Roth 点，类风湿因子阳性 5. 微生物学证据：血培养阳性，但不符合主要标准的要求，或心内膜炎病原血清学试验阳性

病例点评

　　本例患者青年女性，既往无心脏基础疾病病史，病程持续 1 月
余，主要表现为视野缺损，随后出现剧烈头痛伴间断发热，影像学

提示右侧顶叶较大量出血，外院完善脑血管 DSA 未见明显异常。查体可闻及主动脉瓣第 1 听诊区 2/6 级舒张期杂音，左手掌面皮下见可疑 Janeway 现象。实验室检查方面，多次监测血常规无明显白细胞升高，C-反应蛋白明显增高，多次血培养均回报阳性，病原学为青霉素敏感的粪肠球菌，2 次超声心动图见心脏瓣膜赘生物，已满足感染性心内膜炎 2 条主要标准，IE 诊断明确。之后主动脉瓣膜病理也进一步证实了这一诊断。

本病例的特殊之处在于，感染性心内膜炎以脑血管栓塞现象，即视野缺损、剧烈头痛起病，后出现发热。此类患者常先就诊神经科、眼科，可致延误诊断、治疗，提醒广大医生应拓宽临床思路。结合本例患者，治疗方面予抗感染治疗和主动脉瓣膜置换术。心脏机械瓣置换术后，需终身抗凝。持续抗感染疗程至主动脉瓣置换术后 6 周，持续监测血培养，至病原学转阴。

048 三氯乙烯中毒 1 例

病历摘要

患者男性，17 岁，主诉：皮疹伴发热 3 周余。患者 2016 年 7 月 28 日无明显诱因出现中腹部、双侧肘窝处片状红色斑疹，直径 4 cm 左右，压之不褪色，不突出皮面，无疼痛及瘙痒，伴头晕、乏力、四肢酸软，无发热、咳嗽、咳痰，无恶心、呕吐，无关节肿痛，未诊治。7 月 30 日皮疹加重，蔓延至双侧大腿根部，双侧肘窝处皮疹光照后出现刺痒，T_{max} 37.7 ℃，无畏寒、寒战，小便色深黄，无尿频、尿急。就诊于当地医院，查血常规正常（未见报告），考虑为"病毒疹"，给予蒲地兰消炎口服液及四季抗病毒合剂治疗，皮疹部分消退。8月5日皮疹再发，范围增大，蔓延至躯干、面部、四肢、手足，伴瘙痒、面部皮疹脱屑。伴发热，T_{max} 39.5 ℃，无畏寒、寒战，伴食欲下降，全身乏力，巩膜黄染及畏光，伴胸闷、气短，偶有干咳。就诊于当地医院，查血常规正常（未见报告），诊断为"过敏性皮炎"，给予依匹斯汀及复方甘草酸苷口服治疗2天，无缓解，乏力加重。

8月8日就诊于当地皮肤病研究所，查肝功转氨酶明显升高（未见报告），遂转至某医院，查血常规：WBC 9.02×10^9/L，RBC 4.74×10^{12}/L，HGB 145 g/L，PLT 151×10^9/L。肝功能：ALT 1317.4 U/L，AST 314.4 U/L，ALB 39.3 g/L，ALP 123.5 U/L，r - GGT 201 U/L，TBil 154.4 μmol/L，DBil 130.9 μmol/L。Fer 1515 ng/mL。感染方面：CMV - IgG、Rubella - IgG 阳性，嗜肝病毒、结核抗体、流行性出血热抗体、肥达外斐反应试验、BST、多次血培养均为阴性。免疫方面：抗 ENA、抗 ds - DNA、Ig、ESR 均为阴性。予氯雷他定、更昔洛韦、利巴韦林及保肝药物治疗，并先后予依替米星 ×4 d、美罗培南 ×3 d，抗感染治疗，患者体温恢复正常，皮疹无好转，伴全身皮肤脱屑，尿量减少，并出现血小板下降，肾功能异常 Cr 165 μmol/L，凝血功能异常 PT 16 s，APTT 30 s，D - Dimer 17.8 mg/L，Fbg 1.55 g/L，8月16日始加用甲强龙 80 mg/d 治疗3 d，并予输血支持治疗。患者前胸部皮疹较前好转，余部位皮疹仍明显，并出现大面积脱屑、结膜充血、畏光，伴腹痛、腹胀，复查 PLT 进行性下降至 14×10^9/L，凝血功能及肝功能、肾功能无明显改善。

8月20日转入我院。患者入院后仍有发热，T_{max} 38.9 ℃，皮疹较前无明显改变。经我院皮肤科会诊考虑"过敏性皮炎不除外、病毒性感染不除外、血液病及肿瘤不除外"，加用IVIg 40 g ivgtt qd、甲强龙80 mg ivgtt qd治疗，同时予美罗培南抗感染及保肝等对症治疗后。为进一步治疗收入急诊监护病房。

自起病以来，患者食欲，精神差，小便量少、色深黄，大便深绿色，自觉体重减轻（未测）。

既往史：既往体健。

个人史：患者长期在电子厂工作，起病3周前开始接触刷板水（三氯乙烯），工作时未进行防护。否认同事中有类似疾病者，但同事工作时常规穿戴防护服。

查体：T 36.8 ℃，P 100 次/分，R 14 次/分，BP 127/54 mmHg，SpO₂ 100%（鼻导管吸氧2 L/min）。急性病面容，强迫卧位，反应稍迟钝，双侧枕后、耳后、颈前、颈后可触及多发淋巴结肿大，质韧，大小约 2.0 cm × 1.0 cm，双侧腹股沟可触及多发米粒大小肿大淋巴结。全身弥漫红斑，多形，融合成片，伴脱屑，面部及上肢为重，部分压之可褪色，不突出皮肤表面。口周可见红斑及结痂皲裂，张口受限，口腔黏膜可见小片状糜烂。双侧结膜充血水肿，畏光，巩膜可见黄染。全腹触诊硬，上腹部及脐周压痛阳性，肝区叩痛阳性，肝肋下 6 cm（锁骨中线），质韧，脾肋下 3 cm（锁骨中线）。移动性浊音阴性。双肾无叩痛，肠鸣音亢进。双足轻度可凹性水肿，双侧阴囊水肿。

诊疗经过：入院后完善相关检查。血常规：WBC 2.72 × 10⁹/L，HGB 91 g/L，PLT 17 × 10⁹/L。肝功能、肾功能、电解质：TBil 399.7 μmol/L，DBil 353.2 μmol/L，ALT 579 U/L，Alb 27 g/L，Cr 141 μmol/L，Urea 17.44 mmol/L，K⁺ 3.0 mmol/L，Na⁺ 136 mmol/L，

Ca^{2+} 1.86 mmol/L。尿常规无异常。ESR > 140 mm/h。hsCRP 45.17。凝血功能检查：Fbg 0.89 g/L。TG 3.23 mmol/L。Fer 772 ng/mL。感染方面：CMV – DNA、EBV – DNA、HAV – IgM、乙肝五项、HCV – Ab、Torch – IgM、G 试验、血培养均为阴性。PV – B19 IgM 阳性。ANA：Ro – 52 阳性，AMA – M2（＋＋），ANA 阳性胞质型 1∶80；ANCA、抗 ENA 阴性。血涂片：红细胞大小不等，可见大红细胞，血小板少见。骨髓涂片：未见异常细胞及寄生虫。活检：（髂后）骨髓组织中造血组织比例减少，脂肪组织增多，造血组织中粒红比例大致正常，可见巨核细胞。皮肤活检：考虑炎性反应相关。PET – CT 躯干显像：扫描野内骨髓代谢异常弥漫增高。

治疗：予头孢美唑抗感染，IVIg 20 g ivgtt qd × 5 d，甲强龙 80 mg ivgtt qd → 40 mg ivgtt qd → 泼尼松 40 mg po qd，并予输血及保肝治疗，间断予血浆置换、血滤、胆红素吸附，患者体温正常，皮疹好转，血常规及肾功能逐渐恢复至正常。9 月 3 日再次发热，T_{max} 38.4 ℃，皮疹反复。复查血常规：WBC 3.49 × 10^9/L，HGB 80 g/L，PLT 70 × 10^9/L。胆红素再次上升，$TBil_{max}$ 438 μmol/L，$DBil_{max}$ 324 μmol/L，肝酶及凝血无明显变化。PCT 1.66 ng/mL。Fbg 1.86 g/L。复查 CMV – DNA（＋），9 月 6 日加亚胺培南至 9 月 9 日，9 月 7 日加更昔洛韦至 10 月 14 日，9 月 8 日加甲强龙 40 mg ivgtt qd，并间断予吉赛新升白细胞治疗。9 月 9 日起体温高峰逐渐下降，皮疹脱屑，胆红素逐渐下降。9 月 21 日激素减为甲泼尼龙片 32 mg po qd，9 月 27 日减量为 24 mg。9 月 29 日再次出现体温升高，T_{max} 39.4 ℃，复查血常规：WBC 2.91 × 10^9/L，PLT 81 × 10^9/L，HGB 104 g/L。CMV – DNA < 500 copies。10 月 1 日将甲泼尼龙片加至 32 mg，体温高峰逐渐下降，但仍高于正常，10 月 3 日加用头孢他啶 + 甲硝唑抗

感染，10 月 4 日体温高峰升至 39 ℃，改为亚胺培南 500 mg ivgtt q6h 抗感染至 10 月 10 日，体温逐渐降至正常。10 月 9 日甲泼尼龙片减至 24 mg。10 月 12 日血常规：WBC $1.58 \times 10^9/L$，HGB 97 g/L，PLT $77 \times 10^9/L$。10 月 13 日患者再次出现发热，T_{max} 38.6 ℃，TBil 升高 176.4 μmol/L，再次予亚胺培南经验性抗感染治疗，10 月 14 日仍有发热，T_{max} 38.9 ℃，甲泼尼龙片加至 32 mg。仍有发热，PLT 降至 $36 \times 10^9/L$，加用重组人白细胞介素 – 11 升血小板，10 月 25 日血液科专业组查房意见：患者发热、皮疹、肝功能损害、血常规一般检查指标减低原因待查，病情反复，不能用三氯乙烯中毒单独解释，继发噬血细胞综合征不能除外，警惕淋巴瘤。后再次复查胸骨穿刺发现血细胞吞噬现象、sCD25 升高：4200 U/mL、NK 细胞活性降低，结合其 Fbg 降低（0.89 g/L），铁蛋白升高（3369 ng/mL），脾大，发热，考虑存在噬血细胞综合征，予足量地塞米松 10 mg，静脉注射，q12h 治疗，患者体温逐渐正常。血常规恢复，肝功能、肾功能好转。

出院医嘱：转当地医院血液科继续治疗，建议继续予地塞米松 10 mg ivgtt q12h 治疗，根据病情需要调整治疗方案；患者目前感染不除外，可继续予亚胺培南抗感染治疗，积极寻找病原学证据，根据病原学结果调整抗生素治疗；加强营养支持治疗。

此病例的最终诊断：三氯乙烯中毒可能性大；噬血细胞综合征。

🔬 临床讨论

三氯乙烯（trichloroethylene，TCE）是一种易挥发的卤代烃类有机溶剂，职业接触 TCE 的途径主要为吸入其蒸汽或经皮肤直接接

笔记

触吸收。吸入的 TCE 有 50%～60% 留在体内，进入血液循环后大部分在肝脏内代谢，并经肾脏随尿排出；小部分以原形经肺泡自呼出气中排出。急性损害主要为皮肤损害、内脏损害。

三氯乙烯中毒患者就诊时血尿药物浓度多已恢复正常，诊断多依靠典型的临床表现和短期内大量三氯乙烯接触史，结合现场劳动卫生学调查资料，并与其他类似疾病鉴别后方可做出诊断。

三氯乙烯无特效解毒剂，该物质中毒以支持治疗为主，早期足量使用激素能够有效控制病情，缩短疗程，也关系到病变的转归；但目前尚无统一使用剂量和疗程。同时需注意皮肤屏障功能、肝肾损害、心肺受累等多脏器支持。

病例点评

本例患者青年男性，既往体健，起病前 3 周有职业接触三氯乙烯史，且未加以防护。急性起病，1 周内皮疹即遍布全身，皮疹特点为红斑伴脱屑，伴口周皲裂。且有多器官受累：肝脏受累显著，ALT 最高上升至 20 倍以上；消化道症状，表现为乏力纳差，腹痛腹胀；急性肾损伤，表现为少尿，尿素氮及肌酐轻度升高；肺部受累，表现为胸闷、气短及干咳。诊断首先考虑三氯乙烯中毒。但患者就诊较晚，血尿检测无法给出阳性结果，且缺乏现场劳动卫生学调查资料，因此不能做出确切诊断，只能诊断"三氯乙烯中毒可能性大"。

患者以多系统受累为主要表现，鉴别诊断需考虑感染、自身免疫性疾病及血液系统疾病可能。

TCE 中毒以对症支持治疗为主，患者经过积极支持治疗后病情好转，但多次反复。经进一步检查发现诸多嗜血证据，考虑继

笔记

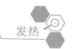

发噬血细胞综合征可能。同时结合患者多器官受累，脾大质硬、
SUV 升高、病情反复，需要警惕血液系统恶性肿瘤。加用地塞米
松 10 mg q12h 治疗后患者体温正常，一般情况有所好转。噬血细
胞综合征可继发于中毒、肿瘤、感染、免疫等多种疾病，此患者
已有三氯乙烯中毒可以解释，但仍需密切随访监测，警惕淋巴瘤
等可能。

笔记

肢体僵硬、活动不利

049 破伤风1例

病历摘要

患者女性，54岁，主诉：右拇指外伤10余日，张口受限3日，颈僵、间断肌肉抽搐1日。患者10余日前右拇指被"门板上铁片"划伤，伴出血约2 mL，自服"止痛片"1片，伤口未处理，未就医。3天前出现张口受限（图49-1），逐步加重，无发热，无吞咽困难，无呼吸困难，无抽搐，无腹痛。未就诊。1天前出现颈部僵硬、无法低头，伴间断有颈部、腿部、右上肢局部肌肉痛性抽搐，否认全身抽搐、大汗。至我院急诊就诊，查血常规、肝功能、肾功能未见明显异常，肌红蛋白（Myo）100 μg/L，考虑患者破伤风可能性大，予人破伤风免疫球蛋白 3000 U im 1 次，甲硝唑 0.5 g q8h ivgtt、头孢曲松钠 2 g qd ivgtt，抗感染治疗。半天前患者出现头不自主后仰。收入病房进一步治疗。病程中，患者精神可，睡眠差，无法经口进食，大小便如前。体重无明显减轻。

既往史、个人史、家族史：均无特殊。

查体：生命体征平稳，神清，颈强，颈后仰，角弓反张（图 49 - 2）心肺无特殊，腹肌强直，无压痛、反跳痛，四肢肌力可，肌张力稍增高。右拇指可见甲缘处 3 mm 伤口，深约 3 mm。

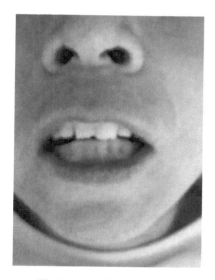

图 49 - 1　患者张口受限

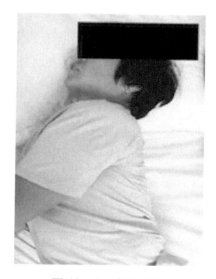

图 49 - 2　角弓反张

治疗：①伤口处理：6 月 6 日骨科会诊后予以右拇指拔甲，局部过氧化氢，络合碘清洗，伤口暴露，每日过氧化氢、络合碘消毒及伤口局部肌肉注射人破伤风免疫球蛋白 1000 U，同时予肌肉注射人破伤风免疫球蛋白 3000 U × 2 次，以及破伤风类毒素主动免疫；②抗感染：予甲硝唑 + 头孢曲松钠→哌拉西林他唑巴坦抗感染治疗；③气道保护：患者因全身抽搐、低氧、心率下降转入 EICU 病房，后立即予气管插管接呼吸机辅助通，请耳鼻喉科会诊后予气管切开接呼吸机辅助通气，6 月 29 日予脱机，7 月 1 日换金属套管后患者咳嗽、咳痰可；④控制抽搐方面：静脉泵入咪达唑仑 + 丙泊酚 + 吗啡 + 硫酸镁镇静、镇痛及解痉治疗，同时口服巴氯芬 + 氯硝西泮；⑤避光避声、减少刺激：使用眼罩及耳塞，关闭周围灯光。

诊疗经过： 患者入院后完善相关检查。血常规：PLT $241 \times 10^9/L$，WBC $7.42 \times 10^9/L$，LYM% 19.5%，NEUT% 74.1%，RBC $3.48 \times 10^{12}/L$，HGB 106 g/L，HCT 31.4%。血电解质：K^+ 2.2 mmol/L→2.9 mmol/L→3.2 mmol/L→4.0 mmol/L。凝血功能检查：PT 13.3 s→24.3 s，INR 1.15 s→2.19 s。血生化检查：Alb 33 g/L，ALT 13 U/L，Cr 70 μmol/L。心肌酶：CK 597 U/L，CKMB – mass 13.3 μg/L，Myo 291 μg/L。感染：PCT < 0.072 ng/mL，CRP 17.0 mg/L。肝、胆、胰、脾、双肾超声：胆囊内胆汁淤积。下肢深静脉彩色多普勒超声：双侧胫后及肌间静脉血栓形成。胸腹盆 CT 平扫：尿管置入后改变，膀胱内积气；子宫结节样凸起，肌瘤可能，请结合妇科检查；腹膜后、盆腔及双侧腹股沟多发小淋巴结影。2019 年 6 月 17 日胸部 CT 平扫：气管插管术后改变，胃管置入后改变，双侧胸腔积液，双下肺膨胀不全，双肺多发索条斑片影，考虑感染；两肺门及纵隔多发小淋巴结；胆囊内片状致密影，考虑泥沙样结石可能；腹膜后多发小淋巴结。

出院医嘱： 破伤风方面，口服巴氯芬 5 mg，每日 3 次，氯硝西泮 1 mg，每日 3 次，若未再有牙关紧闭、肌肉痉挛等症状，可逐步减停药物，感染科门诊随诊；肺部感染方面，监测体温，保证痰液引流通畅；气切维护方面，每日气切套管消毒，约 2 周后至耳鼻喉科门诊就诊拔除金属套管，具体情况视患者痰量及神志等决定；任何不适，及时门急诊就诊。

相关疾病鉴别诊断如下。

（1）鼠药中毒：如的士宁中毒可导致痉挛性抽搐，但患者表示家中无鼠患、无鼠药，未进不洁饮食。考虑鼠药中毒可能性小。

（2）需与狂犬病相鉴别，但患者无猫、狗咬伤史，考虑狂犬病可能性小，且狂犬病的突出表现是吞咽肌的痉挛，而患者无明显吞咽困难，也不支持。

此病例的最终诊断： 破伤风；右拇指外伤。

临床讨论

破伤风是一种神经系统疾病，其特征为肌肉痉挛，由在土壤中发现的破伤风梭状芽孢杆菌（也称为破伤风梭菌，一种产毒素的厌氧菌）导致。

由于发达国家的儿童几乎普遍接种破伤风类毒素，在这些地区破伤风的发病率自 1940 年就大幅平稳下降。在 2001—2008 年，CDC 报道称美国的破伤风病例为 233 例，每年人群总发病率为 0.10/百万，在 65 岁及 65 岁以上人群的发病率为 0.23/百万。总体病死率为 13.2%，而 65 岁及 65 岁以上人群的病死率为 31.3%。

破伤风的潜伏期短则 2 日，长则 38 日，大多数病例在暴露后平均 7~10 日发病。强直性和周期性痉挛性肌肉收缩导致破伤风的大多数典型临床表现，例如颈僵硬、角弓反张、苦笑面容、板状腹、吞咽困难、因胸部肌肉钳样收缩和（或）声门或咽肌收缩可分别导致周期性呼吸暂停和（或）上气道梗阻等。

成人破伤风主要分为全身性破伤风和局部性破伤风。本例患者

笔记

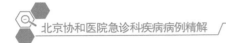
有颈僵硬、角弓反张、腹肌强直、四肢肌张力稍增高，考虑为全身性破伤风，虽尚未出现全身强直性、周期性肌肉强直痉挛，仅为局部肌肉间断痛性抽搐。但不排除疾病继续发展后期出现呼吸肌痉挛导致上气道梗阻、吞咽困难等，予持续心电监护，警惕呼吸肌强直和心搏骤停。

发展中国家非新生儿破伤风的病死率为8%～50%，然而当可进行现代支持治疗时，大多数破伤风患者可恢复。破伤风的治疗最好在重症监护病房。治疗的目的如下。

（1）阻止产生毒素：充分伤口清创以根除为疾病发作创造理想条件的芽孢和坏死组织，抗生素方面，甲硝唑（静脉给药，每次500 mg，每6～8 h 1次）是治疗破伤风的优选药物，但青霉素 G（静脉给药，每次20 000～40 000 U，每4～6 h 1次）是安全且有效的备选药物，如果怀疑存在混合感染，可采用第一、第二或第三代头孢菌素类，备选药物为多西环素（每次100 mg，q12h），我们建议治疗持续时间为7～10日。

（2）中和非结合毒素：因为破伤风毒素与组织不可逆地结合，所以只有非结合毒素可进行中和作用，人破伤风免疫球蛋白（human tetanus immunoglobulin，HTIG）应随时可用并且是首选制剂，一旦考虑诊断为破伤风，就应尽快肌内注射3000～6000 U 的剂量，用该剂量的部分浸润伤口周围。同时，所有破伤风患者一旦确诊，应立即开始接受共3剂、间隔至少2周的人破伤风免疫球蛋白和白喉类毒素主动免疫接种。

（3）气道管理。

（4）控制肌肉痉挛：传统上选用苯二氮卓类，输注麻醉药丙泊酚也可能控制痉挛和强直，单独使用镇静剂的效果不充分时，可使用神经肌肉阻滞剂，如泮库溴铵、维库溴铵及巴氯芬。

（5）治疗自主神经功能障碍：包括硫酸镁、β 受体阻滞剂及吗啡。

（6）一般支持性治疗。

病例点评

本例患者中年女性，急性病程，临床表现为足部外伤史、张口受限、颈部僵硬、肌肉痛性抽搐，诊断考虑破伤风。支持点为患者有足外伤并未进行消毒处理、未肌注破伤风抗毒素等易感因素，并且有张口受限、颈部僵硬、肌肉痛性抽搐等特征性临床表现，患者外伤至发病之间约间隔 1 周，也符合破伤风潜伏期（2～38 日不等，平均 7～10 日）。治疗方面，应积极控制患者病情。因为病情的恢复需要生长出新的轴突神经末梢，所以破伤风毒素所致影响持久，临床上破伤风的持续时间通常为 4～6 周。

050 威尔逊病 1 例

病历摘要

患者女性，18 岁，主诉：肢体活动不利 2 年，加重伴言语不清 3 天。2 年前患者无明显诱因出现双手活动不利、动作缓慢、拿物困难，不影响日常生活，未诊治。3 天前患者走路时摔倒，神志清楚，无意识丧失、抽搐，之后出现右上肢无法抬起，蹲下时无法站起，逐渐出现吐字不清，仅可吐单字，可理解他人言语。就诊于当地医院，查血尿便常规、肝功能、肾功能无异常，头颅 MRI 提示：中脑、双侧丘脑、双侧基底节区对称性异常信号，代谢性疾病不除外。予甲钴胺、复方甘草酸苷、维生素 C、辅酶 Q10 治疗，无好转。转诊于我院。查体示生命体征平稳，心肺无殊，肝大，剑突下1 cm。神经系统查体示理解力可，对答切题，仅可发出单字、单词，构音不清，步态不稳，右侧上肢近端、下肢近端肌力 4 级，右侧肱二头肌反射减弱，右侧巴氏征阳性，脑膜刺激征阴性。血常规、尿常规、血气分析、肝功能、肾功能、电解质、凝血功能无异常。肝胆胰脾超声：肝剑下 1.0 cm，肋下未触及，肝实质回声欠均。泌尿系统超声、妇科超声无异常。因"肢体活动不利原因待查"收入急诊综合病房，病程中精神、睡眠、食欲可，大小便正常。

既往史、个人史、婚育史、家族史： 均无特殊。

诊疗过程： 完善检查。血常规：WBC 6.14×10^9/L，NEUT% 68.7%，PLT 157×10^9/L，HGB 127 g/L。尿常规 + 沉渣：pH 6.5，NIT 阴性，PRO TRACE g/L，BLD TRACE Cells/μL，UBG 33 μmol/L↑。24 h 尿蛋白定量 0.20 g/24 h。生化检查：Alb 45 g/L，TBil 16.7 μmol/L，DBil 8.1 μmol/L，ALT 37 U/L，AST 26 U/L，Urea 4.30 mmol/L，Cr 57 μmol/L。凝血功能、血涂片正常。炎症指标：hsCRP 正常，ESR 31 mm/h。免疫球蛋白 + 补体：IgG 18.08 g/L↑，IgA 3.31 g/L，IgM 2.42 g/L↑，C3 0.815 g/L，C4 0.103 g/L。抗核抗体谱、ANCA 均为阴性。Coombs' 试验阴性。

头颅 MRI 提示脑干、双侧基底节、双侧丘脑对称性异常信号影，符合 Wilson's 病的表现。胸部 CT 平扫提示脊柱侧弯，余胸部 CT 平扫未见明显异常。盆腔 CT 平扫提示肝脏增大，密度欠均，边缘呈波浪状，肝硬化不除外，脾脏增大，多发副脾小结节可能。

脑脊液压力、常规、生化、细胞学、病原、免疫组化检查均无异常。TCD：未见明显异常。脑电图：不正常脑电图。

铜蓝蛋白：0.04 g/L（正常范围0.22~0.58 g/L）↓。24 h尿铜：1024.2 μg/24 h（正常范围15~30 μg/24 h）↑。眼科检查示：双眼 K－F 环阳性。*ATP7B* 基因检验，2 个致病突变位点：①c.2333G > T，p. R788L，杂合，母源；②c.3700 het_ delG，杂合，父源；③姐姐只携带 c.2333G > T，p. R788L 此突变。

治疗上，予青霉胺片 0.375 g tid po，监测患者 24 h 尿铜逐步下降至 309.7 μg/24 h。患者言语不清较前略有好转，手足不自主运动较前减少。

出院医嘱：嘱患者出院后低铜饮食，加强营养，注意看护，避免长期卧床，适当活动，避免摔倒、自伤；继续口服青霉胺片，每次 3 片（0.375 g），每日 3 次，2~3 个月后儿科随诊，复查 24 h 尿铜；如有不适及时门急诊就诊。

此病例的最终诊断：威尔逊病（Wilson's disease）。

临床讨论

威尔逊病又称 Wilson's 病、肝豆状核变性，是由常染色体隐性遗传的基因异常（引起细胞铜转运障碍）导致的疾病。胆汁排铜受损导致铜在若干器官内蓄积，主要器官为肝脏、脑和角膜。Wilson's 病的临床表现主要涉及肝脏、神经系统和精神方面：①肝脏表现包括急性肝衰竭伴 Coombs' 试验阴性溶血性贫血、急性肝炎、慢性肝炎、肝硬化、脂肪变性和无症状性肝脏生化检验异常。②神经系统异常表现方式各异，包括帕金森样静止性震颤、强直、步态笨拙、言语含糊、表情异常（痉笑）和流涎。患者可能也会出现精神方面的问题，从细微人格改变到明显的抑郁或精神病不等，大多

283

数神经性 Wilson's 病患者都伴有构音障碍和（或）运动障碍。③其他临床表现有 Coombs' 试验阴性溶血性贫血和 Kayser – Fleisher 环。

Wilson's 病的诊断可依据评分系统（表 50 – 1）。

表 50 – 1　诊断 Wilson's 病的评分依据

项目	评分（分）
Kayser – Fleischer 环	2
提示 Wilson's 病的神经精神症状	2
Coombs' 试验阴性溶血性贫血伴血清铜升高	1
无急性肝炎的情况下出现尿铜	
正常上限的 1 ~ 2 倍	1
> 正常上限的 2 倍	2
正常，但使用 2 剂的 0.5 g D – 青霉胺激发试验后大于正常上限的 5 倍	2
肝铜定量测量	
正常	– 1
最高为正常上限的 5 倍	1
> 正常上限的 5 倍	2
肝细胞若丹明染色呈阳性（如果不能获取肝铜定量测量值）	1
血清铜蓝蛋白（基于使用比浊分析，正常值 > 20 mg/dL）	
正常	0
10 ~ 20 mg/dL	1
< 10 mg/dL	2
突变分析	
疾病导致两条染色体均发生突变	4
疾病导致一条染色体发生突变	1
无疾病导致的突变	0

注：如果分数 ≥4 分，则 Wilson's 病为高度可能；如果为 2 ~ 3 分，则可能被诊断为 Wilson's 病，但需要进行更多的检查（如果尚未进行肝活检，则进行肝活组织检查）；如果 < 2 分，则不太可能是 Wilson's 病。

笔记

Wilson's 病患者需要终生治疗，包括两个阶段：去除已经沉积于组织中的铜以稳定患者的病情，然后防止铜的再蓄积。对于经筛查确定的无症状患者，推荐用螯合剂治疗（如青霉胺或曲恩汀）。锌制剂可用于不愿使用或不能耐受螯合剂治疗的患者，至少每 4 个月监测一次肝生化检查，如果肝生化检查结果恶化，则加用一种螯合剂治疗；有症状患者应接受螯合剂治疗（如青霉胺或曲恩汀）直到病情稳定，优选曲恩汀。通常需要 6 个月至 5 年的较高剂量治疗，之后可过渡到维持治疗。在过渡到维持治疗之前，患者应临床状况良好、血清氨基转移酶及肝脏合成功能正常、非血浆铜蓝蛋白结合铜在正常范围内（<15 μg/dL 或 150 μg/L），并且 24 h 尿铜重复测定结果在每日 200～500 μg（3～8 μmol）。可使用锌制剂或较低剂量的螯合剂进行维持治疗。出现 Wilson's 病导致急性肝衰竭的患者需要肝移植。等待肝移植期间，可进行血浆置换、换血疗法、血液滤过、分子吸附再循环系统（molecular absorbent recycling sytem，MARS）处理或透析治疗。

预后方面，如果不治疗通常会致命。肝脏铜蓄积最终会导致肝硬化的发生，而且神经性 Wilson's 病患者的神经系统病变可能会进展直至患者变成严重张力障碍、运动不能和缄默。大部分患者会死于肝病（肝硬化或急性肝衰竭），而其他患者则会死于进行性神经系统病变的并发症。接受并依从 Wilson's 病治疗的患者预后很好，预期寿命正常。

病例点评

本例患者为青年女性，慢性病程，急性加重，主要表现为肢体活动不利，言语不清，既往史无特殊，查体示肝大，右侧肌力及反射减弱，巴氏征阳性。辅助检查头颅 MR 脑干、双侧基底节、双侧丘脑对称性异常信号影。双眼 Kayser – Fleischer 环阳性为此患者的诊断提供了容易获得的重要证据，之后的检查血铜蓝蛋白减低、24 h 尿铜增高则进一步提示了 Wilson's 病的诊断。Wilson's 病最终是个基因病，此患者 *ATP7B* 基因检测发现 2 个致病突变位点，因此诊断 Wilson's 病明确。给予青霉胺治疗后症状好转，24 h 尿铜下降，也反过来印证了诊断。

Wilson's 病为基因异常引起细胞铜转运障碍而导致的疾病，诊断可通过双眼 Kayser – Fleischer 环、神经精神症的临床表现及 HGB、肝功能、Coombs' 试验、血清铜蓝蛋白、血清铜、肝铜定量测量、肝活检、基因突变分析的实验室检查明确。治疗上，可使用螯合剂青霉胺或曲恩汀去除已经沉积于组织中的铜并防止铜的再蓄积。Wilson's 病可进展为致命的严重肝病及神经系统病变，早期治疗则预后良好。

笔记

专业名词中英文对照表

中文全称	英文全称	缩略词
再生障碍性贫血	aplastic anemia	AA
变应性支气管肺曲霉病/过敏性支气管肺曲霉病	allergic bronchopulmonary aspergillosis	ABPA
抗心磷脂抗体	anticardiolipin antibody	ACA
血管紧张素转换酶	angiotensin converting enzyme	ACE
血管紧张素转化酶抑制剂	angiotensin converting enzyme inhibitor	ACEI
急性冠脉综合征	acute coronary syndrome	ACS
促肾上腺皮质激素	adrenocorticotrophic hormone	ACTH
腺苷脱氨酶	adenosine deaminase	ADA
甲胎蛋白	alpha fetal protein	AFP
急性间歇性卟啉病	acute intermittent porphyria	AIP
急性肾损伤	acute kidney injury	AKI
淀粉样轻链蛋白	amyloid protein	AL
白蛋白	albumin	Alb
碱性磷酸酶	alkaline phosphatase	ALP
丙氨酸氨基转移酶	alanine aminotransferase	ALT
胰淀粉酶	pancreatic amylase	AMY
抗核抗体	antinuclear antibody	ANA
抗中性粒细胞胞质抗体	antineutrophil cytoplasmic antibodies	ANCA
抗磷脂综合征	antiphospholipid syndrome	APS
活化部分凝血活酶时间	activated partial thromboplastin tim	APTT
急性呼吸窘迫综合征	acute respiratory distress syndrom	ARDS
链球菌溶血素 O 抗体	anti - streptolysin O	ASO
谷草转氨酶	glutamic - oxaloacetic transaminase	AST
细菌人工染色体	bacterial artificial chromosome	BAC

（续）

中文全称	英文全称	缩略词
支气管肺泡灌洗液	broncho - alveolar lavage fluid	BALF
碱剩余	base excess	BE
每日2次	bis in die	bid
（尿）血细胞	blood	BLD
B型利钠肽	type b natriuretic peptide	BNP
血压	blood pressure	BP
次/分	beat per minute	bpm
血尿素氮	blood urea nitrogen	BUN
冠状动脉造影术	coronary angiography	CAG
社区获得性肺炎	community - acquired pneumonia	CAP
彩色多普勒超声	color doppler flow imaging	CDFI
癌胚抗原	carcinoembryonic antigen	CEA
肌酸激酶	creatinekinase	CK
肌酸激酶同工酶质量	creatine kinase MB	CKMB - mass
巨细胞病毒	cytomegalovirus	CMV
中枢神经系统	central nervous system	CNS
抗人球蛋白试验	direct or indirect antiglobulin test	Coombs' 试验
肌酐	creatinine	Cr
C - 反应蛋白	C - reactive protein	CRP
连续性肾脏替代治疗	continuous renal replacement therapy	CRRT
环孢素A	cyclosporine A	CsA
脑脊液	cerebro - spinal fluid	CSF
CT血管成像	computed tomography angiography	CTA
弥漫性结缔组织病	connective tissue disease	CTD
肌钙蛋白I	cardiac troponin i	cTnI
计算机断层扫描肺血管造影	computed tomography pulmonary angiography	CTPA
环磷酰胺	cyclophosphamide	CTX
中心静脉压	central venous pressure	CVP
静脉血液滤过	continuous veno - venous hemofiltration	CVVH
血清半胱氨酸蛋白酶抑制剂C	serum cysteine protease inhibitor	CysC

笔记

（续）

中文全称	英文全称	缩略词
多巴胺	dopamine	DA
直接胆红素	direct bilirubin	DBil
扩张型心肌病	dilated cardiomyopathy	DCM
D-二聚体	fibrin D-dimer	D-Dimer
弥散性血管内凝血	disseminated intravascular coagulation	DIC
皮肌炎	dermatomyositis	DM
深静脉血栓形成	deep venous thrombosis	DVT
肾上腺素	epinephrine	E
EB病毒	epstein-barr virus	EBV
心电图	electrocardiogram	ECG
体外膜氧合	extracorporeal membrane oxygenation	ECMO
嗜酸性肉芽肿性多血管炎	eosinophilic granulomatosis with polyangiitis	EGPA
结节性红斑	erythema nodosun	EN
可提取性核抗原	extractable nuclear antigen	ENA
嗜酸性粒细胞	Eosinophilic granulocyte	EOS
经内镜逆行胰胆管造影术	endoscopic retrograde cholangiopancreatography	ERCP
红细胞沉降率	erythrocyte sedimentation rate	ESR
纤维蛋白原	fibrinogen	Fbg
纤维蛋白原降解产物	fibrinogen degradation products	FDP
红细胞游离原卟啉	erythrocyte free protoporphyrin	FEP
铁蛋白	ferritin	Fer
血清游离轻链	serum free light chain	FLC
原因不明发热	fever of unknown origin	FUO
胃泌素	gastrin	GAS
肾小球基底膜	glomerular basement membrane	GBM
巨细胞动脉炎	giant cell arteritis	GCA
昏迷指数	glasgow coma scale	GCS
谷氨酰转肽酶	glutamyltranspeptidase	GGT

笔记

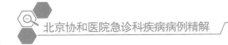
（续）

中文全称	英文全称	缩略词
消化道出血	gastrointestinal bleeding	GIB
糖化血红蛋白	glycosylated hemoglobin	HbA1c
人绒毛膜促性腺激素	human chorionic gonadotropin	hCG
肥厚型心肌病	hypertrophic cardiomyopathy	HCM
羟氯喹	hydroxychloroquine	HCQ
红细胞压积	hematocrit	HCT
高密度脂蛋白胆固醇	high density lipoprotein cholestero	HDL – C
溶血、肝酶升高、血小板减少综合征	hemolysis, elevated liver enzymes, and low platelets syndrome	HELLP
高嗜酸性粒细胞综合征	hypereosinophilic syndrome	HES
血红蛋白	hemoglobin	HGB
人类免疫缺陷病毒	human immunodeficiency virus	HIV
心率	heart rate	HR
高分辨率 CT	High Resolution CT	HRCT
遗传性球形红细胞增多症	hereditary spherocytosis	HS
超敏 C – 反应蛋白	hypersensitive C – reactive protein	hsCRP
过敏性紫癜	Henoch – Schonlein purpura	HSP
单纯疱疹病毒	herpes simplex virus	HSV
呼吸比	inspiratory to expiratory ratio	I∶E
主动脉内球囊反搏	intra – aortic balloon pump/intra – aortic balloon counterppulsation	IABP
间接胆红素	indirect bilirubin	IBil
肠易激综合征	irritable bowel syndrome	IBS
植入式心律转复除颤器	implantable cardioverter defibrillator	ICD
感染性心内膜炎	infective endocarditis	IE
免疫球蛋白 G4 相关性疾病	immunoglobulin G4 – related disease	IgG4 – RD
皮下注射	intra hypodermal	ih
间质性肺疾病	interstitial lung disease	ILD
传染性单核细胞增多症	infectious mononucleosis	IM

笔记

（续）

中文全称	英文全称	缩略词
肌肉注射	intra muscle	im
国际标准化比率	International normalized ratio	INR
蔗糖铁	iron sucrose	IS
特发性系统性毛细血管渗漏综合征	idiopathic systemic capillary leak syndrome	ISCLS
特发性血小板减少性紫癜	idiopathic thrombocytopenic purpura	ITP
静脉滴注	intravenously guttae	ivgtt
静脉注射免疫球蛋白	intravenous immunoglobulin	IVIg
颈静脉压	jugular venous pressure	JVP
狼疮抗凝物	lupus anticoagulant	LA
乳酸	lactic acid	Lac
左前降支	left anterior descending branch	LAD
朗格汉斯细胞组织细胞增生症	langerhans cell histiocytosis	LCH
左回旋支	left circumflex branch	LCX
乳酸脱氢酶	lactate dehydrogenase	LDH
低密度脂蛋白胆固醇	low density lipoprotein cholesterol	LDL – C
脂肪酶	lipase	LIP
冠状动脉左主干	left main coronary artery	LM
脂蛋白脂酶	lipoprotein lipase	LPL
左室射血分数	left ventricular ejection fractions	LVEF
微血管病性溶血性贫血	microangiopathic hemolytic anemia	MAHA
轻症急性胰腺炎	mild acute pancreatitis	MAP
平均红细胞血红蛋白含量	mean corpuscular hemoglobin	MCH
红细胞平均血红蛋白浓度	mean corpuscular hemoglobin concentration	MCHC
多发性内分泌腺瘤病	multiple endocrine neoplasia	MEN
心肌梗死	myocardial infarction	MI
间位碘代苄胍	metaiodobenzylguanidine	MIBG
甲氧基肾上腺素	metanephrine	MN
多器官功能障碍综合征	multiple organ dysfunction syndrome	MODS

笔记

（续）

中文全称	英文全称	缩略词
磁共振胆胰管造影	magnetic resonance cholangiopancreatography	MRCP
耐甲氧西林金黄色葡萄球菌	methicillin resistant staphylococcus aureus	MRSA
中重度急性胰腺炎	mild – severe acute pancreatitis	MSAP
甲氨蝶呤	methotrexate	MTX
肌红蛋白	myoglobin	Myo
去甲肾上腺素	norepinephrine	NE
中性粒细胞计数	neutrophils	NEUT
亚硝酸盐	nitrite	NIT
N - 甲基 - D - 天门冬氨酸受体	N - methyl - D - aspartate receptor	NMDAR
甲氧基去甲肾上腺素	normetanephrine	NMN
疼痛数字评分法	numerical rating scale	NRS
非甾体抗炎药	nonsteroidal antiinflammatory drugs	NSAID
神经元特异性烯醇化酶	neuron specific enolase	NSE
非结核分枝杆菌	nontuberculous mycobacterial	NTM
脑自然肽氨基端前体蛋白	brain natural peptide amino – terminal precursor protein	NT – proBNP
（尿）胆色素原	porphobilinogen	PBG
经皮冠状动脉介入治疗	percutaneous coronary intervention	PCI
耶氏肺孢子虫肺炎	pneumocystis carinii pneumonia	PCP
聚合酶链反应	polymerase chain reaction	PCR
降钙素原	procalcitonin	PCT
肺栓塞	pulmonary embolism	PE
血浆置换	plasmaexchange	PEX
血小板	platelet	PLT
多发性肌炎	polymyositis	PM
阵发性睡眠性血红蛋白尿症	paroxysmal nocturnal hemoglobinuria	PNH
口服	per os	po
结核菌素试验（纯蛋白衍生物）	purified protein derivative	PPD

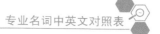

（续）

中文全称	英文全称	缩略词
质子泵抑制剂	proton pump inhibitor	PPI
蛋白质	protein	PRO
前列腺特异性抗原	prostate specific antigen	PSA
凝血酶原时间	prothrombin time	PT
甲状旁腺激素	parathyroid hormone	PTH
每 12 小时 1 次	quapua 12 hour	q12h
每日 1 次	quapua die	qd
每晚 1 次	quapua nocto	qn
类风湿关节炎	rheumatoid arthritis	RA
右冠降支	right anterior descending	RAD
右冠状动脉	right coronary artery	RCA
类风湿性因子	rheumatoidfactor	RF
右枕前位	right occiput anterior	ROA
快血清反应素	rapid plasma reagin test	RPR
呼吸频率	respiratory rate	RR
风疹病毒	rubella virus	RV
血清 - 腹水白蛋白梯度	serum ascites albumin gradient	SAAG
重症急性胰腺炎	severe acute pancreatitis	SAP
鳞状细胞癌抗原	squamous cell carcinoma antigen	SCCAg
血清铁蛋白	serum ferritin	SF
尿比重	specific gravity	SG
抗利尿激素分泌不当综合征	syndrome of inappropriate secretion of antidiuretic hormon	SIADH
全身炎症反应综合征	systematic inflammatory response syndrome	SIRS
系统性红斑狼疮	systemic lupus erythematosus	SLE
干燥综合征	sjogren syndrome	SS
系统性硬化症	systemic sclerosis	SSc
标准摄取值	standard uptake value	SUV
结核病	tuberculosis	TB
总胆红素	total bilirubin	TBil

笔记

（续）

中文全称	英文全称	缩略词
总胆固醇	total cholesterol	TC
甘油三酯	triglyceride	TG
总铁结合力	total iron binding capacity	TIBC
血栓性微血管病	thrombotic microangiopathy	TMA
弓型体 IgM	toxoplasma igm	toxo – IgM
梅毒螺旋体	treponemiapallidum	TP
梅毒螺旋体颗粒凝集试验	treponema pallidum particle agglutination test	TPPA
组织多肽特异抗原	tissue polypeptide specific antigen	TPS
组织多肽特异性抗原	tissue polypeptide specific antigen	TPS
转铁蛋白饱和度	transferrin	TRF
促甲状腺激素	thyroid stimulating hormone	TSH
结核感染 T 细胞检测	tuberculosis interferon gamma release assay	T – SPOT. TB
凝血酶原时间	thrombin time	TT
血栓性血小板减少性紫癜	thrombotic thrombocytopenic purpura	TTP
尿酸	uric acid	UA
尿胆原	urobilinogen	UBG
尿素	urea	Urea
视觉模拟评分法	visual analogue scale/score	VAS
极低密度脂蛋白	very low density lipoprotein	VLDL
水痘 – 带状疱疹病毒	varicella – zoster virus	VZV
白细胞	white blood cell	WBC

笔记